高次脳機能障害の
リハビリテーション

―リハビリテーション専門家のための実践ガイド―

REHABILITATION OF NEUROPSY CHOLOGICAL DISORDERS
A Practical Guide for Rehabilitation Professionals

EDITED BY　Brick Johnstone　Henry H. Stonnington

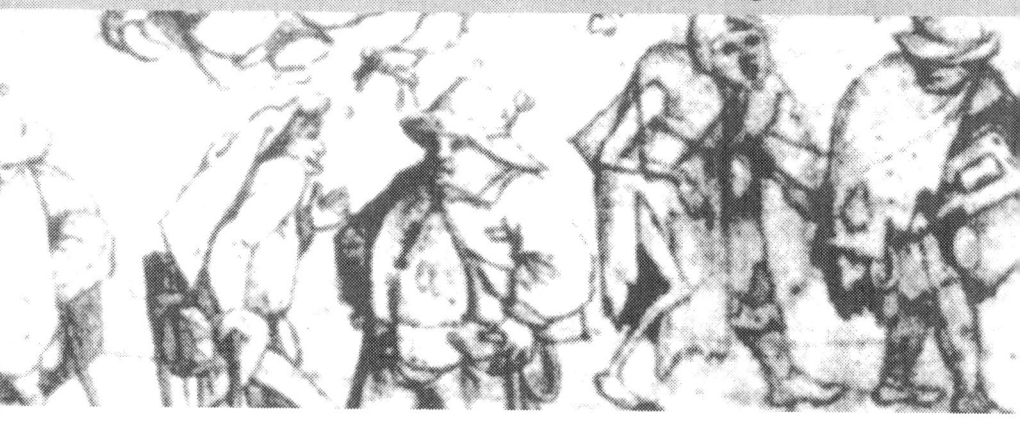

NPO法人　TBIリハビリテーションセンター
松岡　恵子
藤田久美子　【訳】
藤井　正子

株式会社 新興医学出版社

REHABILITATION OF NEUROPSYCHOLOGICAL DISORDERS

A Practical Guide for Rehabilitation Professionals

edited by
Brick Johnstone
Henry H. Stonnington

PSYCHOLOGY PRESS

訳者一言

　脳損傷の世界大会がはじめて開催された1995年当時、ロンドン大学近くのディロンという本屋で見つけた外傷性脳損傷の本（Traumatic Brain Injury. J. Ponsford）が、脳損傷のリハビリテーションではもっとも実践的な本であった。

　第2回の脳損傷世界大会で出会ったオーストラリアの方にその著者のことを聞くと、彼女は臨床心理学者であると一言。そこには実践で注意すべきこと、オーストラリアでの体制的支援などが書かれてあり、自分の勉強のためとこの本を翻訳した（西村書店、2000）。ただやはり、具体的な治療指針が少ないことと実際の治療経験の記載がないことは不満であった。

　昨年の脳損傷の雑誌で、広告はみていたが、埼玉県立大学の松葉正子教授が持ってきて下さった、Rehabilitation of Neuropsychological Disorderの本を読んで、その不満の半分は解消した。これが、この本の翻訳を決心した理由である。本文だけをざっと訳して、新興医学出版に持ち込んで出版をお願いして承諾を受け、その後は松岡恵子氏、藤田久美子氏にご協力頂いた。最終的に訳しにくい所は、都立保健科学大学の飯田恭子教授の助けを頂いた。

　前の本は日本語になるまで、5年を要したが、今度は3年であるので、新興医学出版社の服部秀夫社長に感謝している。この本のなりたちはまえがきの推薦文に書いてある。まずはぜひとも、そのまえがきを読んで欲しい。

2004年秋
TBIリハビリテーション研究所
NPO法人　TBIリハビリテーションセンター
藤井　正子

まえがき

　リハビリテーションは、複雑な問題を治療し査定するにあたって専門家たちの共同チームに依存しているという点において、他の多くの医療的治療と異なっている。そのリハビリテーションチームの評価は、異なる専門家のお互い同士、また治療している患者とのコミュニケーションを取る能力によって測られる。リハビリテーション内で各チームは、それぞれ独自に統一されずに訓練されてきた専門家たちが、治療と結果に関して意志疎通をはかることができるような言語を発展させなければならない。認知リハビリテーションの領域は過去20年間に劇的に発展したが、いまだに難問が多い。治療の概念の違いは、主要な問題—患者のアウトカムを改善させること—に焦点を当てるリハビリテーションチームの能力を、しばしばとても複雑にする。

　リハビリテーションチームコミュニケーションのもつその問題の解決法は、チームの機能により多くの注意を払うことである。あきらかに、チームの機能に注意を払うことは、必ず良い結果を生む。ただし、もしもっとも基本的なコミュニケーションの機構、つまりコミュニケーションの基礎である共通の分類がない状態では、チーム構造とコミュニケーションへの注意集中は、実りのないものとなってしまう。多職種チームの機能を改善する多くの努力は、とらえどころがなかった。というのは、認知的ドメインの概念化のための共通した分類を、リハビリテーション専門家が持っていなかったからである。この本は、認知的ドメインの包括的分類を提供している最初のものである。臨床的・認知心理的問題を的確に捉えた分類を作るために用いられた明快な決定を理解するため、認知ドメイン作成の背後にある物語を理解しておくことは重要である。そのドメインはいかにして引き出されたか？

　1990年代半ば、ミズーリ—コロンビア総合大学の健康研究センターの一部であるラスクリハビリテーションセンターでの神経心理学的リハビリテーション専門家（つまり、心理学者、作業療法士、言語聴覚士）は、

リハビリテーション施設ではよくある縄張り争いに自らが巻き込まれていることに気がついた。典型的な言い方をすれば、心理学者は自分が記憶の評価と治療の"資格保持者"であると信じており、作業療法士は視覚・空間的および高次皮質機能は単独に自分たちの領域であると信じ、言語聴覚士は、唯一の言語障害の評価者であり治療者であると決められていた。結果として、チーム会議の重要な部分は、自分たちの学問分野にのみ意味のある情報を異なる分野が議論することで、時間を使ってしまった。おのおのの人は自分の分野独自のテストを記述し、自分たちだけの言葉で話をした。心理学者は"連合している文脈の中で提示された、意味が関係している言葉を思い出す能力"(つまり、言語性対連合)について議論し、作業療法士は"視覚構成能力"(つまり、視覚認識技能テスト)における欠損の論議をし、言語聴覚士は、"語用と談話"(つまり、ウェスタン失語バッテリー：WAB)の障害を議論していた。専門家の誰もが、他の専門家が報告したものを完全には理解できなかったし、結果として認知リハビリテーションの努力は、よい共同作業にはならなかった。

　その時ラスクリハビリテーションセンターは、新しい病院に移動の最中であった。神経心理学リハビリテーションに取り組む専門分野にとって認知能力を表現する共通な言語を開発するための、願ってもない機会であると、医学とリハビリテーション部門は決断を下した。すべてのリハビリテーションの分野や、究極的に患者とその家族にも簡単に理解できるような共通言語を創り出すべきであることが合意された。心理学者、作業療法士、言語聴覚士、看護師、学習技能専門家を含む調査委員会が形成された。最初に、彼らが通常評価している認知能力と、それがなぜ彼らの分野で評価されなくてはならないほど重要なのかを、議論するように求められた。また専門家たちは、認知的能力を、他のすべての専門家にも理解できるように記述することも要請された。それぞれの分野は、その臨床活動をよりよく定義することを求められたが、それは結果としてその分野でよくみられる患者の認知障害を改善するための、他の職種によって認められた方策を用い、それぞれの専門職の能力を高めた。

この努力から、脳機能不全後のリハビリテーションに通常使われる、5つの一般的な認知ドメインのリスト（つまり、記憶、注意、言語、視覚―空間的技能、遂行機能）が作成された。それぞれのドメインについて、その能力はより詳細（つまり、分割的注意、集中的注意、持続的注意）に記述され、分野を越えて使えるよう簡単な定義が作成された。そのグループは次に、それぞれの認識されたドメインで、欠損を代償するリハビリテーション方策のリストを開発した。グループの努力をもとにして、すべてのリハビリテーションスタッフ（たとえば、看護師、医師、セラピスト、心理学者）と治療に参加する家族が用いることのできる、それぞれの患者に特異的な認知的リハビリテーションの計画を開発することができた。判定された障害を改善する方策は、患者の部屋の掲示板上に、あるいは毎日の治療／活動日程に提示することができた。そこではその個人の障害が何であるかが明確に述べられ、さらに重要なことに、すべてのスタッフがこれらの問題に関わることが出来ると宣言されている。この本は、このグループの最初の努力（Holland、Hogg、Farmer、1997のなかに書かれている）をもとにしている。

この認知的リハビリテーション部隊は、ラスクリハビリテーションセンターのサービスをより改善し、より協調したものとしたが、認知的リハビリテーション担当者における神経心理学的障害のための代償的方策についての認識の欠如は相変わらず続いている。認知的リハビリテーションを扱っている多くの優秀な著作はあるが、大部分は神経解剖学と神経心理学の関連と、共通した神経心理学的テストの記述、入院患者に提供される神経心理学的リハビリテーションプログラムやデイ治療プログラムの経験的研究の総説、あるいはそのいくつかを合わせたものに焦点がおかれている。脳機能不全をもつすべての人が、障害に関係する入院やデイ治療に参加しているわけではない。もしある人がリハビリテーションを実行されたとしてもその治療の期間は、障害を持ちながら過ごす長い時間と比べれば、比較的短期間である。障害から長い時間が経過しても回復するという証拠が増え、急性期と急性期後の回復をめざし、家庭と地域社会を再統合させた治療プログラムが必要である。これらの理

由から、JohnstonとStonnington両博士は、リハビリテーション専門家 (そして一般の人) に対し認知的障害治療の簡単な方策を提供しているテキストを出版することが有益であろうと考えた。疑いなくこの本は、認知的障害を持つ人とともに働く専門家にとって役に立つであろう。いかなる分野においても将来のリハビリテーション専門家は、この本を神経心理学的リハビリテーションを改善する一つの基礎として用いるようになるであろう。

Robert G. Frank, Ph.D.
Professor and Dean
College of Health Professions
University of Florida

展望を与えてくれた、ベッキー、ケイト、ジョエルに
BJ

いつもインスピレーションの源である わが妻コンスタンスに
HHS

編集者について

Brick Johnstone はミズーリ―コロンビア総合大学の、医学とリハビリテーション（PM&R）部門の臨床健康心理学と神経心理学科の教授で学科長である。彼は、正式な神経心理学者であり、国立障害リハビリテーション研究所が1,380万ドルの助成をしたミズーリの脳損傷モデルシステムセンターの筆頭研究者であり、また、リハビリテーションと神経心理学について50以上の論文や著書を記している。

Henry H. Stonnington はオーストラリアのメルボルン総合大学の医学部を卒業した。メイヨークリニックの研修のあとで、メイヨーのPM&R部門のスタッフとなり、メイヨー医学部助教授となった。その後、バージニア連邦記念大学のバージニア医学部で、PM&Rの教授と部門長になった。そこで、脳損傷の臨床的基礎研究に従事して、多くの連邦政府の大きな基金を得て、その後に、ミズーリ―コロンビア総合大学のPM&R部門の教授と部門長になった。彼は、今や15年も続いている雑誌 Brain Injury の創始編集者（Founding Editor）であり、また脳損傷に関係した多くの論文や本を出版している。

貢献者

Charles D. Callahan, Ph.D., ABPP はネブラスカ―リンカーン大学で臨床心理学の学位をとった。アメリカ専門心理士協会認定のリハビリテーション心理学から認定されている。また、アメリカ公衆衛生大学によって、ヘルスケア管理者の学位も持っている。Callahan 博士は、リハビリテーション心理学の編集員でもあり、頭部外傷リハビリテーション雑誌 Journal of Head Trauma Rehabilitation の論文審査員でもある。神経筋、整形学的、救急サービスの管理者として記念医学センターに勤めているが、家族とともに、イリノイ州のスプリングフィールドに住んでいる。

Staci Edwards は Ph.D. の学位を東バージニア大学で1998年に取得した。彼女は神経心理学の専門家のインターンを、ペンシルバニア州のピッツバークのアレゲニー大学で終了し、ミズーリ―コロンビア総合大学の医学とリハビリテーション部門で、リハビリテーションと神経心理学の学位後の訓練を受けた。現在彼女はネバダ州のラスベガスで開業している。

Daniel Holand, Ph.D., ABPP は、リトルロックのアーカンサス大学の心理学部門の助教授である。彼は、B.A. をオベリン大学の文学でとり、臨床心理学のPh.D. を南イリノイ大学で、臨床心理学の実践をワシントン総合大学医学部で行った。彼は、アメリカ学術会議による瞑想実践フェローシップ (Contemplate Practice Fellowship) の栄誉とフルブライト・フェローシップを受けている。彼は現在は、公衆衛生先導者とともに、瞑想的実践と身体的意識性に関わる研究と教育に携わっている。

Carmen Larimore, ABD, CCC/SLP はセントルイスのフォントボネ大学のコミュニケーション障害と聴覚障害教育部門の有力メンバーである。彼女は成人の

神経学的疾患と認知言語療法のスペシャリストとして、言語聴覚士として認定されている。

Terry Levittは、臨床心理学の修士と博士の学位をサスカチワン総合大学でとった。彼は現在、カナダのサスカチワンのサスカトーンで開業している。

Jeff Shawは、ジョージア総合大学で心理学の学士号を、アメリカの専門心理の学校で臨床心理学の学位を取得した。彼の最初の研究の関心は視野損傷の査定と治療であった。彼は、ワシントン州タコマの東部州病院でインターンを、神経心理学の学位後のフェローシップをミズーリ総合大学の医学部で終えた。現在彼は、ワシントン州シアトルのエバグリーン病院・頭部外傷リハビリテーションおよびパーキンソンケアセンターにおいて、臨床神経心理学者として働いている。

Cheryl L. Shigaki, Ph.D. は南カロライナ総合大学を卒業した。ゲーンスビルのフロリダ総合大学で博士号を取得した。彼女は現在、ピネ・レスト・クリスチアン精神保健センターで高齢者サービスの臨床プログラムの責任者である。

Reid L. Skeelは、そのPh.D. を、神経心理学専攻としてフロリダ総合大学で取得した。彼は、ミズーリ—コロンビア総合大学の医学とリハビリテーション部門でリハビリテーションと神経心理学の2年間のフェローシップを終了した。彼は現在、ミシガン州プレサント山にあるミシガン中央総合大学の心理学部門の助教授である。

目　次

- I．緒　言 ……………………………………………………………………1
  - A．リハビリテーションにおける神経心理学的査定 ……………4
  - B．神経心理学的リハビリテーションの歴史 ……………………6
  - C．神経心理学の起源 …………………………………………………7
  - D．神経心理学的訓練ガイドラインの問題 ………………………9
  - E．神経心理学的リハビリテーションの進化 ……………………13
  - F．進歩した神経放射線学的技術 ……………………………………13
  - G．管理ケア ……………………………………………………………14
  - H．リハビリテーションの発達 ………………………………………17
  - I．神経心理学的リハビリテーションの将来のニーズ …………18
  - J．解決方法の提案 ……………………………………………………23

- II．注意障害の査定とリハビリテーション ……………………………29
  - A．注意障害の特徴 ……………………………………………………30
  - B．注意の機能的分類 …………………………………………………34
  - C．注意障害の症候群 …………………………………………………38
  - D．注意障害の査定方法 ………………………………………………39
  - E．注意不全の社会的重大性 …………………………………………44
  - F．注意障害のための実際的治療方策 ………………………………45
  - G．結論 …………………………………………………………………52

- III．記憶障害の査定とリハビリテーション ……………………………57
  - A．記憶障害の特徴 ……………………………………………………57
  - B．記憶の機能的分類 …………………………………………………58
  - C．記憶システムの基礎的神経解剖学 ………………………………64
  - D．特別な記憶症候群と障害 …………………………………………67
  - E．記憶障害の実際的査定方法 ………………………………………71

F. 記憶障害の実際的治療方策 …………………………………76
　　G. 記憶障害を改善するための一般的方策 ………………………76
　　H. 記憶障害を改善するための特異的方策 ………………………81
　　I. 結論 ……………………………………………………………89

Ⅳ. 遂行機能障害の査定とリハビリテーション ……………93
　　A. 遂行機能障害の特徴 …………………………………………95
　　B. 遂行機能の分類 ………………………………………………98
　　C. 遂行機能障害の症候群 ………………………………………102
　　D. 遂行機能障害の実際的査定方法 ……………………………112
　　E. 遂行機能障害の実際的治療方策 ……………………………121
　　F. 結論 ……………………………………………………………127

Ⅴ. 視覚―空間認知障害の査定とリハビリテーション ………131
　　A. 視覚―空間的障害の特徴 ……………………………………132
　　B. 視覚―空間的能力の機能的分類 ……………………………134
　　C. 視覚―空間的障害の症候群 …………………………………140
　　D. 視覚―空間的障害の実際的査定方法 ………………………142
　　E. 視覚―空間的障害の実際的治療方策 ………………………150
　　F. 結論 ……………………………………………………………164

Ⅵ. 言語障害の査定とリハビリテーション …………………167
　　A. 言語障害の特徴 ………………………………………………168
　　B. 言語能力の機能的分類 ………………………………………170
　　C. 言語障害の症候群 ……………………………………………172
　　D. 後天的言語と学習障害の査定方法 …………………………178
　　E. 言語機能における非優位半球の障害とびまん性脳損傷の意味 ……187
　　F. 言語障害の情緒的社会的影響 ………………………………190
　　G. 言語障害の実際的治療方策 …………………………………193
　　H. 表出的言語障害を改善するための方策 ……………………195

  I．受容的言語障害を改善するための方策 …………………198
  J．結論 ………………………………………………………199

Ⅶ．神経心理学的障害のための国と地域（アメリカ合衆国）の社会資源 …203
  A．神経心理学的障害をもつ人々のための一般的な社会資源 …………204
  B．脳損傷の人のための社会資源 ……………………………………207
  C．卒中の人のための社会資源 ………………………………………208
  D．アルツハイマー病および関連する痴呆の人のための社会資源 ……208
  E．てんかんの人のための社会資源 …………………………………209
  F．脳腫瘍の人のための社会資源 ……………………………………209
  G．多発性硬化症（MS）の人のための社会資源 …………………210
  H．その他の社会資源 …………………………………………………211

用語解説 ……………………………………………………………213

I. 緒言

　脳の構造と特定の機能の性質に関する知識は、前世紀にとても豊かになった。どのくらい進展があったかを理解するためには、1848年に鉄道の連結棒が爆発して頭蓋と左の前頭葉を貫いた不幸な人であるPhineas Gageの例をみるだけでわかる（Barker, 1995）。その時代には、脳がどのようにして認知、感情、行動を特異的に統制しているかはあまり知られていなかったし、Gageの時代には何が彼の人格と振舞いの変化を起こしたかということや、ましてやそれらに対して何をすべきかは知られていなかった。脳機能への関心はとても増大し、1990年代は脳の10年として定義された。そして、Oliver Sack (1986)の本「妻を帽子とまちがえた男」のような一般的な読み物をもとにして、専門家でない人々においてさえも脳機能に対する興味や知識は増大していった。しかし、脳機能を査定するテストの開発にはかなりの進歩があったにもかかわらず、特殊な神経心理学的障害や、究極的には脳機能不全をもつ人の生活を改善させるような、効果的な介入治療を発展させる必要性は依然として残されている。

　脳は個人の特性に基づくものであり、以下のようなことを特異的に統御していることは広く理解されている。

・知と思考技能（たとえば、記憶、注意、推理力など）
・人格（たとえば、個性、振舞い、ユーモアのセンス、独自性など）
・情緒（たとえば、うつ、不安、多幸性など）
・行動（たとえば、特性、習慣など）
・コミュニケーション（たとえば、自己表現能力、他人の理解）
・社会的技能（たとえば、社会的手がかりを読む能力、他人との交流など）
・運動能力（たとえば、全体の運動や細かい運動をする能力）
・感覚的認識能力（味わう、見る、聞く、感じる、嗅ぐ能力）

これらの脳基盤の能力と特性は、幼児期から老年期に至るまで、環境因子と生理学的因子の両者の影響を常に受けている。たとえば、脳はいつも変化しているものであり、それは子どもの認知技能の階層的発達（たとえば、具体から抽象的概念構成、読みと学業能力の発達、他の子供とどのように適応するかの学習）によって、あるいは老年期の認知的（たとえば、もの忘れ）、肉体的能力（たとえば、視覚、聴覚、運動技能）の衰退によって証明される。さらに、脳は、何千万のニューロンとグリア細胞から作られていて、その複雑なネットワークはいまだ完全には理解されていない。これらのネットワークやニューロンのどこかに損傷が起これば、数多くの認知機能に影響しうる。神経心理学的能力（つまり、認知的、行動的、情緒的）は、脳の構造（たとえば、皮質の組織、血管、保護膜）、電気的興奮、神経伝達物質、化学物質、保護的・栄養的液体（脳脊髄液、血液）、特異的な脳の能力（たとえば、脳内圧）を調整・保持している他の生体防御機能を含むいろいろな因子によって統御されている。あきらかに脳はとても複雑な器官で、その多くの機能は多くの因子によって影響を受けうる。

　"正常"な脳機能は何かを理解することは、Phineas Gageの脳損傷が証明したような異常な脳機能を観察する機会が得られるまでは難しかった。人はだいたいにおいて脳を当然あるものとして受け止め、脳が損傷するかあるいは病気になるまで、人格を決め能力を統制する脳の役割をありがたく思わずにいる。たとえば、脳損傷や脳の病気（たとえば卒中、アルツハイマーやパーキンソン性痴呆、腫瘍、てんかん、多発硬化症、無呼吸性睡眠、毒物曝露、狼瘡のような結合組織疾患など）の人の多くは、もはや単純な考えも表現できなくなったり、左の体が動かなかったり、日常的なものを思い出せなかったり、情緒を統制できなかったり、欲求不満を抑制できなかったりするが、それらの理由を理解することは難しい。そのため、脳損傷や脳疾患の人たちに対し、その損傷や疾患がどのように影響するか、将来的にどうなるかの理解を助けること、そしてもっとも重要なことは、本人と家族が障害を代償するための方法と、

地域と家庭で生産的役割に戻る方法について理解できるように支援することが、リハビリテーション専門家の役割である。

脳は複雑な器官であり、誰一人として同じでないために、リハビリテーション専門家は、脳機能不全を記述し、測定し、治療する標準的な方法を決めることが困難であった。すべてのリハビリテーション専門家（つまり、心理士、言語聴覚士、作業・理学療法士、看護師、医者など）は、神経心理学的障害の評価と治療にある程度は参加している。ただ不幸にして、誰も障害を記述するために同じ言語を用いなかったし、その欠損の量を評価するのに同じテストを用いなかった。健康専門家のための国の研究計画指針において、総合健康専門家検討協会 Association of Schools of Allied Health Profession（2000）は、明確で共通性がある分野を越えた定義を作成することにより、分野を越えたコミュニケーションを改善する必要があると強調している。神経心理学的リハビリテーションの共通分類の欠如に加えて、もっとも基礎的な神経心理学的障害に対してさえ、一貫して用いることができるような確立した治療方策（たとえば、記憶障害のためのノートブック）は少ない。熟練したリハビリテーション専門家のいろいろなパネルでは、標準的な神経心理学的治療方策を確立し、妥当性をもたせなければならないと述べているが、今日までその試みはあまり組織化されておらず、比較的限定されている（Rehabilitation of Persons with Traumatic Brain Injury, 1998; Association of Schools of Allied Health Professions, 2000）。

脳機能不全をもつ人のリハビリテーションに参加を要請される非専門家の数が増えたことを受け、比較的共通なやり方を確立することは、リハビリテーション専門家にとってもっとも重要なことかもしれない。資金的な要因から、脳機能不全の人は以前より早期に病院を退院させられている。そのため、家族や近親者が、家に帰った脳機能不全の人を助けるための方策を学ぶことが必要になる。加えて、雇用者、同僚、教師には、受傷した人が仕事や学校や他の地域活動に復帰できるように、リハビリテーション実行の助けを要求される。それは、とりもなおさずその人の自信を深め、地域にとけ込み、経済的自立を果たすことにつながる。

さらに、多くの他の職業人（たとえば、職業リハビリテーションカウンセラー、代理人、裁判官、保険代理店、ケースワーカー、議員）が、彼らのクライアントが自分の能力不全と折り合っていくことを助け、あるいは、地域で働く際に脳損傷と脳疾患がどのように個人の社会生活能力に影響を与えるかについて判定（たとえば、職業的、教育的、法的など）することに神経心理学的評価の情報を使う。

これらの因子を頭において、われわれは、本を出すことを試みている。そこでは、神経心理学能力の一般的分類を（なるべく簡潔な用語で）提唱し、リハビリテーション専門家と非専門家が神経心理学的障害を援助するに当たり、それぞれの長所を延ばし短所を補うような基礎的な方策を強調する。入院・外来患者への包括的な神経心理学的リハビリテーションプログラムは、たしかに外傷性脳損傷（TBI）をもつ人の機能を改善するために、もっとも統合的で集中的な方策を提供するだろう。しかし、財産をもたない脳損傷の人や、そのようなプログラムに参加するには軽い障害の人のために、われわれはもっと簡単な方策を、すべての人が使えるように発展させるべきであることを議論していく。

A. リハビリテーションにおける神経心理学的査定

アメリカ合衆国のヘルスケアの普及には、この10年で大きな変化がみられている。管理ケア（Managed Care）の推進により、すべてのヘルスケア分野は、サービスの実際的有用性を示すことと同様に、評価方法と治療介入の効果性を改善させねばならなくなった。神経心理学的リハビリテーションにおいても、心理士、言語聴覚士、作業療法士、学習技能専門家はもはや、ただ単に患者を評価し、実生活にあまり関係のないテスト結果を記載するだけでは生き残れなくなってきている。同様に神経放射線学的技術の進歩によって、神経心理学能力のテストはもはや、脳機能の構造や生理的な障害を推察するためには必要でなくなった。むし

ろリハビリテーション専門家は、脳の機能不全の人やその家族、あるいはほかのリハビリテーション専門家のため、障害に適応するための実用的で勧められる方法を提供するサービスを行うことが必要とされている。将来的には、神経心理学的障害の人のニーズにもっとも適した専門家やスペシャリストがもっとも成功するであろう。

　管理ケアによりすべてのリハビリテーション分野がさらに効果的になるよう要求されているものの、特殊な認知欠損の治療の進歩は緩徐であった（Cicerone, 1997; Parente & Stapleton, 1997）。たとえば、いくつかの報告（Carney et al., 1999; Rehabilitation of the Person with Traumatic Brain Injury, 1998）によれば、神経心理学的リハビリテーションはおそらく効果があり、継続した臨床的適応の価値はあるといわれてはいるが、その認知障害の評価や治療の方法に多くの改善点があることはあきらかである。脳の損傷や疾患のいろいろなタイプの評価について多くの本が出版されてきたが、そのほとんどは、神経解剖学的／神経病理学的障害とそれに関係する神経心理学的障害や、その障害を評価するために使われているテストの記載にあてられてきた（たとえば、Lezak, 1995）。認知障害のリハビリテーションを強調している本ですら、脳機能とテストが強調されており、治療と代償的方策のための提案は少ない（たとえば、Rosenthal, Griffith, Kreutzer, & Pentland, 1999; Prigatano, 1999）。不幸なことだが、障害を代償する方法を提案してくれる本（たとえば、Sohlberg & Mateer, 1989）は、神経心理学、リハビリテーション心理学、認知リハビリテーション分野ではとても少ない。しかし将来的に、リハビリテーション専門家は、脳損傷をもつ人と家族にもっとも助けになるように、認知障害を評価する共通な方法を発展させ、その障害を改善するための比較的簡単な方策も進めなければならない。

　特に、神経心理学的リハビリテーションの領域では、リハビリテーションで評価される共通した認知的分類を提唱した本が必要であり、判定された障害を代償する方策のリストを提唱している本も必要である。また、リハビリテーション専門家や、脳機能不全の人やその家族がそれらの方策を理解して、地域施設で用いることができるように、簡単な言葉

でそれらの方策が提示されていることが必須である。われわれの願いは、以下のような手順によってこの本がそのようなニーズを満たすことである：1）神経心理学的障害の評価と治療の歴史を総説し、神経心理学的リハビリテーションを発展させなければならない理由を議論すること、2）比較的共通な認知的構造を基盤にして、すべてのリハビリテーション専門家が使えるような、認知能力の共通言語を提示すること、3）それぞれの認知領域において認められた障害を代償するための、比較的簡単なリストを提示すること。

B. 神経心理学的リハビリテーションの歴史

　神経心理学的リハビリテーションの歴史と将来は、この領域でよく知られている何人かの著者（Boake, 1991; Cicerone, 1997; Parente & Stapleton, 1997）によって、簡潔に書かれてきた。Boake（1991）は、1900年代初めから現在に至るまでの認知リハビリテーションの発達を最初に総説し、その発達はその時代の人々のニーズに基づいていることを示唆している。特に、20世紀前半の戦争の後、ドイツ、ロシア、アメリカ合衆国のリハビリテーション専門家は、脳損傷後に家に戻った兵士の認知機能の改善のための方策を開発した。第二次世界大戦後、アメリカのリハビリテーション専門家は、脳損傷をよく評価するテストを開発したが、それは神経心理学的リハビリテーションの進歩を導くこととなった。ParenteとStapleton（1997）は、1980年代・90年代のアメリカ合衆国における神経心理学的リハビリテーションプログラムの広がりを記載している。しかし、今日提供されている神経心理学的リハビリテーション方法には共通性がなく、多くの神経心理学的リハビリテーション介入の効果性についてははっきりしていない。

　神経心理学的リハビリテーションは、言語病理学、作業療法、特殊教育、身体医学、神経学、認知心理学、リハビリテーション心理学、神経心理学を含む多くの専門家の貢献をもとに発展してきた。神経心理学的

リハビリテーションがリハビリテーションの必要な要素として一般に受け入れられているのは、まず第一に、そのような多様な範囲にわたる独自の貢献をもとに発展してきたためである。どの専門職がもっとも神経心理学的リハビリテーションに貢献したかに関しては、どの専門職がそのようなサービスを提供するのにもっとも適しているかということと同じように議論がある。しかし、現在のヘルスケアの市場の要請は、すべてのスペシャリストに、よりよい共通のサービスを提供することを要求している。このように、認知リハビリテーションの領域は"だれのものか"という議論よりも、神経心理学的リハビリテーションを一緒に改善することが、一般に各専門職の最大の関心（そして特にわれわれの患者の最大の関心）である。

神経心理学者はしばしば認知治療サービスをリハビリテーション施設のなかで提供しているが、彼らが脳構造と機能の関係について、あるいは認知障害の評価の基準になる方法や、認知能力測定の神経査定特性の理解について、もっともよく訓練されているかどうかは議論の余地がある。神経心理学者は言語障害の評価と治療（つまり標準的な言語療法）、あるいはさらに複雑な実生活での日常生活技能（つまり標準的な作業治療）については、ほとんど訓練されていないともいえるのである。加えて、神経心理学者は、認知リハビリテーションサービスの提供で、あるいは能力不全の問題の扱いについて、リハビリテーション心理学者のようによく訓練されていない、ともいえるであろう。しかし、その訓練が認知、脳―行動関係、標準化テスト施行を強調するなら、神経心理学的障害をもつ人の評価に必要な認知的能力の共通した分類を提案するために、神経心理学の専門性は、一つのよい出発点を提供している。

C. 神経心理学の起源

神経心理学の専門性の歴史は比較的浅い。というのは、公式な訓練ガイドラインは1987年まで公表されていなかったし（Reports of the INS-

APA Division 40 Task Force, 1987)、また専門認定証（Board Certification）（the American Board of Professional Psychology[ABPP]による）は1984年までなかったからである。しかし、その専門分野はとても短期間で大きく発展してきた。たとえば、APA Division 40（Clinical Neuropsychology）は、1980年に設立された時は441名のメンバーだったが、現在4,300人へと増大している。加えて、1967年に創設された国際神経心理学会（INS）は、現在3,800人の会員がおり、1975年に創立された神経心理学国内学会の現在の会員は3,500人を超える。これらのグループのおのおのは、いろいろな専門家（たとえば、神経心理学、言語聴覚学、神経学、職業リハビリテーション、発達心理学、認知心理学など）を含んでおり、脳の機能不全の評価と治療に対する多くの異なる専門からの貢献とその関心を反映している。脳の機能不全を治療するための特別な技能を開発する必要性はますます認識されており、それは、1984年にABPPによって最初に認定された神経心理学者はたったの22人であったものが、現在北アメリカで400人を超えていることからもわかる。

　ヘルスケア専門家（さらにいえば、どんな職業でも）にも当てはまることだが、神経心理学は、時代の要請に合った力をもとにして成長し発展した。とりわけ、第二次大戦後に家に戻った兵士は、TBIの評価と治療のサービスが必要であった。神経放射線的技術（つまり、コンピューター断層写真：CT）はまだ臨床的利用段階ではなかったことから、脳の機能不全のある人とない人とを、標準化された神経心理学的テストをもとに正確に判別するという独自な能力を示すことで、神経心理学自身の生態学的地位を作りだした。さらに、テスト施行は、神経心理学の"3つのL"すなわち、傷の判定、どちらの半球かの判断、欠損の局在（lesion detection, lateralization, localization of deficits）に関しての推論を可能にした。これは当時、他の心理学的・医学的方法ではできなかったので、大きな意味があった。これらをもとにして、神経心理学の専門性は、診断有用性におもな焦点をあてることで成長し発展した。

D. 神経心理学的訓練ガイドラインの問題

探せ、そうすれば見いだせる、知っているものだから探しだせる。
——ゲーテ

　神経心理学は、その領域に入りたい人のための特定の公式的な訓練ガイドラインを作り上げるのに指導的役割を果たし、いろいろな他の健康心理学の専門家はそれに従った（たとえば、リハビリテーション心理学）。最初の公式的な訓練ガイドラインは1987年に出版され（Reports of the INA-Division 40 Task Force, 1987）、1997年のヒューストン・カンファレンス（Proceedings of the Houston Conference, 1998; 表1-1を参照）で更新された。更新されたガイドラインでは、進歩した神経放射線学での訓練の要請以外は実際的な内容変更はわずかであったが、リハビリテーションにおける訓練の一般的な提案、"神経心理学的状況の実際的取り組み"において訓練を要請する声明が加わった（Proceedings of the Houston Conference, 1998, p.162）。

　その領域の歴史的起源に基づけば、神経心理学的訓練が神経学的、神経外科学的、精神医学的集団に焦点をあて、診断的問題、神経解剖学的、脳—行動関係を強調していることは妥当である。神経心理学者が当初、標準的神経心理学的テストを使っての研究室という場で、脳の機能不全の診断を第一にと、訓練されていたことはあきらかである。歴史的観点からみれば、これは適切なことである。しかし将来的見通しからすれば、これは問題が多い。不幸にして、リハビリテーションの訓練や認知リハビリテーション、あるいは他の治療介入についての示唆は少ないし、認知障害のある人の障害に関する問題や、それがどのように地域活動に影響するかについての示唆は少ない。"神経心理学的状況の実際的取り組み"の意味するところはあきらかでなく、"神経心理学介入"の訓練という言葉によって意味されるものもあきらかでない。これらの用語は、異なる専門家では異なることを意味するであろう。

表1-1　APA Division 40（臨床神経心理学）訓練ガイドライン

提案された知識ベース	提案された技能
1. 一般的な心理学的ケア 　a. 統計学と方法論 　b. 学習、認知と知覚 　c. 社会心理学と人格 　d. 行動の生理学的要因 　e. ライフスパンの発達 　f. 歴史 　g. 文化的・個人的差違と広がり 2. 一般的な臨床的コア 　a. 精神病理学 　b. 精神測定学的セオリー 　c. インタビューと評価の技術 　d. 介入技術 　e. 専門職の倫理 3. 脳—行動関連の研究の基礎 　a. 機能的な神経解剖学 　b. 病因学、病理学、経過、治療を含む 　　神経あるいはそれに関連する障害 　c. 中枢神経機能に影響する非神経学的症状 　d. 神経画像的あるいは他の神経診断的技術 　e. 行動の神経化学 　　（たとえば、精神薬理学） 　f. 行動の神経心理学 4. 臨床神経心理学の実践の基礎 　a. 特別な神経心理学的評価技術 　b. 特別な神経心理学的介入技術 　c. 神経心理学における調査デザインと分析 　d. 神経心理学における専門家の問題と倫理 　e. 神経心理学的症状の実践的関連	1. 評価 　a. 情報収集 　b. 生活歴を取る 　c. 検査と測定尺度の選択 　d. 検査と測定尺度の施行 　e. 解釈と診断 　f. 治療計画 　g. 報告書の執筆 　h. フィードバックの準備 　i. 多文化問題の認識 2. 治療と介入 　a. 介入標的の同定 　b. 介入ニーズの特定 　c. 介入計画の策定 　d. 計画の実行 　e. 必要に応じて計画のモニタリングと適応 　f. 帰結の評価 　g. 多文化問題の認識 3. コンサルテーション（患者、家族、 　医療的連携機関、サービス提供機関） 　a. 効果的で基礎的なコミュニケーション 　　（たとえば、聴く、説明する、交渉する） 　b. 紹介理由の決定と明確化 　c. 神経心理学的サービスについて 　　紹介源に教育する（長所と限界） 　d. 評価の結果と推奨方法についての交流 　e. サービスと障害についての患者・家族への教育 4. 調査 　a. 適切な調査トピックスの選択 　b. 関連する文献のレビュー 　c. 調査のデザイン 　d. 調査の実行 　e. 進行のモニタリング 　f. 結果の交流 5. 教授とスーパービジョン 　a. 効果的な教授の方法 　b. コースとカリキュラムを計画・策定する 　c. 効果的な教育手法の使用 　d. 効果的なスーパービジョン方法の使用 　　（評価、介入、調査）

D. 神経心理学的訓練ガイドラインの問題

　神経心理学的訓練の短所は、他の心理学的専門分野の訓練ガイドラインと比較するまでは、そうたやすくあきらかにはならないであろう。たとえば、リハビリテーション心理学の訓練ガイドライン（Patterson & Hanson, 1995; 表1-2参照）は神経心理学のものとはとても異なっている。これらのガイドラインの総説によると、リハビリテーション心理学の訓練の焦点は、異なった障害の状態、障害への適応を提示し、障害をもつ人のための資源の確保（たとえば、職業的評価と訓練、支援技術など）、そして長期的社会生活を推進することであるといわれている。しかし、リハビリテーション心理学訓練ガイドラインも相対的に短所をもっており、たとえば"神経心理学評価"と"認知的再訓練"のトレーニングの提案は大ざっぱであまりに単純化しており、さらなる詳述を必要とする。

　JohnstoneとFarmer（1997）は、神経心理学者は障害とリハビリテーションについてもっと学ぶ必要があることを示唆しており、主としてリハビリテーションと障害問題に焦点をあてた5つのドメインについての新しい訓練ガイドラインを提唱している。これらの提案は基本的であるが、神経心理学者を障害および適切な社会資源という観点から教育し、認知障害をもつ人がより地域参加を拡大するために必要な地域のサービスと組織を神経心理学者に提示しようと試みている。

　神経心理学的リハビリテーションに従事するすべての専門家のための訓練ガイドラインを改良するほかの試みもある。JohnstoneとFrank（1997）は、心理学者、言語聴覚士、作業療法士のための神経心理学的リハビリテーションの標準的訓練ガイドラインがないことを認めつつ、神経リハビリテーション（Neurorehabilitation）に関する本の共編集をした。その本は、言語聴覚士のための（Iacarino, 1997）、作業療法士のための（Hanson, Shechtman, Foss, と Krauss-Hooker, 1997）、心理学者のための（Berquist & Malec, 1997）神経心理学的リハビリテーションの特別な訓練を提唱した文章を含んでいる。これらのガイドラインは簡略化しすぎているが、神経心理学的リハビリテーションの普及のもと、異なる専門の学生（と臨床家の卵）を訓練するための入門地点となっている。

表1-2 APA Division 22（リハビリテーション心理学）訓練ガイドライン

クライアント対象
- 脊髄損傷
- 脳損傷
- 神経学的障害
- 筋骨格的問題
- 肢体障害
- 四肢の切断もしくは障害
- 慢性疼痛
- 感覚モダリティの障害
- 火傷・外観損傷
- 外観を損なう可能性のある医学的状態（心臓血管調整、癌、AIDSなど）
- 物質乱用（俗にアルコールや麻薬）
- 文化・教育その他の逆境と複合した身体、精神、感情障害
- 精神遅滞
- 重度の精神科的障害もしくは情動障害

リハビリテーション内容の領域と問題
- 障害についてのゆがんだ社会通念とそれに対処する方法の、認知的・感情的・社会的資源
- 神経心理学的評価
- 認知的再訓練
- 加齢と障害の慢性化
- 性的機能と障害
- 職業的評価
- 職業的リハビリテーション
- 自立生活の問題
- リハビリテーションの倫理的問題
- 障害と慢性疾患の心理社会的適応モデル
- 神経解剖学と生理学
- 脳―行動関連
- 障害の医学的側面の理解
- 精神薬理学
- 多職種間貢献を含む、リハビリテーションの過程
- 職種間チーム機能の促進
- 物質（アルコールや薬物）使用、乱用、治療
- 人間工学とバリアの除去
- クライアント―患者の権利擁護
- 政策・法、たとえばAmericans with Disabilities Act and Section 504 of the Rehabilitation Act のような関連する立法
- 調査、プログラム策定、評価
- 援助技術
- 文化的・倫理的相違点
- リハビリテーションの妨げとなる、もしくは進展させる環境的要因（社会、文化的、身体的）
- リハビリテーションの効果の妨げとなる施設の問題やバリアを減らす方法
- 評価と治療の行動的応用
- リハビリテーション場面での精神療法的介入
- 入院・外来リハビリテーション心理学的サービスの提供における資金上・行政上の側面

E. 神経心理学的リハビリテーションの進化

　不幸にして、初期の脳機能不全診断の成功のためもあって、神経心理学の将来性への適応は遅れた。しかし、神経心理学的リハビリテーションがその栄光を持ち続けていきたいのであれば、もっと機能面に関連したものになる必要があるだろう。Hartman (1991) は次のようにいっている。

　　どんな神経心理学的理論もそれに付随した方法論も、その時代の必然的な産物であり、それの形成と発展は、神経科学的、哲学的、心理学的原則の時間軸に沿った交わりの産物である。このように、神経心理学はその旅の中で、有用で利用可能な理論や哲学の部分を取り込んで移動し、持続的に進化してゆく……

　神経心理学は、ヘルスケアのニーズを判断し、適切な査定と治療方法を発展させる優れた仕事をしている。しかし、神経心理学的リハビリテーションは、将来その地位を定着させるために専門的な進歩が必要とされるような歴史的地点に再び立たされている。神経心理学的リハビリテーションは、将来もっと機能的に有用（診断的に有用、ではなく）な情報を提供するために進歩しなければならないと議論された。それは、神経放射線技術の進歩、管理ケア要因、全般的なリハビリテーションの進歩のためである。

F. 進歩した神経放射線学的技術

　神経心理学的リハビリテーションは、より洗練された診断方法の確立によって、将来的にはより機能に関係した問題に焦点をあてなければならなくなった。たとえば、第二次世界大戦後から1970年まで、神経心理学的査定は、脳の機能不全を推論するために利用できる最良の、そして

一般的な方法であった。しかし1970年の初期には、神経放射線技術が臨床場面で使用可能になり、診断的神経心理学評価の必要性が減少した。神経心理学テストは、中枢神経系（CNS）機能不全の存在を推理することができるが、これらの新規の神経放射線技術は神経心理学的テストができなかったこと、つまり脳の特定の構造異常を正確に同定することができた。CTスキャンはすぐに、脳の構造的な異常の診断の最初の方法として、神経心理学的テストに取って代わった。そして、今やより洗練された神経放射線的技術が、脳の機能不全の査定でCTに取って代わっている。そこにはもっと正確に脳の構造的（MRI）・生理学的（PET、SPECT、fMRI）異常を判断できる技術が含まれる。

　Kane, GoldsteinとParsons（1989）は、診断的な神経心理学評価の必要性は常に存在すると論じている。というのは、それは神経放射線的検査では特定の障害の有無について決定的な診断的情報が得られない欠点が多いからである。たとえば、急性の卒中の患者ではMRIの所見が出ない（Alberts, Faulstick, & Gray, 1992）。そして 交差性半球機能解離 crossed hemispheric diaschisis は片側のCVA後に起こることが立証されている（Rousseau & Steinling, 1992）。リハビリテーションでは、重度のTBIの人において神経放射線的評価は正常であっても、重大な神経学的障害をもつことは珍しくない。これらの場合、神経心理学的評価は、障害の重度とともに、神経学的異常の有無という観点から有用な診断的情報を提供する助けとなろう。しかし、最初は診断的な目的で求められた神経心理学的評価ですら、リハビリテーション中心となるべきであることもまた論議されてきている（Mapou, 1988; Johnstone & Frank, 1995）。

G. 管理ケア

　管理ケアはそれ自身で決定的な問題もあるが、専門職にサービスの効果を改善させ、認識された問題に実際的な解決を提供するよう求めるときには役に立つであろう。かつて、アメリカ合衆国のヘルスケアは経費

には注意を払わずに、ケアの質に第一の焦点があてられた。しかしこの10年間、保険会社、雇用者、議員はこれらのサービスの費用に非常に関心をもつようになってきた。1965年に連邦計画で、貧困者（つまり、メディケード、Medicaid）と高齢者（つまり、メディケア、Medicare）のための法が制定されたとき、ヘルスケアのための予算は国民総生産（GNP）の6％であった。しかし、1999年までに、これらの経費はGNPの13.5％、2倍以上に膨れ上がった。過去10年の国のヘルスケア予算は、1990年には19億5,800万ドルだったものが、1999年には109億2,400万ドルに跳ね上がった。

このような財政上の問題を取り扱うために、これらのサービスの代価を払う義務がある側は、提供されるサービスの数（つまり利用性）と同様に、行われたサービスの価格（つまり、コスト）にも焦点をあてた。管理ケア会社は、提供するサービス数を減らすとともに、サービスの支払いも減らして、ヘルスケア経費を削減しようとした。一般的に管理ケアは、健康増進とリハビリテーション結果との関係が証明されるような、より効果のあるサービスを、利用可能な価格で提供しなさいと提供者の競合を強いた。

1983年以前の病院は、提供者が規定する価格で、個別支払いベースのもとでサービスに対してお金を得ていた。しかし、連邦政府は、将来を見越して、診断関係グループ（DRGs）それぞれについての固定価格を、メディケア提供者に払うようにした。つまり、どのようなサービスが必要かはともかく、サービスをうける一人の人の状況（たとえば、慢性閉塞性肺疾患など）をもとに、一定金額をヘルスケア供給者は受け取ることになるのである。利益を得るために、提供者はできるだけ効率よくサービスをする必要にせまられた。リハビリテーション集団はもとからDRG制限から外されていたが、代わりに1992年の税公平性と国家財政責務法、Tax Equity and Fiscal Responsibility Act of 1992、によって出された制限による資金基礎で償還されていた。しかし、管理ケアは今やリハビリテーション専門家に対し、サービスはもっと能率よく（つまり時間と費用の両者について）するように圧力をかけている。2001年にメデ

ィケア（そして管理ケア会社も近々）はリハビリテーション施設と専門家に対して、DRGs と同じように、機能関係グループ（「FRGs」たとえば、TBI、脊椎損傷、卒中）別にお金を支払うようになる。このように、ヘルスケアの他の領域と同様に、リハビリテーション臨床家は、やったサービスは費用—効果性が高い（cost effective）ことを証明し、そのサービスと改善された機能的結果の関係を証明しなければならなくなった。これは、一般的にリハビリテーションのためのドルが減少することを意味し、多職種同士が資金の減少を受けて戦うことになるだろう。はっきりした専門（たとえば、心理学、作業療法、言語聴覚士）は、これらの資金のためにお互いに競合し、認知障害の患者の共同ケアシステムを提供するために、望ましい形でともに働くことができるかもしれない。このような協力は、リハビリテーションケアの改善ばかりでなく、すべてのリハビリテーション専門の将来を安定させるであろう。議論すべきは、"われわれは団結可能か、個々にやるか"である。

今日まで支払側は、ヘルスケアの長期的資金をカバーするために、政府出資のケア資金をあてにして、短期的な資金節約に焦点をあててきた。結果として、外来におけるサービス提供にかなりの焦点をあてて、入院治療にあてる時間を減らす努力をしてきた。たとえば、1993 年と 1998 年の間の国の TBI モデルシステムで、TBI の人の救急入院は 38％減少し、入院リハビリテーションの平均入院期間は 42％減少した（TBI モデルシステムセンター、2001）。このような入院期間の減少や外来サービスの増加により、提供者に対して入院時のサービスを能率化することや、患者と家族が退院後に用いることができる、あるいは提供されなくてはならないサービスに関しての説明が求められている。結果として、素人にもわかりやすく、地域（つまり、家庭、仕事、学校など）でも適応できる治療計画を作成するリハビリテーション専門家の必要性が増大した。

H. リハビリテーションの発達

　リハビリテーションは過去50年で大いに発達した。それは医療技術が進み、損傷や病気の過程にある人の生存率を上げることに貢献した結果である。たとえば、1980年代の5年間で、リハビリテーションの病床は46％増し、TBIリハビリテーションはその当時のヘルスケアのなかでもっとも急成長をとげた領域であると報告されている（Frank, Gluck, & Buckelew, 1990）。しかし、生き残ったTBIの人、血管障害（CVA）や他の損傷や障害の人は、将来的に大きな困難にさらされるようになる。というのは、それが身体的、認知的、行動的、情緒的であるかを問わず、彼らの障害に適応することを助けるようなサービスが必要だからである。

　一般的に費用効果性が高い（cost effective）ので、リハビリテーションは発達を続けそうである。リハビリテーションには毎年、15億8,000万ドル以上使われていると算定されているが（Cherek & Taylor, 1995）、いくつかの研究によればその費用はうまく使われていることが示されている。たとえば、北西部国民生活局 Northwestern National Life（NWNL）は、リハビリテーションサービスで使った1ドルごとに障害積立金が約35ドル節約されると報告している。またそこでは、NWNLの医療ケースマネジメントによって1987年の50万ドルから1993年の8,100万ドルに節約が増えると報告している（Cherek & Taylor, 1995）。

　同じように、Bryant, Sundance, HobbsとRozance（1993）は、カリフォルニアのHMOでのTBIの人の管理ケアプログラムを評価した。中等度・重度のTBIの人141名を対象に、資金の抑制と機能的に最高の結果を出すことに重点をおいて働きかけた結果、HMOはTBIの人に対して妥当な資金で効果的なリハビリテーションケアを提供できたと結論づけている。このプログラムが成功した要因としては、TBIの人の身体的・行動的・心理社会的な問題を最小限にするための早期診断および介入、これらの人の施設入所を減らしたこと、早くからの熱心な家族教育、家庭でのリハビリテーション効果の一般性を増す取り組み、があげられる。

地域において、神経心理学的障害の改善方法について、患者と家族を教育する必要性はあきらかである。

最後に、アリゾナのヘルスケア資金抑制システム、Arizona Health Care Cost Containment System（AHCCCS）は、施設から家庭へとTBIの人を移す支援の管理ケアプログラムを発展させた、メディケイドウェイヴァを発行した（General American, 1995）。TBI後に特別なフォローアップ・リハビリテーションサービスが必要であった550人のTBIの人について、短期養護ホームを使えば最初の2年間は年に40万ドルの節約となり、もしその人が外来治療を受けて地域で住むことができるのであれば、クライアントあたり結果的に50万ドル以上倹約できると算定している。その研究はまた、視覚―知覚の技能、日常生活技能、レジャー計画、実際的考慮、適応、情緒と行動機能、認知的技能の障害の治療が有用であり、結果として、予想されるレベルよりも高いレベルで、養護ホームからより軽いレベルのケアもしくは地域ケアへと退院することが可能とされた。この研究はまた、リハビリテーションの成功の大きな障害となるのは、行動問題、衝動統制欠損、方位不全、社会的技能欠如、限定的コミュニケーションが含まれると記しているが、すなわちこれは通常神経心理学的リハビリテーションのターゲットとなる能力である。

まとめると、これらの研究が強調しているのは、管理ケアはTBIの人のために広く使われ続けるだろうこと、すべてのリハビリテーションサービスの能率化とよりよい調整に焦点が向けられ続けるであろうこと、また入院時に学んだことを地域で適応できるようにするため、リハビリテーションの過程には家族を含めること、が必要だということである。

I. 神経心理学的リハビリテーションの将来のニーズ

認知的障害を持った人にかかわるすべてのリハビリテーション分野とその専門家は、現在の査定方法と介入技術の機能的有用性を改善してい

かなければならない。現在の神経心理学的リハビリテーションのおもな短所は次のようである。

- **診断を第一に強調していること**：神経心理学的リハビリテーションでもっとも一般的に使われている多くの評価とテストは、診断的目的を第一として作られており、そのようなリハビリテーション専門家は現在もなお診断的な問題に一番の焦点をあて続けている。
- **認知能力の普遍的分類の欠如**：現在まで、脳損傷や疾患によってもっともよく侵される認知能力のための共通の言葉がない。
- **テストが単一の認知的構成概念を測っていない**：今日、臨床的な実践に一般的に使われているテストの大部分は、多面的な認知技能を統合し達成する能力を必要とする（たとえば、視覚的空間的"統合能力"、"問題解決"など）。テストが何を測定しているかを正確に記載することが難しいならば、テストによって認められた障害に対して代償的方策を発展させることもまた難しいであろう。このような複雑な多面技能的能力は、研究室的場面でないところ（たとえば、日常生活（ADL）全般や台所の作業療法活動；職業評価プログラムにある機能査定センター）でもっとも評価できるだろう。認知リハビリテーション方策のためのもっとも役に立つ情報を提供するために、比較的単一な認知的概念構成、つまり、より複雑な能力のための基礎的な構成因子として機能する、比較的単純な認知能力に的をしぼることが必要である。比較的単一な認知的概念構成の評価によって、患者や家族のために、基礎的な認知障害を代償するための比較的単純な代償方策を、リハビリテーション専門家は編み出すことができるであろう。
- **判定された障害と認知治療方策との関連の欠如**：前に述べたように、多くの神経心理学、リハビリテーション、認知的治療法の本は、テスト結果の記述（つまり、患者は与えられたテストでこれこれの能力を示した）や脳の解剖、機能についての情報を提供している。不幸にして、これでは、判断された障害のための代償の特別なリハビリテーション方策を提供することに注意が払われようがない。テストによって

判定された問題点は、それらを改善する方法かそれらを代償する方策を提供しないならば、意味がない。リハビリテーション場面で、もし適切なリハビリテーションの提案へと導かないなら、能力は測るべきでない（あるいは、テストはやるべきでない）。

- **リハビリテーションサービスの方向性よりも全般的な帰結の予測に焦点をあてていること**：不幸にして、現存する訓練ガイドラインや現場におけるその由来から、ほとんどの認知的リハビリテーション評価は、全般的帰結の予測に焦点をおくむきがある（つまり、あるテストの施行が悪いと、社会生活上の予測が悪い）。しかし、予測に焦点をあてることの問題というのは、もし脳損傷や脳疾患のあとの帰結の予測にのみ興味があるならば、予測変数として認知能力に的を絞ることは、必要でないし適切でもないのである。つまり、もし全般的帰結に関してだけに興味があるならば、全範囲の変数の予想能力を評価すべきである。それには、医学的、人口統計的（たとえば、年齢、性別、教育、職業など）、神経心理学的、環境的変数等々を含む。しかし、認知的リハビリテーションの評価においては、その評価の焦点を、帰結の予想から、めざすべきリハビリテーションサービスへと移すことが必要である。このことを心にとめて、評価報告の焦点は、"つまらないものfluff"（たとえば、テスト結果の記載の強調）を除外して、障害を改善するための提案を増やすべきである。

- **認知的能力よりもむしろテストに第一の焦点をあてていること**：われわれは往々にして、リハビリテーション施設における評価の目的は、その人に固有の認知的能力の長所と短所を決めることであり、それにより適切な介入が進展できるということを忘れてしまう。評価の焦点はある特定の能力にあるのであり、これらの能力を査定するテストの選択と使用は、二次的な考慮（テストの精神測定能力をもとにした）でなければならない。不幸にして、多くの認知的リハビリテーションの報告は、まさに反対である。というのは、能力の記載よりむしろテストの記載に焦点がおかれている。さらにいえば、これは現在の訓練ガイドラインが不備であると同様に、認知能力の共通の分類が欠如し

ていることに関係している。標準的テストとテストバッテリーの訓練を強調しすぎることにより、多くのリハビリテーション専門家は、彼らが使うように教えられたテストバッテリーに盲目的に張り付いている。このように、一般的に専門家は脳障害で侵される特殊な認知能力を評価するよりも、診断目的で作られた同じテストをしてテスト結果を記述して、事実はそうでない時でもそれが日常生活と関連するかのように納得している。理想的なリハビリテーションの報告書では、特別なテスト点数の説明はしないで、能力のみを報告することが望ましいであろう。加えて、そのような報告の焦点は、テスト得点の報告よりもむしろ判定された障害の回復にあてられることが望ましい。焦点の違い（つまりその記述は能力主体であるか、テスト主体であるか）が認知障害のある人の記述方法にどのように影響するかを示すため、以下に示す同じ患者の記憶のテスト施行のまとめを比較してみよう。一つは能力を強調したまとめであり、他はテストを強調している。

＜能力に焦点をあてたまとめ＞：患者Aはどちらかといえば、自分が見たことの情報（平均レベル）よりは、聞いた情報を覚えておく能力（平均より下）に弱点があることが示されている。さらに、話された情報を長く保つことは難しいが、話す素材を反復したり、話の手がかりを与えられると、想起は改良されることが示されている。結果として、記憶素材を見て覚えることができるとき、言語的手がかりや思い出させるための手がかりがあるときや、ものごとをリハーサル（反復学習）する機会が与えられたとき、もっともよく学習できるであろう。

＜テストに焦点をあてたまとめ＞：ウェクスラー記憶テスト―Ⅲで、患者Aは聴覚的情報（つまり言語的物語）の直後再生の想起では、平均以下の能力（聴覚的直後の記憶指数＝85）であった。視覚的情報（つまり、顔、絵）の直後の想起能力では全般的に障害はなく平均であった（視覚的直後記憶指標＝100）。材料の提示直後の情報想起の全般的能力は平均であった（直後の記憶指標＝93）。患者Aは、話し言葉から入った情報

の30分後の提示が相対的に弱かった（聴覚的遅延記憶指標＝75）。それは記憶機能の境界領域に入る。それに対して、患者Aは、30分後に提示された視覚的情報の思い出しは正確にすることができて（視覚的遅延記憶指標＝100）、遅延想起は正常範囲であった。遅延後（たとえば話し言葉と視覚的材料の両者で）の一般的な情報想起能力は平均以下である（一般的記憶指標＝87）。以前に提示された聴覚的情報の再認形式を用いた想起能力は平均範囲にあった（聴覚的遅延認識記憶指標＝100）。Reyの聴覚言語性学習テスト、つまり話し言葉で示された15項目のリストの想起能力の測定の遂行では、全般的に平均範囲にあった。最初の施行で7項目（平均レベル）思い出すことができ、5回施行で13項目に改善した（平均）。30分後の遅延では、リストの33％（つまり5項目）の想起しかできなかった。ただ、読み取り手がかりを与えられた時は、15項目すべてを正確に想起できた。

これらの例は、他の多くのリハビリテーション分野のための他の多くのテストにもあてはまることである。しかしテスト得点の報告は、相手側（つまり、患者と家族、他のリハビリテーション専門家、職業カウンセラー）にとっては、一般的に重要でない。というのも、彼らはほとんどのテストとその採点を理解できないからである。神経心理学的テスト得点／範囲を素人に説明することは、リハビリテーション専門家（医師でない）が、脳波EEG報告の説明を受けるのと同じことである。脳の特別な電気的活動（たとえば振幅等）の記述は、適切な訓練を受けていないほとんどのリハビリテーション専門家には意味がない。リハビリテーション専門家がEEGの報告サマリーに頼る必要があるのと同じように、他のリハビリテーション専門家と素人には、彼らが理解できる簡単な用語で書かれた神経心理学的能力を口語的にまとめることでよく理解できる（そしてそれゆえ、よく使うことができる）であろう。
- 機能的能力より、神経解剖学に焦点をあてていること：多くの神経心理学的リハビリテーションは、どこに脳の異常があるかという部位の推定に焦点をあてている。しかし、リハビリテーションの現場では、

そのような診断情報はほとんどすでに知られているだろう（たとえば、神経放射線的評価は、TBIやCVA後の特別な損傷部位を判定するだろう）。そのため、神経心理学的リハビリテーション評価は、構造的・機能的異常があるところの判別については、最低限の焦点をあてればよい。そのようなことは、神経解剖学的部位（たとえば、右頭頂葉の障害）のために行う神経心理学的リハビリテーションがないときには特にいえる。むしろ、神経心理学的リハビリテーション方法は、特定の能力（たとえば、空間的認識）の回復に焦点をしぼるべきである。右の頭頂葉損傷の人は、空間認識スキルは侵されていないであろう。そこで、この認知的ドメインの神経心理学的リハビリテーションサービスは必要でない。逆に、空間認識（たとえ、神経放射線的評価が正常であろうとも）の障害をもつ人は、このドメインの神経心理学的リハビリテーションが必要である。このように、すべての認知リハビリテーションは、壊れた脳の部分を推定するのではなく、むしろ特定の認知的能力に的をしぼるべきである。というのは、侵された構造的な部位（あるいは、時には生理学的過程）は、今後どんな認知リハビリテーション方策を発展させる必要があるかという決定について、あまり重要でないからである。

J. 解決方法の提案

　神経心理学的リハビリテーションのおもな弱点は、認知機能の欠損を改善するための簡潔な提案を提供することには注意を払わず、認知欠損の記述のみにおもな焦点をあてていることだとわれわれは主張してきた。問題に文句をつけて、解決方法を出さないというありがちなジレンマに陥らないために、この本は一つの枠組みを提唱する。その枠組みは、Holland, Hogg, Farmer（1997）が報告したように、コロンビア・ミズリー州のラスク・リハビリテーションセンターにおける、認知リハビリテーションのプロジェクトチームで働いているリハビリテーション専門家

の多職種チーム（つまり、心理学者、言語聴覚士、作業療法士、学習技能スペシャリスト、看護師）での仕事をもとにしている。そのグループは、病院から退院する患者と家族のために具体的で役に立つ提案をすることが依然として弱いことや、ラスクで働くすべての分野における、認知能力についての共通言語のなさ（チームミーティングでは"バベルの塔"効果を作っていると表現された）、異なる分野から出されるサービス間の顕著な重複などがあって、よりよい共同作業としての神経心理学的リハビリテーションサービスを行うよう迫られていた。このチームは、地域において分野と専門を越えて使うことができる"コミュニティ・スタンダード"を開発しようと試みている。特に彼らは、脳の機能不全をもつすべての人の評価に使える神経心理学的障害の分類を提唱しており、そこでは5つのおもな認知的ドメイン、すなわち、記憶、注意、言語、視覚―空間技能、遂行機能を含んでいる。この5つの一般的ドメインごとに、各ドメインの主たる範囲を構成し、単一の認知構造を反映すると信じられているような認知的能力（たとえば、集中的注意 focused attention、分割的注意 divided attention、持続的注意 sustained attention）を定めた。次に、特定の認知的能力の適切な尺度であると信じられている検査について記述した。最後にこれらの著者は、これらの欠損の治療方法か、あるいはそれらが"治療不可"である場合には代償するような方策の例を提供した。

　この本は、Holland, HoggとFarmer（1997）の努力を、提唱された分類を拡げることで築き上げようとしたものである。特に、われわれの章では、注意（第Ⅱ章）、記憶（第Ⅲ章）、遂行機能（第Ⅳ章）、視覚―空間的技能（第Ⅴ章）、言語（第Ⅵ章）において、提唱された分類への提案をしている。表1-3ではどんな脳機能不全でも査定できる神経心理学的能力の提唱された分類を示している。これらの章はまた、これらの認知的ドメインを評価する直接的方法（特別なテスト）と間接的方法（行動観察）のための提案も含んでいる。もっとも重要なことは、社会生活上で神経心理学的障害の不利な影響を最低にすべく、すべてのリハビリテーション専門家や脳機能不全の人・家族が用いることのできる、比較的簡

表1-3 提唱された神経心理学的リハビリテーション分類

注意
  集中的注意
  分割的注意
  持続的注意

記憶
  プロセス
    ● 符号化（encoding）
    ● 整理統合化（consolidation）
    ● 検索（retrieval）
  モダリティ
    ● 言語的
    ● 視覚的
    ● 運動的

遂行機能
  始動
    ● 非自発性
    ● セットの喪失
    ● 平坦な感情
    ● 抑うつ
  終了
    ● 保続
    ● 刺激によって惹起される／障害されるセットの転換
  自己制御
    ● 乏しい組織化
    ● 衝動性
    ● 乏しい社会的エチケット
    ● 抽象的な態度／具体的な推論様式の欠如
    ● 自己への気づきの欠如
    ● 欲求不満耐性の欠如／破局反応

視覚—空間的技能
  入力
    ● 視覚鋭敏性（視力）
    ● 視野欠損
    ● 奥行き認識
    ● 視覚—空間的注意（すなわち、無視）
    ● 図背景弁別
    ● 空間知覚
    ● 視覚構成
  出力
    ● 組み立て
    ● 空間オリエンテーション
    ● 身体認知

言語
  表出的
    ● 意味
    ● 統語
    ● 語用
    ● 談話
    ● 書かれた言語
  受容的
    ● 聴覚的理解
    ● 読み

単な治療方策を提案することである。最後に、最終章では、いろいろな脳障害の人のための社会資源のリストを提供している（つまり、電話番号、住所、ウェブサイトなど）。

　この本が、訓練された専門家や神経心理学的障害をもつ人・家族を問わず、神経心理学的リハビリテーションを実践する人の基礎的な参考書として役に立つことがわれわれの望みである。そしてこの本が、脳損傷をもつ人の障害や脳疾患の経験について皆が交流する手助けになり、そ

してさらに大切なことだが、これらの弱点を改善する手助けとなる簡便な解決法を、すぐにみつけられることに役立てば幸いである。

(Brick Johonstone　Henry H. Stonnington)

文　献

Alberts, M. J., Faulstick, M. E., & Gray, L. (1992). Stroke with negative brain magnetic resonance imaging. *Stroke, 23,* 663-667.
Association of Schools of Allied Health Professions. (2000). Monograph: Outcomes research in allied health. Washington, DC: Author.
Barker, F. G. (1995). Phineas among the phrenologists: The American crowbar case and nineteenth-century theories of cerebral localization. *Journal of Neurosurgery, 82,* 672-682.
Bergquist, T. F., & Malec, J. F. (1997). Psychology: Current practice and training issues in treatment of cognitive dysfunction. *NeuroRehabilitation, 8,* 49-56.
Boake, C. (1991). History of cognitive rehabilitation following head injury. In J. S. Kreutzer and P. H. Wehman (Eds.), *Cognitive rehabilitation for persons with traumatic brain injury* (pp. 1-12). Baltimore: Paul H. Brooks.
Bryant, E. T., Sundance, P., Hobbs, A., & Rozance, J. (1993). Managing costs and outcome of patients with traumatic brain injury in an HMO setting. *Journal of Head Trauma Rehabilitation, 8,* 15-29.
Carney, N., Chestnut, R. M., Maynard, H., Mann, N. C., Patterson, P., & Helfand, M. (1999). Effect of cognitive rehabilitation on outcomes for persons with traumatic brain injury: A systemic review. *Journal of Head Trauma Rehabilitation, 14,* 277-307.
Cherek, L., & Taylor, M. (1995). Rehabilitation, case management, and functional outcome: An insurance industry perspective. *NeuroRehabilitation, 5,* 87-95.
Cicerone, K. D. (1997). Cognitive rehabilitation: Learning from experience and planning ahead. *NeuroRehabilitation, 8,* 13-20.
Frank, R. G., Gluck, J. P., & Buckelew, S. P. (1990). Rehabilitation: Psychology's greatest opportunity? *American Psychologist, 45,* 757-761.
General American. (1995). Quarterly update to physician payment reform (PPR) bulletin 95-01. *General American Medicare Newsletter, 8,* 3.
Hanson, C. S., Shechtman, O., Foss, J. J., & Krauss-Hooker, A. (1997). Occupational therapy: Current practice and training issues in the treatment of cognitive dysfunction. *NeuroRehabilitation, 8,* 31-42.
Hartman, D. E. (1991). Reply to Reitan: Unexamined premises and the evolution of clinical neuropsychology. *Archives of Clinical Neuropsychology, 6,* 147-165.
Holland, D., Hogg, J., & Farmer, J. (1997). Fostering effective team cooperation and communication: Developing community standards within interdisciplinary cognitive rehabilitation settings. *NeuroRehabilitation, 8,* 21-30.
Iacarino, J. (1997). The speech-language pathologist on the cognitive rehabilitation

team: Current training and practice issues. *NeuroRehabilitation, 8,* 43–48.
Reports of the INS-Division 40 Task Force on education, accreditation, and credentialing. (1987). *The Clinical Neuropsychologist, 1,* 29–34.
Johnstone, B., & Farmer, J. E. (1997). Preparing neuropsychologists for the future: The need for additional training guidelines. *Archives of Clinical Neuropsychology, 12,* 523–530.
Johnstone, B., & Frank, R. G. (1995). Neuropsychological assessment in rehabilitation: Current limitations and applications. *NeuroRehabilitation, 5,* 75–86.
Johnstone, B., & Frank, R. G. (1997). Introduction. *NeuroRehabilitation, 8,* 1–2.
Kane, R. L., Goldstein, G., & Parsons, O. A. (1989). A response to Mapou. *Journal of Clinical and Experimental Neuropsychology, 4,* 589–595.
Lezak, M. D. (1995). *Neuropsychological assessment* (3rd ed.). New York: Oxford University Press.
Mapou, R. L. (1988). Testing to detect brain damage: An alternative to what may no longer be useful. *Journal of Clinical and Experimental Neuropsychology, 10,* 271–278.
Parente, R., & Stapleton, M. (1997). History and systems of cognitive rehabilitation. *NeuroRehabilitation, 8,* 3–12.
Patterson, D. R., & Hanson, S. L. (1995). Joint Division 22 and ACRM guidelines for postdoctoral training in rehabilitation psychology. *Rehabilitation Psychology, 40,* 299–310.
Prigatano, G. P. (1999). *Principles of neuropsychological rehabilitation.* New York: Oxford University Press.
Proceedings of the Houston Conference on Specialty Education and Training in Clinical Neuropsychology. (1998). *Archives of Clinical Neuropsychology, 13,* 1–249.
Rehabilitation of Persons with Traumatic Brain Injury. NIH Consensus Statement (1998). October 26–28; 16; 1–41.
Rosenthal, M., Griffith, E. R., Kreutzer, J. S., & Pentland, B. (1999). *Rehabilitation of the adult and child with traumatic brain injury* (3rd ed.). Philadelphia: Davis.
Rousseaux, M., & Steinling, M. (1992). Crossed hemispheric diaschisis in unilateral cerebellar lesions. *Stroke, 23,* 511–514.
Sacks, O. (1986). *The man who mistook his wife for a hat.* New York: Simon & Schuster.
Sohlberg, M. M., & Mateer, C. A. (1989). *Introduction to cognitive rehabilitation: Theory and practice.* New York: Guilford Press.
Traumatic Brain Injury. TBI Model System Centers. (2001). [On-line] Available: http://www.tbims.org

II. 注意障害の査定とリハビリテーション

 心理学の歴史的発展のなかで、注意の概念は突出して取り上げられてきたものである (Cohen, Sparling-Cohen, & O'Donnell, 1993)。James (1890) は、注意の一般的概念は共通であると提唱している。しかし、注意の異なった側面についての何千もの報告が毎年発表されているにもかかわらず (Whyte, 1992a)、概念的・方法論的な、あるいは構成単位の理論的レベルでの統一性が欠如しているために、注意の固有な性質に関しての科学的合意は得られないままである (Anderson, Craik, & Naveh-Benjamin, 1998; Kerns & Mateer, 1998; van Zomeren & Brouwer, 1994)。Andersonら (1998) によれば、よく引用されるJames (1890) の主張から100年経過しているにもかかわらず、研究者は注意が何であるかをまだ知らないといっている。この状況は、臨床家に問題を提起している。というのは、注意の形をとる障害 (それぞれに呼び方はあるが) は、疾患や損傷後の脳障害のもっとも一般的な後遺症とされ、患者の生活に多面的な悪影響を及ぼしうるからである (Cohen, Malloy, & Jenkins, 1998; Kerns & Mateer, 1998; van Zomeren & Brouwer, 1994; Whyte, Hart, Laborde, & Rosenthal, 1998)。そのため、いまだ概念の不一致があるにもかかわらず、注意機能の査定はすべての神経心理学的評価に必須な側面である (Cohen et al., 1998)。さらに、注意機能は、他の認知的過程に対し、促進的、増強的、抑制的過程を通して仲介する (Cohen et al., 1998)。そう考えれば、注意の側面は、すべての意識的作業における遂行の基盤として考えることもできる (Whyte, 1992b)。ときによっては、神経心理学的査定の一つの主要な目標は、注意の問題による認知機能不全か、他の基盤 (たとえば知覚、記憶) の困難さか、あるいはその双方かを判断することである。そのような困難さを単独に分離できれば、相互に独特な機能的側面やそれに関連する推奨方法が得られるであろう。

それを証明するように、Lezak（1995）は、記憶の訴えは多発硬化症では一般的であるが、臨床的経験ではそのような"記憶問題"は、より正確にいえば情報処理の速度と分割的注意の障害によるものであろうと指摘している。そのような処理の限界状況にあっては、患者がなるべく情報を記号化しなくてすむような活動を設定するように患者・家族に促すことが、いわゆる"記憶障害"を軽くするために有用であろう。この章の目標は、現在の注意理論の一般的な概論に基づき注意的能力の実際的な分類を確立し、神経学的・精神科的な対象者においてよく起こるこれらの問題に対処するための提案をすることである。

A. 注意障害の特徴

多くの注意障害の臨床的・実験的概念が科学的文献で提唱されてきた。広く引用されている6つの概念（Bracy, 1994; Cohen et al., 1998; Posner & Rafal, 1987; Sohlberg & Mateer, 1987; van Zomeren & Brouwer, 1994; Whyte, 1992a）を表2-1に示した。表2-1をよくみると、残念なことに、注意機能の細かさの程度とまとめ方に関して広範な違いが示されている。また、特定の機能には実質的な重複がある一方で、論文の数ほどに多くの注意概念があることもわかる。さらに、Holland, Hogg, Farmer（1997）がいうところの"定義の問題"（p.22）（つまり、同じようなまたは同一な構成概念の用語が、専門家間で非常に異なっていること）はあきらかである。例をあげると、タスク間の注意を切り替える能力（たとえば、話を聞きながらノートをとる）は、SohlbergとMateer（1987）は"変換的注意"の側面として、Whyte（1992a）は"方策的統制"、Cohenら（1998）は"応答選択と統制／意図"、van ZomerenとBrouwer（1994）は"選択性"、Bracy（1994）は"多刺激への方向付け"、PosnerとRafal（1987）は"警戒（vigilance）"機能として説明されている。このような用語使用（まったく同一の認知プロセスではないとしても基本的に似たものへの言及）の不一致は、混乱してまとまりの悪い文献を作り、注意

表2-1　注意機能の理論的・臨床的概念化

Posner & Rafal (1987)
a) 清明さ　Alertness（応答への準備性）
　―持続反応的（日々のゆらぎ）
　―瞬時反応的（警戒信号に対する応答）
b) 選択的注意（いくつかの情報だけを処理し、他の情報には注意を向けないことを可能にするような選択的バイアス）
　―外部発生的な（外からの統御による）
　―内部発生的な（内側からの統御による）
c) 警戒　Vigilance（与えられた行動に対して付与された意識的な精神努力の量）
　―限られた容量
　―同時処理
　―注意を長時間にわたって維持する能力を含む

Sohlberg & Mateer (1987)
a) 集中的注意（特定の感覚情報に応答する能力）
　―昏睡から目覚める時に混乱する
b) 持続的注意（長時間にわたって一貫して行動的応答を維持する能力）
　―警戒（vigilance）を含む
　―持続的で一貫した活動
　―高いレベルでは、心にある2種類以上の情報を維持し操作する能力
c) 選択的注意（気を散らす、あるいは競合するような刺激に直面しても思っていたことを維持する能力）
　―抑制過程を含む（つまり、関係のない情報を無視する能力）
d) 変換的注意（注意の焦点をタスク間でシフトする能力）
e) 分割的注意（一つ以上のタスクや刺激に同時に応答する能力）
　― 1つ以上の応答が要求される　もしくは
　― 1つ以上の刺激を監視する

Whyte (1992a)
a) 覚醒（一般的な刺激受容と応答準備）
　―持続反応的（差し迫ったタスク要求とは関連しないゆるやかな変化）
　―瞬時反応的（警告や刺激の開始・タスク難易度の変化に応答する急速な変化）
b) 選択的注意（特定の刺激や活動に対して注意を集中させる能力）
c) 情報処理の速度（活動決定を行うための情報処理の程度）
d) 注意の方策的統制
　（ゴールに向けられた注意の側面）
　―タスクの優先順位を決める
　―関連しない情報と関連する情報を区別する
　―パフォーマンスの監視
　―注意の切り替え
　―持続的注意
　―代償的な精神的努力
　―注意散漫への抵抗

表2-1　注意機能の理論的・臨床的概念化（続き）

Cohen et al. (1993/1998)
a) 感覚的な選択的注意（それにより、認知的処理と認知的焦点のために感覚的インプットが選択されるようなプロセス）
　——一般的にその生起は自動的／意識的気づきはあっても少しだけしかない
　——フィルタリング（最初の処理段階では、感覚刺激のタイプの感受性や優先順位に基づいて選択される）
　——強化（刺激への注意的準備性と予測性）
　——離脱（一度注意が固定されると、他の刺激や内的イベントが移れと信号を送るまではそのままである——その際には注意は必ず離脱する）
b) 応答の選択と統制（意図）（応答の選択と統制のための注意能力の配分）
　——応答への準備性による（予測のレディネス；予測された応答）
　——統制された/努力性のプロセス
　——意識の気づきを要する
　——遂行機能と強くリンクする（意図；統合する容量；持続性；抑制；切替え）
c) 注意の容量と焦点（さらなるプロセスのために選ばれた刺激に注意を割り当てる能力）
　——集中的注意（注意の割り当ての強度と見通し）
　——限られた容量をもつ
　——構造的である（プロセス速度、ワーキングメモリ容量；一時的なプロセス抑制；空間的プロセス抑制）
　　精力的 energetic（覚醒／動機的）な限界
d) 自動的vs統制されたプロセス（注意要求またはタスクの努力レベルをいう）
　——自動タスクは少しの注意で行えるかもしれない（たとえば、信号機のある高速道路をドライブしている時に他の車に注意を払う）
　——大いなる努力を要する統制タスク（たとえば、楽器を習う）
　——統制タスクは自動になりうる
e) 持続的注意（長時間にわたるパフォーマンスを維持する能力）
　——警戒（覚醒を含む）
　——疲れやすさ

van Zomeren & Brouwer (1994)
a) 注意の選択性（注意の集中または分割）
　——集中的：他を除外した一つの源・タイプの情報への注意
　——分割的：多くの源や異なった種類の情報の間に分割された、あるいは共有された注意
b) 注意の強度
　——清明さ
　——維持：長時間にわたる一つ以上の源をもつ情報に向ける注意
c) 監督的注意統制
　——方策
　——柔軟性

Bracy (1994)
a) 予測（来つつある感覚情報を監視する）
　——刺激の重要性を決定する
b) 判断（重要と判断された刺激に焦点をあてる）
c) 予測の継続（重要でないと判断されたものも含め来つつある情報を監視し続ける）
d) 方向付けと抑制（刺激の重要性に応じて注意力をシフトする）
e) 警戒（必要なだけ集中を維持する）多刺激への方向付け（必要な長さだけ注意集中を共有する）
f) 多刺激に対する方向付け（注意の焦点を必要な長さだけ分配する）

の理論的・臨床的理解で何が得られるかについて疑問を投げかけている。このような不一致のため、患者、家族、リハビリテーションチームの人が、特定の注意に関する用語について同じ理解をしているかどうかは疑わしい。注意に関しては、"コミュニティ・スタンダード"の必要性（つまり、明確な用語の定義）(Holland et al., 1997, p.24) はとりわけ高いことは明らかである。

　他の重要な問題は、研究室場面における注意プロセスと、この本の目的からすればそれと同じくらい重要な日常生活における注意プロセスとを、どの程度判別できるかということである。実際に、異なった著者により、分離した注意プロセス（と称されているもの）を説明する同じ例があげられている。たとえば、"カクテルパーティ現象"は、PosnerとTafal (1987) によって警戒容量問題（つまり、2つの言語的ダイアローグの流れを同時に処理できないこと）として概念化されているが、KernsとMateer (1998) によれば"選択的注意"の問題として概念化されている。このような状況では、注意崩壊の仕組みをあきらかにすることは疑いようもなく困難である。

　注意プロセスが解離していることは、別の概念的問題を提起する。Bracy (1994) が強調しているように、注意能力は孤立しては働かない。むしろその能力は、変化してゆく環境の情報を持続的に調整する機能システムを形成するために同時に働く。Cohen ら (1993) は、持続的注意の問題は、覚醒の悪さや重要でない情報を抑制することの問題であろうと述べている。van Zomeren と Brouwer (1994) は、昏睡から醒めたばかりの患者で優れた説明を示しているが、そこでは覚醒の悪さが　1) 注意が浮遊する原因となり、そのため患者は　2) 易刺激的にみえ、それは　3) 注意散漫の形をとると考えられる。その患者は、精神活動の遅さのもとになっている"分割的注意"欠損も示すかもしれない。確かに、きちんとした議論が、患者の単一の基礎的な注意障害に関してなされていないようにみえる。さらに、Whyte (1992b) は、単純な選択反応時間のテストはうまく機能しないであろうと指摘している。これは、覚醒の限界、情報処理の遅さ、注意の中断、高度の注意散漫のためである。

リハビリテーション専門家は、多くの注意プロセスを、いわゆる研究室的場面と呼ばれるほどに強力に統制したいと思うかもしれないが、Cohenら（1998）は"純粋な注意力のテストは存在しない"（p.555）と、きわめてまっとうに指摘している。似たような問題をDodrill（1997）が指摘しているが、神経心理学は分野として、伝統的に残っているテスト（つまり、スーパーバイザーがテストと呼んでいるテスト）の概念構成妥当性について、一般化するには知識を欠いているという。

B. 注意の機能的分類

　注意能力の分類を進めるために、脳機能不全の人においてもっともよく記述される注意問題について最初に述べることが有用かもしれない。そのような人は、たとえば表2-1にリストされている用語（たとえば、方策的統制、応答選択と統制／意図、選択性、多刺激への方向付け、警戒）で問題があると常に報告されるわけではない。むしろ普通は、注意に問題がある、とだけ報告するであろう。そこで促せば、もっと特異的に、たとえば気が散る、考えがあちこちに飛ぶ、考えのつながりが切れてしまうことが多い、1回に一つ以上のことに注意を払うことができない、などと報告するかもしれない。前に述べたような、概念的、類別、用語的な困難はあるが（あるいはそれゆえ）、表2-2には特異的な代償方策になじみやすいような基礎的な注意能力の簡潔な以下の分類を提唱した：1）覚醒、2）集中的注意、3）分割的注意、4）持続的注意。これらの分け方は恣意的で重複もあるが簡単であり、専門家ばかりでなく素人にも一般的に理解でき、それゆえ治療方策になじみやすいと思われる（多くの研究者は、注意の概念化のなかに、半側無視の側面（たとえば、Whyte, 1992a）そして遂行機能（たとえば、Cohen et al.,1994）を含めていることに注意したい。恣意的な区分ということにかんがみ、読者は第Ⅳ章の遂行機能と、第Ⅴ章の視覚―空間機能の論議を参照されたい）。
　覚醒は意識清明のレベルのことであり、以下の2つで構成される。

表2-2 提案された注意能力の機能的分類

注意機能	機能的困難の例
覚醒: 清明さのレベル；環境に応答する能力 a) 持続的覚醒: 日々の清明さ、今現在のタスクの必要性とは関連しない	a) 応答がゆっくりであり、環境刺激にまったく応答できない、あるいは一貫した応答ができない人
b) 瞬時的覚醒: 環境や必要とされるタスクの変化に対応する能力	b) 応答するように警告してもできない（たとえば、彼らの前に飛んできたボール）；より高次の認知機能を要する状況において、それに対処するための一層の認知的努力をすることができない（たとえば、病室でたくさんの訪問者と交流することができない）
集中的注意: 他の刺激を無視しながら、特定の刺激に注意を集中させる能力	集中的注意の問題は、気の散りやすさによってもっともよく特徴づけられる、つまり集中的注意に障害のある人は環境からの刺激に応答することを抑制できない。また、外的な刺激（たとえば子供が騒音を立てているときに親が新聞を読むことができない；他の生徒がしゃべっていると授業に集中できない）、または内的な刺激（挿入的な／関係のない考えを統制できない）の影響をうけやすい
分割的注意: 同時に二つ以上の刺激に注意を払う、タスク間で注意を切り替える、他の情報を意識しながら別の情報を処理する能力	分割的注意に障害のある人は、一度に一つ以上のタスクを行うことが困難（たとえば、料理に関する多くのタスクを完遂すること；話しながら、あるいは食べながら車を運転すること；授業を聞きながらノートを取ることなど）
持続的注意: 長い時間枠内において注意を維持する能力	持続的注意に障害のある人は、注意の疲れやすさ、時間とともに増加する気の散りやすさを報告するだろう。ある時間枠以上（もしくは一貫性なく）注意を持続することに困難を感じるだろう。授業やテレビ番組に最後まで参加することができず、その日常生活においてしばしば休憩を要求するだろう

これらの区別は恣意的なものであり、これらの領域における問題も似たような機能的限界を呈しているかもしれない。

1) 一般的に外的な情報処理要請には関係しないような、急に変動することのない、日々の状態における持続的要素と、2) 警告やタスクの要請が強くなったことに反応して（Whyte, 1992a）、覚醒レベルを変えられる患者の能力という側面からの瞬時的要素。持続的覚醒の障害はしばしば、あくびをする、眠ってしまう、自分で目覚めたり警戒したりする能力の乏しさとして表現されるようである（Stringer, 1996）。それにより患者は、課題に関心がないようにみえ、全体的に動機付けが低いようにみられる。

瞬時的覚醒の問題をもつ人は、内的・外的手がかりに反応して覚醒レベルを上げることができず（Whyte, 1992a）、そのような要求に応答してパフォーマンスを上げることができない。気分やその他の動機づけ因子はこの両機能を調整するように働くであろう。

集中的注意は、刺激に対して注意を集中させる能力をさし、無関係な内的・外的刺激を無視することをいう。集中的注意の問題は、気が散るという問題によって、もっとも簡潔に記述されうる。多くの脳機能不全の人は、"集中的注意"に問題があると報告されるのではなくて、むしろ、とても気が散るという表現になるであろう。特に彼らは、周囲の音や見えるものや動くものに気を散らされると、特定のタスクや会話に注意を払うことに問題を生ずる。たとえば、多くの学生は、クラスで他の学生が話しているとか動いていると気が散って学校で注意を集中することができないというであろう。脳の機能不全の大人は、もしも彼らの子供が大きすぎる音を立てたりはしゃぎすぎるということがあれば、新聞を読んだりテレビを見たりできないという注意（つまり集中的注意）の散漫さを報告するであろう。高度な注意散漫は、関心のある刺激（たとえば、先生が講義をしている、テレビの番組など）に集中を持続する能力にも崩壊を示し、応答能力の低下、遅れ、ときには応答を中止するといった能力不全の反映を示すであろう。またそれは、事柄が競合した際に注意散漫や分裂が起こることの反映でもある（Barkley, 1997）。これらの障害は注意欠損障害の代表的な形である（Cohen et al, 1993; Kerns & Mateer, 1998）。Stringer（1996）は両側の小脳梗塞をもつ78歳の女性の症例について報告しているが、その人はまわりで起こる新しい刺激、たとえば検査者が手で髪を触れるといった些細なことにさえ反応して、行っているタスクを続けられなかったことが観察された。これらの障害は、テスト施行の4時間のあいだ適切な覚醒があったにもかかわらず起こったと記されている。

分割的注意は単純に、同時に一つ以上のことに注意を払う能力、すなわち、注意の焦点を仕事、刺激、考えなどの間で切り替える能力のことをいう。たとえば、脳の機能不全をもつ人は、食事を準備したり（たと

えば、いつじゃがいもを調理するか、グリルの肉をまわすか、デザートの材料を混ぜるか、など)、多種の仕事を成し遂げること (たとえばコンピューターにデータを入力しながら報告を読む) や、電話で話をしながらEメールに返事をすること、あるいは、講義を聞くと同時にノートを取るといったようなことで、しばしばそのすべての側面に同時に注意を払うのが難しいと訴えるだろう。脳機能不全の人はよく、一度に二つ以上のことができないと述べ、いちどきに一つだけ行えばよいような、「することリスト」(たとえば、仕事タスク、家事作業、学業的義務) を求める。分割的注意の問題がある人の多くは、集中的注意には問題がないと訴えることに注意したい。つまりある人は、子どもが台所でうるさく遊んでいる所でもサラダを作る (つまり、一つの作業のみ) ことができるが、誰が台所にいようと複数の作業 (たとえば、サラダ・野菜・肉を調理し、テーブルを整える) を行うことはできない。逆に、そうでない人は、いろいろな作業 (たとえば、食事を準備する) を同時に行うことはできるが、台所の子どもに気を散らされるとできないかもしれない。

情報を処理できる速度が遅いために、分割的注意の困難を呈する場合があることに注意する必要がある。Salthouse (1996) によれば、処理の遅さは、そこで必要とされる一連の認知的操作をどのくらい速く行えるかという観点からでは、簡単な決断やタスク (たとえば、メールを選び分ける) の遂行を制限すると指摘している。また、処理速度の遅さは、意味づけと抽象的思考のような複雑なプロセスにも影響する、というのは、その人が短期記憶において (つまり、覚醒状態) 情報を処理し活性化する速度は情報処理能力に影響し、創造的思考の特質である異なった情報どうしの関連を引き出すことにも影響するからである。もし、ある個人の主たる弱点が認知過程の遅さであるならば、簡単な改善方策としては、タスクを完遂させるのに要する時間を延長するか、提示される情報の速度を遅くすることが採用されるかもしれない。

持続的注意については特に複雑な説明は必要でないかもしれないが、与えられた刺激に対して、注意を持続する時間の長さといえる。脳機能不全の人はしばしば、思考の道筋をはずれて心ここにあらずの状態にな

るために、すべての学級授業、テレビ番組、特別な職業的仕事に注意を払うことができないと報告される。誰でも、ぼんやりしていてドライブのときに曲がり角を間違えることや、誰かに話しかけられても気づかないことはあろう。脳機能不全の人では、そのような失敗はさらによく起こる。これらの人は、注意を保持し持続させるために、よく休憩を取ることや短い期間でタスクを変化させることが必要となる。持続的注意の問題は、日常生活（たとえば、仕事、学校、家庭、レジャー）のあらゆる場面でみられることもあり、ある職業（たとえば、航空交通管制官、品質管理人、精密組立現場）の人ではそれ以外の人よりも影響があるだろう。

C. 注意障害の症候群

　注意機能は高度に相互活動的な特徴をもつことを考慮すれば（Bracy, 1994）、注意欠陥障害（ADD）と注意欠陥多動性障害（ADHD）を除けば純粋な注意の"症候群"の症例が比較的少ないことは驚くに値しない。注意でもっとも頻繁に診断される障害ADDは、いまやアメリカの社会でもっともよく診断される障害の一つである（Cohen et al., 1998）。ADDは、子供時代にこのような障害を持たなかった成人でとりわけ経験され（Cohen et al., 1998）、神経精神疾患の患者が通常経験する注意の問題よりも軽い注意困難によって特徴づけられる。集中的注意の問題は、Mesulam（1985）によって作成された"ゴー、ノーゴー"パラダイムにあるようなタスクで、ADDの子供が犯す誤りを通じてあきらかになる。

　この作業では、一つの打音（する、go）を聞いたときに運動反応（たとえば、指を上げる・下げる）を起こし、二つの打音（しない、no-go）を聞いたときには、なにもしないようにいわれる。ADDの子どもは、この作業において対象よりも間違いが多い（Cohen et al., 1993）。集中的注意は、ADHDのBarkley（1997）の理論で明確に記述されているが、そこでは"反応を控えること、遅延反応、今している反応の中止、競合的

イベントに気を散らされることや、邪魔されるのを我慢するための能力の崩壊"が特徴であるとしている（p. 68）。持続的注意の測定（連続したパフォーマンスの検査）でも、ADHDやADDの人ではあまり良くないことが観察されている（Cohen et al., 1993）。しかしCohenらは、ADHD型の障害は、伝統的な検査手法ではうまく特徴づけられないだろうとしている。これは、効果の幅が狭く、注意と遂行機能との概念的重複が大きいためであろう。確かに、何人かの著者は、遂行機能不全の側面を注意の概念の中に入れている（たとえば、Cohen et al., 1993; Whyte, 1992a, 1992b）。臨床家が実験室的状況で遂行の問題を正確に捉えることの限界についてなされた議論（たとえば、Lezak,1995; Mesulam, 1986; Shallice & Burgess, 1991）は注意についての問題にも同じようにあてはまる。意図しようとしまいと、しばしばテスターは患者の良いパフォーマンスを促進するために手がかりを与えたり、再指示をしたり、その他の方法を患者が利用できるようにふるまうのである。

D. 注意障害の査定方法

　この章の目的は、提唱された注意能力の分類の文脈に沿って、注意機能の臨床神経心理学的査定についての一般的なガイドラインを読者に提示することである。利用可能な注意力のテストを包括的に総説することは意図していない。これらの提唱を、表2-3に要点の形で示した。包括的な精神測定所見を含む詳細な情報についてはLezak（1995）とSpreen & Strauss（1998）を参照されたい。
　注意の臨床的査定での出発点は、最初の出会いで患者の情報を集めることであり、ヘルスケア専門家や家族からは妥当で信頼できる情報が得られるかもしれない（van Zomeren & Brouwer, 1994）。しかし、Cohenら（1998）によれば、近親者とかケアをしている人は役に立つ情報を提供してくれるが、バイアスがかかっていることがある点に注意すべきである。しかしそうであっても、そのような情報収集はとても歓迎される。

表2-3 注意力機能と提唱された評価方策（検査、その他）

注意機能	評価方策
覚醒：清明さのレベル；環境に応答する能力 a) 持続的覚醒；日々の清明さ、今現在のタスクの必要性とは関連しない b) 瞬時的覚醒：環境や必要とされるタスクの変化に対応する能力	行動的観察：傾眠気味でないか？ 何かを探すような眼球の動きや、質問することで示されるような、テスト場面への興味が示されているか？ 患者は臨床家との最初の出会いの場面で覚醒が高まっているか？ 単純なタスクvs複雑なタスクにおけるパフォーマンスを比較せよ。警告に反応してすぐさま覚醒が高まるか？ 長い時間にわたっても覚醒を維持できるか？ 清明さを呼び覚ますような手がかり(たとえば、患者の腕をたたく；患者の名前を呼ぶ)は彼らの覚醒を改善させるか？(Whyte, 1992b)
集中的注意：他の刺激を無視しながら、特定の刺激に注意を集中させる能力	行動的観察：その人は環境の刺激(騒音、動き)によってしばしば気が散るか？ 思考のつながりをなくしてしまうか？ 1) ストループ色言葉テスト―不一致状況 (Trenerry et al., 1989) 2) d2 テスト (Brickencamp, 1981) 3) 他の抹消テスト(たとえば、Diller et al., 1974)
分割的注意：同時に二つ以上の刺激に注意を払う、タスク間で注意を切り替える、他の情報を意識しながら別の情報を処理する能力	1) トレイルメーキングテスト―パートB (Reitan, 1958) 2) ウィスコンシンカードソーティングテスト (Heaton et al., 1993) 3) 文字数字シークエンシング；数唱の逆唱 (Wechsler, 1997)
持続的注意：長い時間枠内において注意を維持する能力	行動的観察：その人は長時間ずっと座っていることが困難か？；その心がしばしばさまよっているようにみえるか？ 1) 連続パフォーマンステスト(たとえば、Rosvold et al., 1956) 2) 抹消テスト(たとえば、Diller et al., 1974)

というのは、その情報によりその障害が日常生活でどのようなふうに現れるのかをあきらかにし、注意問題の特徴に関して留意すべき項目をフィードバックしたり、代償的方策を提唱することを容易にするからである。さらに、前に書いたように、些細な注意障害は、構造的な精神測定的テスト場面ではあきらかにならない。そのようなことから臨床家は、家族成員や他の近親者の話を聞くことが望ましい。テスト施行時の"条件"(Sbordone, 1998)（つまり、手がかり、テスト指示の反復や確認、促し）はまた、全体のテスト得点だけをもとにして正常な注意能力をもっていると結論づけてしまわないために、記録し記述すべきである。

家族の報告の客観性を増そうとする試みのなかで、さまざまな観察法の評価尺度や面接質問表が、行動報告を集めるために標準化されており、

利用可能である。PonsfordとKinsella (1985) による注意評価法、Attention Rating Scale, van ZomerenとVan den Burg (1985) の外傷訴えリスト Trauma Complaints Listと日常注意質問表 Everyday Attention Questionnaire (Martin, 1983) は情報を得ることに役に立つであろう。しかし、これらの尺度の精神測定的な固有性は一貫して高いわけではない。

もう一つの注意機能・注意機能不全の情報の役に立つ情報源は、行動観察を通してである。この型のデータは、面接の間の患者の自由な行動観察から引き出されるものもあれば、さまざまな場面での系統的な行動記録を調べるものまである。Whyte, Schuster, Polansky, Adams, Coslett (2000) によれば、ビデオテープ記録を用いた研究では、中等度と重度のTBIをもつ人は正常対象者よりも気が散りやすかった（つまり、より注意集中が悪かった）。Cohenら (1998) が指摘したように、系統的記録のアプローチは、もっとも環境的に自然な、妥当なデータを産生する。しかし、これは、時間集中的であるという欠点があり、注意欠如の認知的メカニズムの根底にあるだろうと考えられている情報を提供するだけである。また現在のところ標準化データは用いることができない。

患者の覚醒機能に関する情報は、一般的には行動観察から集められる。アイコンタクトがどのくらい持続するか、うまく方向付けられた行動をどの程度示すかといった質的因子は、有用な情報（たとえば、Cohen et al.,1993) を提供するかもしれない。注意散漫の程度、ぼんやりしている度合い、最低限でも刺激への反応は記録されるべきである。その人が眠りにおちいるかどうか、探求的眼球運動を示すかどうか、そして、増加する外的な要求に答えるかどうか、これらすべては覚醒不全の可能性という観点から重要な情報を提供する。全体的・持続的な覚醒問題は、作業のあいだに眠りに落ちてしまうことの観察を通じて一般的にあきらかになる (Whyte, 1992b)。段階的覚醒障害は、促しがある時とない時の行動を比較することで、また単純と複雑な作業の実行を調べることで査定される。つまり、促しのすぐあとに覚醒をあげられるか、その速度に関しての情報、そしてその人たちが経時的にその覚醒を保持できるかどうかといった情報は、ある状況では有用なものとなろう (Whyte, 1992b)。

認知的能力の評価を保証するものの一つは、精神測定的妥当なテストの使用であるが、注意の精神測定的査定についてはいまだ貧弱である。知能や記憶といった認知的側面については信頼できる精神計測的（つまり信頼性と妥当性）情報が得られているが、認知心理学においては長い間注意の特異的な構成概念を同定することが不可能であったため、現在使用できるもので精神測定的に妥当な注意のテストはほとんどない（van Zomeren & Brouwer, 1994）。しかしそれでも、臨床家によって使用されてきたいろいろな伝統的測定法は、十分な構成概念妥当性や基準妥当性を欠いていたとしても、提唱された分類のドメインという観点からは内容的妥当性があるように思われる。もちろん、首尾一貫した正確な結論を出すために、タスク間での情報は統合されなければならない。

　集中的注意の情報は、ストループの色言葉テスト Stroop Color Word Test（Trenerry, Crosson, DeBoe, & Leber, 1989）の色と言葉が不一致な状況におけるパフォーマンスから得られる。このテストはまた、プロセススピードの能力についての有用な情報を提供する一致条件（患者自身で制御できる条件）と不一致条件とを比較できることからも有用である。そのような情報はまた、符号数字モダリティテスト Symbol Digit Modalities Test（Smith,1982）、WAIS-Ⅲ（Wechsler, 1997）の符号と記号探求サブテスト Coding and Symbol Search subtest、トレイルメーキングテスト-A部（Reitan, 1958）の施行から利用できる。ストループテストと同じように、トレイルメーキングテスト-B部は、トレイルメーキングテスト-A部の施行と比較できる。これは分割的注意の能力についての情報を提供する。分割的注意はまた、ウィスコンシンカードソーティングテスト（Heaton, Shelune, Talley Kay, & Durtiss, 1993）によっても査定できるであろう。最後に、持続的注意の情報は、持続的行為テスト Continuous Performance（たとえば、Rosvold, Mirsky, Sarandon, Bransome, & Beck, 1956）や、抹消テスト Cancellation Test（たとえば、Diller et al.,1974）の施行を通して利用できる。

　一般的な合意として、注意測定においてコアとなるセットが含むべき検査は、ストループの色言葉テスト、符号数字テスト、記号化テスト、

数唱、抹消テスト、持続的行為テスト（Cohen et al.,1998; van Zomeren & Brouwer, 1994）である。Cohen ら（1998）は、複雑な測定（たとえば、トレイルメーキングテスト-B部；ストループ不一致状態）が正常に遂行されたなら、重度の注意の問題は否定できることを示唆している。精神測定データを評価する際には、全テストスコアという点から考慮することが非常に重要である。臨床家は、全タスクのパフォーマンスを通じた統合的な分析を行わなくてはならない。というのは、ある特定のテストにおいて、絶対評価はしばしば、行われたテスト内やテスト間の注意深い分析に及ばないことがあるからである。Cohen ら（1998）は、テストを総覧することで、たとえば「数唱」で長くなると2試行のうちの一つを失敗するといった、試行間での浮動しやすさの異常の程度をあきらかにすることができると述べている。実際、注意の訴えがある軽度TBIの方の多くは、数唱の5桁、6桁、7桁、8桁の順唱の一つは失敗してしまいがちだが、一つは成功する。テストパフォーマンスの合計に焦点をあてると、注意の変動に関して役に立つこの情報を無視してしまう。

　テスト内あるいはテスト間の変動の大きさを評価することも、おそらく注意維持欠損による注意障害の揺らぎについて有用な情報を与えてくれる（Cohen et al, 1993）。しかし臨床家は、テストの信頼性（テスト内や再テストにおける）が不完全な可能性もあるので、そのようなパフォーマンスの変動が注意機能不全によるものか結論を出すことには慎重にならなくてはいけない。さらに、特定の機能システムにおける二次的処理は、非注意的な問題の二次的産物かもしれない。たとえば、きわめて複雑な視覚的処理を要求されたとき、視覚的問題があれば、いろいろなパフォーマンスを見せるからである。

　統合されたテストの情報は、他の情報との関係のなかで考慮されるべきである。実際の生活で報告されている患者の障害がどの程度、観察された行動や精神測定的所見と一致しているか（あるいは理解できるか）？　臨床家は、患者の注意障害の特徴や、それが毎日の機能にどの程度影響するかについてあきらかにするために、損傷の性質、患者、家族、そして他の人（たとえば同僚）の訴えと行動観察、そしてテスト内

あるいはテスト間の精神測定検査のパフォーマンスから得られた所見を含めた収束的なエビデンスを用いるべきである。そうすることはまた、生態学的な妥当性を高めるであろう。

E. 注意不全の社会的重大性

　神経学的障害後の"障害された"社会的行動は、しばしば社会的自覚の問題や行動的な鈍感さ（Prigatano, 1987）として言及されているが、社会的手がかりに適当に反応できない失敗は、狭められた注意 limited attention（van Zomeren & Brouwer, 1994）と説明されてきた。そのような困難さは、たとえば、些細なジョークや面白い冗談を理解できないために、人の言葉を聞いても皮肉を理解することができないことがよい例である。van Zomeren と Brouwer は、人間関係のより微妙な側面を理解するための注意的資質の不足が、このタイプの障害に反映しているのではないかと解釈している。また、もしもその人が、より広範な環境を把握するための自らの注意的資質が適切でないと感じているならば、心理的代償機構として、社会的なつながりを自ら絶ってしまうような形で社会的興味の減少が現れるかもしれないとも指摘している。これを記すために、彼らはTBIの人がしばしば"不完全な分析"をよく示していることを指摘している（p.194）。つまり、TBIの人は社会的事件を、完全ではないにせよ、認識している。脳損傷をもつティーンエージャーが、経済状況の問題や学校の生活を未熟なやり方で漫然と報告するとき、両親のゆううつな気持ちに関心を払うことはないだろう。このような筋書きは、伝統的には情緒処理問題として言及されてきたが、van Zomeren と Brouwer は、その子どもたちはまた（あるいは代わりに）注意的容量の減少の反映かもしれないと示唆している。

F. 注意障害のための実際的治療方策

1. 注意障害を改善するための一般的方策

多くの出版物は、注意を改善するためのやり方を、患者、家族、他の人に提供するという観点に直接に関連している。最初に、Mateer, Kerns と Eso (1996) が指摘したように、日常生活上の障害と気づきとを適切に自覚していないことには、提唱された方策の定期的使用を確立できない。Diller (1989) は、TBI に関連する大きな障害の一つは、"動機づけと態度" (p. 131) であり、そのような患者のリハビリテーション努力のおもな推進力は洞察を増すことになるべきであると提唱している。Prigatano (1999) もこの提唱を繰り返している。必然的に、どの方策を提供するかを考えるときに考えるべきことは、患者は洞察がないかもしれないということであり、また、そのような方策を思い出すことができ、理解できるにもかかわらず、処理過程においての実行不全や他の限界のために、それらを継続できないか、あるいはまったく使えないかもしれないということである。同じように、van Zomeren と Brouwer は、セットとして方策を心に止めておくことは難しいかもしれないと書いている。注意処理能力について提案するさいに考える必要があるのは、提示される方策は注意機能の要求を減らすよう計画すべきであり、"考えることがまたひとつ増えた" と —それは、注意的能力にさらに税金をかけるようだと、復帰的アプローチで訓練された人が共通して訴えることであるが —そう思われてはいけない (Von Cramon, Matthes-von Cramon, & Mai, 1991)。

van Zomeren と Brouwer (1994) は、患者や他の人へ指示するときに口あたりのよい提案よりは、患者の全体的な神経心理学的機能と日々の必要性を考えることのほうが助けになると適切に指摘している。提案はいくつかの因子をもとに調整するべきである。最初に、リハビリテーション専門家は、仕事環境で要求されるタスク、優先性を作りだす能力、処理される情報の性質、社会的因果関係について考えるべきである。

TBIの人を、"やさしい"（つまり、限られた注意分割機能しか必要としない）ファイル分け職種におくのは、一見よさそうであるが、もしもその仕事が時間的要求をもち、その人の処理スピードに問題があるならば適切ではないであろう。第2に、個人の障害の分析はあきらかに推奨されるべきことであり、異なった精神の障害に基づく異なった方策に焦点を当てながら方法は提示されるとよい。もちろん、注意力に加えてほかの障害（記憶の悪さ、洞察の悪さ）について考えることも有効であり、それはこれらの方策によって益を得る患者の能力に影響を与えるであろう。また、査定は患者の短所と同様に長所にも考慮すべきであり、復帰的アプローチの機能的な効果についてあきらかな証拠がなければ、推奨される方法は「うまく対処するための方策」であるべきであり、また保持されている長所を最大限に利用するように考えるとよい（Goldstein, 1987）。第3に、洞察に伴って、その人の人格や動機づけを評価することは、その人が推奨された方策を用いることにどの程度従順かを評価するために重要である。

　注意問題のリハビリテーションのいろいろなアプローチは文献（Mateer et al., 1996）に書かれてきた。介入は、外的方策（つまり、患者に期待されることを変えるといった環境の調整；近親者への特別な教育）か、内的方策（つまり、注意能力の改善と復帰の試み、代償方策の教育（Mateer et al., 1996））かのどちらを強調するかによって分類可能である。これらのアプローチの効果の評価は、潜在的な要因によって複雑になっている。復帰的アプローチの可能性は、それ自体では毎日の注意的機能の改善という見地からは限られているようにみえる（Carney et al., 1999; van Zomeren & Brouwer, 1994）。しかし、Prigatano（1999）によれば、認知リハビリテーションは患者の認知機能不全への気づきを促進するといった有用性があり、その結果として日々の適切な決定を行い、悪い選択を避けることを可能にするかもしれないと述べている。確かなことは、そのような訓練はかなり専門化されており（たとえば、注意プロセス訓練）、それをもっとも適切に提供できるのは、全人的神経心理学的リハビリテーションプログラムにおいて、かもしれない（たとえば、Ben-Yishay et al.,

1985; Prigatano, Fordyce, Roveche, Pepping, & Wood, 1986)。

　この本の焦点は、患者、家族、教育者、雇用者に対して、比較的簡単な実践的提案を提供することにあり、われわれはそれを伝達するにあたって比較的やさしい提案と方策を提供するのみに絞ろうと思う。それらは一般的には外的方策の範疇にあり、その性質は代償的と考えられるものであるが、かなりの重複部分もあるだろう。文献によれば、外的な方策は、特に毎日の生活機能に関して、もっとも強い効果性がある（Kreutzer, 1993; Kreutzer, Devany, Myers, & Marwitz, 1991）。

2．注意障害の改善の特異的方策

　注意の困難さは、とりわけ個別の神経学・精神医学的症状を議論する際には、それぞれ異なったパターンがある（Cohen et al., 1998; van Zomeren & Brouwer, 1994）。だが、それぞれの注意要素を個別に分けるのは難しいであろう。特に毎日の生活場面ではこのことはあきらかであり、van ZomerenとBrouwer（1994）によれば、どんな認知機構が毎日の生活機能の崩壊に働いているかを議論することはできるが、その治療がよい結果をもたらすかどうかは、正しいメカニズムが分離されて同定されたかどうかによるだろうと適切に指摘している。簡単にいえば、ノートブックの定期的な使用は多面的にわたって有益であろう。同様に、注意的能力はしばしば相互作用的であるので、一つの障害のための方策を有効利用できれば、直接的もしくは間接的影響から全体的な処理過程が増大し、関連する他の障害を減らすことができるかもしれない。

1）覚醒を改善する方策

- 一般に、覚醒問題に対しては最初は薬理学的に治療がなされる。精神刺激物は、治療者による注意の評価点を改善するといわれており、おそらく注意集中も同様に改善される（Whyte, 1992b）。覚醒を悪くするような薬物療法は避けるべきである。
- 覚醒問題のための行動方策は、患者が十分な休みをとっていることを

表2-4 注意の分類と治療案

注意機能	推奨される治療の技法
覚醒：清明さのレベル；環境に応答する能力	● 夜に適切な睡眠を取ることを提案する。頻回に休憩、休息、軽い睡眠を取る。患者が維持できる覚醒のレベルに応じて、短い時間の仕事や活動の間に短い休息を組み入れる（たとえば、20〜30分の仕事、5分の休憩、20〜30分の仕事、など）。立位でできるタスクを含めることを提案する。一日のうちでもっとも清明さの高い時間にタスク（たとえば、セラピー）に参加することを提案。多様な薬物療法（たとえば、メチルフェニデート）もまた、治療的効果を示すかもしれない（Whyte et al., 1998） ● タスクをしばしば変える。新しい、または珍しい刺激でその人を覚醒させるよう手がかりを提供する（Whyte et al., 1998） ● "もっとも興味のない"素材に取りかかるのは、覚醒が最大の時が推奨される ● 明るい色彩で、時計、カレンダー、可能なら窓のある、よく飾られた部屋にする
集中的注意：他の刺激を無視しながら、特定の刺激に注意を集中させる能力	● "命じられた通り/on-task"のふるまいを誉める／報奨を与える（Whyte et al., 1998）、"そうでない/off-task"ふるまいをしないように強化する ● 環境で気を散らせるようなものを最小限にする（たとえば、騒音；エアコン；ヒーター；ドアや窓；交通量の激しい場所；他の人）静かな環境で作業することを推奨 ● 耳栓やホワイトノイズマシーンを使う；気を散らすものを遠ざけるため、小部屋や学習室で作業する；生徒ならば学級の最前列で先生のすぐ前に座らせる、別室で試験を受けることを許す ● 必要に応じ、その人がそのタスクで要求されることに集中・再集中するよう指示する ● 話しかけられたとき、タスクを開始したとき、重要な情報を繰り返すよう要求したときに、注意を払っているか確認する
分割的注意：同時に二つ以上の刺激に注意を払う、タスク間で注意を切り替える、他の情報を意識しながら別の情報を処理する能力	● 多種のインプット（たとえば、コンピューター画面を見ながら電話を聞く）、またアウトプット（たとえばタイピングしながら話をする）に注意を分割する必要のあるような状況を避ける ● 切替や突然の変更がほとんど必要とされない、一度にひとつだけ完遂させればよいような活動を構成する。これには、一度にひとつ完遂させる活動／タスクのリストを作ることや、次のタスクに移る前にそれぞれのタスクをいつ完遂させればよいかを記したチェックリストの使用も含まれるかもしれない ● 応答したり、自分のペースをつかむために適切な時間を許容する（Whyte et al., 1998） ● 分割的注意の必要性を最小限にするような、系統立てた方策を作ることを支援する（たとえば、リスト、書かれた指示、等）
持続的注意：長い時間枠内において注意を維持する能力	● 短い活動を計画する ● 頻回な休憩を推奨・計画する ● 興味レベルがさまざまであるようなタスク／対象へと変化させる ● 持続的な活動参加を誉める

確認しながら、どんなレベルの覚醒が持続されるかをみて、ペースを作る活動（たとえば、休みを多く入れる、休養、昼寝）などがある。
- 維持できた治療セッションの長さを日常的に記録し、それが延びれば報奨を与える。
- 入ってくる情報、特にそれが新規のものであるとき、気づかせる。特に垂直に立った姿勢にさせることが望ましい。
- くすんだ黄褐色の色を部屋に使うのを避ける（そして、治療者の服装も）。そして、患者の部屋を多くの絵で飾ることもよい助けとなる。
- 患者が最高レベルの覚醒を示したとき、高い覚醒を必要とするタスクを組み入れることは望ましい。
- しばしば変化することのできるタスクを使う。
- 新規の刺激で、その人が覚醒するように、手がかりを与える。
- "ほとんど興味ない"素材について働きかけるのは、覚醒が最高のときにする。

2）集中的注意を改善する方策

集中的注意を維持することに問題がある人を援助するため、さらに簡単にいえば彼らの気の散りやすさを減らす援助として、いくつもの行動方策が提唱されている。

- おそらく、気が散ることの困難さを改善するもっとも効果的な方策は、注意散漫を引き起こすもの distraction（たとえば騒音、他の人たち、交通とか活動が激しい地域）を少なくする環境を再構築することである。そのような方策は、たとえば教室の前列に不注意な人をすわらせること、静かな環境で勉強すること、耳栓、小部屋、ホワイトノイズマシーンを使うこと、などが含まれる。ヘッドホーンで音楽を聞くことは、ある人には仕事に集中することの助けとなるが、他の人にはただ気を散らすものとして働く。
- 必要に応じて、患者の注意を、集中・再集中させる。
- 患者に注意散漫になりかかったとき、散漫にさせるものを無視してみ

ようと患者にいうことも有用であろう (Stringer, 1996)。話をしているとき、注意を払うように丁寧に要求することも有用であるかもしれない。
- 基本的なオペラント条件づけ方策、すなわち"命じられた通り on-task"である行動は誉めて報酬を与えることを試み、"そうでない off-task"行動には報酬を減らす試みも役に立つであろう (Whyte et al., 1998)。

3) 分割的注意を改善する方策

その人の生活で要求されることにもよるが、もしも許されるのなら、分割的注意に困難のある人に対するもっとも簡単な解決法は、その人の注意能力にほとんど変化が要求されず、一度に一つのことをすればいいような活動を構築することである。たとえば、分割的注意の障害をもつ人は、同時に大容量の情報を処理する必要のあるような忙しい受付係には不向きである。

- 一般的に、同時に多くの活動を行うべきではない。この領域に障害をもつ人は、仕事や学問上のタスクを要素ごとに分けて書かれたリストを与えられるべきである。このような人には、邪魔されない仕事環境が望ましい。仕事環境としては、一日のある部分でこの責任を果たすというような、セットになった予定表をもつこと（たとえば午前9時にメールを分類する、午前10時に資料をコピーする、午前11時に資料をファイルするなど）、留守番電話を使って伝言を聴くことや、一日終わるまでにそれらをチェックする、などが含まれるかもしれない。
- 学校的環境では、いちどきに講義を聴きながらアウトラインをまとめたりノートを取ったりしなくてもすむように、学生に書かれたパンフレットをわたすことはもっとも良いであろう。教師は、完成させなくてはならない一連のタスクの明確なリストを学生に与えるべきである。
- 両親は、子供が完成しなければならないそれぞれの作業のリストを作り上げて援助することができる（たとえば、5時に宿題を終わらせる、6時に夕食をとる、7時にお手伝いをするなど）。

- 同様に、家では「この仕事は次の仕事に移る前に行う」ということを指示したリストを使って、系統的なやり方で日常業務をやり遂げるように頼むべきである。
- 仕事を終えたら終了マークを付けられるようなチェックリストを持っていれば、仕事への注意を持続し続ける助けになる。

4) 持続的注意を改善する方策

持続的注意の障害をもつ人を援助する方策は、たびたび休みを取ることである。これは覚醒障害をもつ患者にもいえる。

- 学生は授業の間または通学日の間に、注意的な技能を改善させるため、定期的に休みを与えられるべきである。
- 仕事場面において持続的注意困難のある人は、仕事の生産性を上げるためにも定期的に休みを組み入れるべきである。
- 仕事のでき具合について他の人（たとえば、家族、先生、上司）が経過観察し、注意が落ちたようにみえるときには、今やっている仕事に注意を戻すよう、直接指示を与える（Stringer, 1996）。
- 短めの活動を計画する。
- 「関心のある活動」「関心がない活動」と変化させることは、学校、家事、業務において注意を持続し続けられる時間量を増やすかもしれない。
- 活動が持続的に取り組まれたら、褒められるべきである。
- なにより重要なことであるが、どの人に対しても、能率が下がることの適切な見通しを立てることが重要である。持続的注意に問題のある人は確かに職場、学校、家庭での責任を適切に果たすことはできるかもしれないが、遅くて、効率が悪い。タスクを終えるための時間を多めに計画することは、すべての人の葛藤を減らすであろうし、注意障害をもつ人の自尊心を高めることにつながるであろう。

5) 処理速度の欠損を改善する方策

その人の行う認知的操作がどの程度の量をこなし、どのくらい成功す

るかということは、その人の処理速度の影響を受ける。処理速度が遅いことは、情報を記録し、それについて考えて決定を下し、反応を生み出すための時間に影響する。

- このような場合にはっきり提唱できることは、仕事を完成させるための時間の延長を許すことである。応答するのに適切な時間が与えられるべきであり、活動はその人のペースに沿うように構成されるべきである。たとえば学生が、もし自分のペースでやることが許されたなら、テストの内容をちゃんと知っているし、理解もできている（間違いなく、それは教育のゴール）かもしれない場合には、時間制限なしにテストを受けることも許すべきである。
- 同様に、職業人では、彼らの能力に基づいた適切なペースで仕事をすることを許されれば、すべての業務責任をうまく完遂させることができるかもしれない。あきらかに素早い処理を求める業務（たとえば、工場管理業務、電話交換手、ファーストフードの現金支払所担当）は、処理速度欠損の人には適切でない。しかし、素早い行為を求めない代わりに、仕事を正しく完了することが中心である他の職務（たとえば、図書館業務、倉庫管理、簿記）は、思考スキルが遅くなっている時にはもっとも適切であろう。
- 仕事を速くやる努力は、誉めるべきである。

G. 結論

この章の目的は、注意について、現存する神経心理学文献における見解と用語の不一致についての総説を提供し、多職種の場面ですでに受け入れられている比較的まとまった機能的分類（つまり、覚醒、集中的注意、分割的注意、持続的注意）を提唱することであった。これらの機能の利用可能な査定の概説を示し、生態学的妥当性をより増加させるため、多くのソースからの情報を有効利用することが提唱された。

最後に、提唱された推奨方策は、適切な文脈のなかで各個人の長所と短所を考える必要性を強調しながら、復帰的(restorative)アプローチに対して代償的(compensatory)方策を強調して示した。

(Terry Levitt Brick Johnstone)

文　献

Anderson, N. D., Craik, F. I. M., & Naveh-Benjamin, M. (1998). The attentional demands of encoding and retrieval in younger and older adults: I. Evidence from divided attention costs. *Psychology & Aging, 13*, 405–423.
Barkley, R. A. (1997). Behavioral inhibition, sustained attention, and executive functions: Constructing a unifying theory of ADHD. *Psychological Bulletin, 121*, 65–94.
Ben-Yishay, Y., Rattok, J., Lakin, P., Piasetsky, E. D., Ross, B., Silver, S., Zide, E., & Esrachi, O. (1985). Neuropsychological rehabilitation: Quest for a holistic approach. *Seminars in Neurology, 5*, 252–258.
Bracy, O. L. (1994). Cognitive functioning and rehabilitation. *Journal of Cognitive Rehabilitation, 12*, 10–28.
Brickencamp, R. (1981). *Test d2: Concentration-endurance test: Manual* (5th ed.). Gottingen: Verlag fur Psychologie.
Carney, N., Chesnut, R. M., Maynard, H., Mann, N. C., Patterson, P., & Helfand, M. (1999). Effect of cognitive rehabilitation on outcomes for persons with traumatic brain injury: A systematic review. *Journal of Head Trauma Rehabilitation, 14*, 277–307.
Cohen, R. A., Malloy, P. F., & Jenkins, M. A. (1998). Disorders of attention. In P. J. Snyder & P. D. Nussbaum (Eds.), *Clinical neuropsychology: A pocket handbook for assessment* (541–572). Washington, DC: American Psychological Association.
Cohen, R. A., Sparling-Cohen, Y. A., & O'Donnell, B. F. (1993). *The neuropsychology of attention*. New York: Plenum Press.
Diller, L. (1989). Response to "Cognitive remediation following traumatic brain injury." *Rehabilitation Psychology, 34*, 131–133.
Diller, L. Ben-Yishay, Y., Gerstman, L. J., Goodkin, R., Wordon, W., & Weinberg, J. (1974). *Studies in cognition and rehabilitation in hemiplegia*. (Rehabilitation Monograph No. 50). New York: New York University Medical Center Institute of Rehabilitation Medicine.
Dodrill, C. (1997). Myths in neuropsychology. *The Clinical Neuropsychologist, 11*, 1–17.
Goldstein, G. (1987). Neuropsychological assessment for rehabilitation: Fixed batteries, automated systems, and non-psychometric methods. In M. J. Meier, A. Benton, & L. Diller (Eds.), *Neuropsychological rehabilitation* (pp. 18–40). New York: Guilford.
Heaton, R., Chelune, G. J., Talley, J. L., Kay, G. G., & Curtiss, G. (1993). *Wisconsin Card Sorting Test manual*. Odessa, FL: Psychological Assessment Resources.
Holland, D., Hogg, J., & Farmer, J. (1997). Fostering effective team cooperation and communication: Developing community standards within interdisciplinary cognitive rehabilitation settings. *NeuroRehabilitation, 8*, 21–30.

James, W. (1890). *The principles of psychology.* New York: Holt.
Kerns, K. A., & Mateer, C. A. (1998). Walking and chewing gum: The impact of attentional capacity on everyday activities. In R. J. Sbordone & C. Long (Eds.), *Ecological validity of neuropsychological testing* (pp. 148–169). Boca Raton, FL: St. Lucie.
Kreutzer, J. S. (1993). Improving the prognosis for return to work after brain injury. In P. Fronmelt & K. D. Wiedmann (Eds.), *Neurorehabilitation: A perspective for the future* (pp. 26–29). Deggendorf Conference.
Kreutzer, J. S., Devany, C. W., Myers, S. L., & Marwitz, J. H. (1991). Neurobehavioral outcome following traumatic brain injury: Review, methodology, and implications for cognitive rehabilitation. In J. S. Kreutzer & P. Wehmann (Eds.), *Cognitive rehabilitation for persons with traumatic brain injury: A functional approach.* Baltimore: Brookes.
Lezak, M. D. (1995). *Neuropsychological assessment* (3rd ed.). New York: Oxford.
Martin, M. (1983). Cognitive failure: Everyday and laboratory performance. *Bulletin of the Psychonomic Society, 21,* 97–100.
Mateer, C. A., Kerns, K. A., & Eso, K. L. (1996). Management of attention and memory disorders following traumatic brain injury. *Journal of Learning Disabilities, 29,* 618–632.
Mesulam, M. M. (1985). *Principals of behavioral neurology.* Philadelphia: Davis.
Mesulam, M. M. (1986). Frontal cortex and behavior. *Annals of Neurology, 19,* 320–325.
Ponsford, J. L., & Kinsella, G. (1991). The use of a rating scale of attentional behavior. *Neuropsychological rehabilitation, 1,* 241–257.
Posner, M. I., & Rafal, R. D. (1987). Cognitive theories of attention and the rehabilitation of attentional deficits. In M. J. Meier, A. Benton, & L. Diller (Eds.), *Neuropsychological Rehabilitation* (pp. 182–201). New York: Guilford.
Prigatano, G. P. (1987). Psychiatric aspects of head injury: Problem areas and suggested guidelines for research. In H. S. Levin, J. Grafman, & H. M. Eisenberg (Eds.), *Neurobehavioral recovery from head injury.* New York: Oxford.
Prigatano, G. P. (1999). Commentary: Beyond statistics and research design. *Journal of Head Trauma Rehabilitation, 14,* 308–311.
Prigatano, G. P., Fordyce, D. J., Roveche, J. R., Pepping, M., & Wood, B. C. (Eds.). (1986). *Neuropsychological rehabilitation after brain injury.* Baltimore: Johns Hopkins University Press.
Reitan, R. M. (1958). Validity of the Trail Making Test as an indicator of organic brain damage. *Perceptual and Motor Skills, 8,* 271–276.
Rosvold, H. E., Mirsky, A. F., Sarandon, I., Bransome, E. D., & Beck, L. H. (1956). A continuous performance test of brain damage. *Journal of Consulting Psychology, 20,* 343–550.
Salthouse, T. A. (1996). The processing-speed theory of adult age differences in cognition. *Psychological Review, 103,* 403–428.
Sbordone, R. J. (1998). Ecological validity: Some critical issues for the neuropsychologist. In R. J. Sbordone & C. Long (Eds.), *Ecological validity of neuropsychological testing* (pp. 15–41). Boca Raton, FL: St. Lucie.
Shallice, T., & Burgess, P. W. (1991). Deficits in strategy application following frontal lobe damage in man. *Brain, 114,* 724–741.
Smith, A. (1982). *Symbol Digit Modalities Test (SDMT) Manual (Revised).* Los Angeles: Western Psychological Services.

Sohlberg, M. M., & Mateer, C. A. (1987). Effectiveness of an attention training program. *Journal of Clinical and Experimental Neuropsychology, 9*, 117–130.
Spreen, O., & Strauss, E. (1998). *A compendium of neuropsychological tests.* New York: Oxford.
Stringer, A. Y. (1996). *A guide to neuropsychological diagnosis.* Philadelphia: Davis.
Trenerry, M. R., Crosson, B., DeBoe, J., & Leber, W. R. (1989). *Stroop Neurological Screening Test.* Odessa, FL: Psychological Assessment Resources.
van Zomeren, A. H., & Brouwer, W. H. (1994). *Clinical neuropsychology of attention.* New York: Oxford University Press.
van Zomeren, A. H., & Van den Burg, W. (1985). Residual complaints of patients two years after severe head injury. *Journal of Neurology, Neurosurgery, and Physiatry, 48*, 21–28.
Von Cramon, D. Y., Matthes-von Cramon, G., & Mai, N. (1991). Problem solving deficits in brain-injured patients: A therapeutic approach. *Neuropsychological Rehabilitation, 1*, 45–64.
Wechsler, D. (1997). *Wechsler Adult Intelligence Scale* (3rd ed.). San Antonio, TX: The Psychological Corporation.
Whyte, J. (1992a). Attention and arousal: Basic science aspects. *Archives of Physical Medicine and Rehabilitation, 73*, 940–949.
Whyte, J. (1992b). Neurologic disorders of attention and arousal: Assessment and treatment. *Archives of Physical Medicine and Rehabilitation, 73*, 1094–1103.
Whyte, J., Hart, T., Laborde, A., & Rosenthal, M. (1998). Rehabilitation of the patient with traumatic brain injury. In J. A. DeLisa & B. M. Gans (Eds.), *Rehabilitation medicine: Principles and practice* (3rd ed., pp. 1191–1239). Philadelphia: Lippincott-Raven.
Whyte, J., Schuster, K., Polansky, M., Adams, J., & Coslett, H. B. (2000). Frequency and duration of inattentive behavior after traumatic brain injury: Effects of distraction, task, and practice. *Journal of the International Neuropsychological Society, 6*, 1–11.

III. 記憶障害の査定とリハビリテーション

　記憶の障害は、リハビリテーション過程にある人の誰もが持っているもっとも一般的なものであり、またそれは患者、家族、リハビリテーションスタッフにとってもっともフラストレーションが多い障害の一つである。重度の記憶障害はさまざまな領域のリハビリテーション現場に影響を与える。記憶不全によって、警戒すべきことを覚えられず、適切な安全警告に従えなくなるために、患者の安全は脅かされる。また、記憶障害によって、道具を用いる技術を覚えられないために身体障害を代償する援助技術を取り込めず、そのために身体的リハビリテーションの進度も限られたものになるかもしれない。記憶障害はまた、毎日一緒にいるはずのリハビリテーションスタッフを認識できないために不安を感じているような場合には、大きな情緒的影響をもたらすかもしれない。加えて、記憶障害は、重度記憶障害のために患者から家族だと認識してもらえないような家族や、繰り返し思い出させたり、その忘れっぽさの結果を対処してゆかねばならない家族においてはきわめて苦痛が大きいものであろう。

A. 記憶障害の特徴

　記憶のリハビリテーションについて大まかにしか考えたことのない人でも、記憶障害はその性質からみて大きな問題であり、記憶不全のリハビリテーション方策を進めることの固有の難しさにすぐに気づくであろう。そもそも、いかなる治療や代償技術が教えられようと、それを適用することが覚えられないのだから。この簡単な事実は、障害された記憶の効果的な介入を発展させることを、きわめて難儀なものにしている。

記憶障害の自覚があり治療に協力的である患者ですら、日常活動に代償技術を常時取り込むことは難しいであろう。しかし、記憶障害は、きわめて異種性があり、重度の記憶障害をもつ患者でも慎重に査定することによって長所の部分をあきらかにすることができる。たとえば、ある患者は言語的な情報を覚えることはとても難しいが、視覚的情報ならよく覚えることができるかもしれない（たとえば書かれたノート、顔、地図）。このように、記憶不全の特異的な性質の査定は、リハビリテーション過程を援助することに使う保持された記憶能力を同定できる可能性をもつ。患者、家族とスタッフのための分類や共通語の開発によって、リハビリテーション環境や患者が戻る家での、記憶欠損の査定および介入適応の双方がかなり容易になるであろう。

B. 記憶の機能的分類

記憶は、いろいろな分野に共通して役に立つような、特異的な分類を定義しようとすると、特有の困難さを呈する。その一方で記憶は、"遂行機能"のようなはっきりしない概念とは違って、定義したり測定することが比較的たやすい概念である。記憶を記述することの易しさは、数年にわたり開発されてきた多くの記憶モデルの複雑性と対照的である。これらのモデルはそれぞれ、記憶過程の一貫性と説得力において異なる長所と短所がある。しかし、記憶システム不全に対する臨床的提案を示した認知的モデルは数少ない。このことは、これらの認知的モデルがどのように記憶のリハビリテーションに適応可能で、どのように意味があるのか、ということについて疑問をなげかけている。また、リハビリテーションの分野にも、相補的な問題がある。臨床家と研究者によって記憶改善のために数多くのプログラムとパラダイムが報告されてきた。しかし、それら多くの手順と技術を開発していくための理論的な基盤を提示しているものは比較的少ない。方向性が拡散した結果として、実験的文献の有意義なアイデアを十分に含み、同時にリハビリテーション介入に

つながるような機能的な焦点をもつような包括的な分類を選ぶのは、困難なことである。しかし、過去30年にわたる認知的・神経心理学文献において、リハビリテーションと代償的介入の進歩に役に立つ記憶モデルはだんだんと進展している。

その証拠として、記憶の異なった"段階"（短期記憶と長期記憶）を提唱したAtkinsonとShiffrinの記憶モデル（1968）のような、静的な記憶モデルを脱した検討がなされるようになった。このモデルやこれと同様なモデルは、短期記憶と長期記憶の間の差違を決めようとしていた。そのアプローチの結果として、健忘へと転落するのはどの段階もしくはシステムであるか推定することを強調していた。それに続くモデルはより動的になり、特定の記憶が処理される段階よりは、記憶が保持されていく過程を強調する傾向にある。たとえば、CraikとLockhartの記憶モデル（1972）は、言葉の音の処理と意味の処理とを基礎とした記憶の違いに焦点をあてた。彼らは、言葉の意味が強調されたときに想起はよくなることを見い出した。記憶段階から記憶処理へとシフトすることで、認知に関する文献はこれらの記憶の"処理過程"を操作することによる介入の可能性を提案（おそらくは付帯的に）しはじめた。リハビリテーション施設に限定した例をあげると、特異的介入を計画する理学療法士にとって、患者が卒中後2週間の状態である（段階）として記載するよりも、歩行困難である（過程）として患者をみることのほうが、ずっと役に立つ。欠損の部分や原因に関係なく、特異的な介入を決定するのは、機能的評価である。言い換えれば、リハビリテーション専門家は、静的な欠損の記述ではなく、プロセスという観点から長所と弱点を記述する歴史を有している。

この章では、記憶の機能的分類を定義するため、記憶の"処理過程"の見解も取り入れ、記憶の過程について議論するときにはそれらの構造を並立させようと思う。誰かが"短期記憶"とか"即時記憶"の段階での欠損をもつと記述されても、リハビリテーション介入において意味はほとんどない。短期記憶とか即時記憶の欠損はいろいろな要因や過程において起こり、それらの用語はこれらの因子が何かを特定していない。

だが、ある人が"符号化"の欠損があると記述されたときは、符号化プロセスの処理の改善は想起の改善につながるだろうと推理できる。認知心理学の文献では、符号化過程に影響するいろいろな因子（たとえば、処理レベル、詳細さ、記憶素材の特殊性、個人的関連性など）を調べているが、これらの構成概念を導入してリハビリテーション場面で応用することは可能であろう。リハビリテーション施設のための記憶の分類を決める際に考えるべき第二の因子は、家族や素人にも受け入れられるような言葉を使うことであった。Holland, HoggとFarmer（1997）が示唆したように、機能的分類は、家族とケアをする人を含むリハビリテーション環境全体を通じて有用であり、受け入れやすいものである必要がある。手のこんだ記憶モデルの微妙なあやを捕えるのに必要な用語を取り入れても、実際的ではないであろう。完全に精巧に作られたモデルは、記憶の複雑な過程を完全に説明するためには必要であろうが、リハビリテーションにおいて全般的に情報を共有するためには複雑すぎるかもしれない。

　可能な用語を考えるさいの第三の因子であるが、その分類が記憶障害に関連した臨床的欠損と症候群を記述するために役立つ必要がある。その分類は症候群の定義以上の情報を加えられるであろうか？　たとえば、ある人は全般性健忘の症候（時間がたつと新しい情報の学習および想起ができない）があり、これを、長期間記憶の欠損として記載することは、大まかに書きすぎである。逆に、全般的健忘の症候を経験している人が、検索（つまり、情報が記憶から外れてしまうプロセス）障害ということは、障害された過程についての臨床像の情報が提供されている。このように書くことは、明確な治療と代償の方策を示唆する可能性をもつ。

　このことを心に刻みながら、いろいろな認知モデルの基礎になる過程を記述する用語を使うことが重要である。そこで、記憶の動的な過程を反映する広い言葉として、符号化、整理統合化、検索の言葉が選ばれた（表3-1を参照）。この分類の目的は、完成した記憶のモデルを提供するためではなく、潜在的な介入の可能性を導くような、記憶障害の人を記述するための用語を提供していることに注目されたい。どのように符号

表3-1 機能的な記憶過程の分類

記憶過程	詳細
符号化	この過程により、聴覚・視覚情報あるいは運動機能は最初に組織化され、即時再生もしくは遅延再生のために処理される。これらの過程は努力性かもしれないし、あるいは無意識的かもしれない。
整理統合化	この過程により、一時的に活性化されている過程から永続的な蓄積へと記憶は変換される。脳内の細胞構造の永続的な変化もこの過程で示唆されることである。この過程は努力性ではないと考えられているが、情報の積極的な組織化がのちの再生を改善する。
検索	この過程により、かつて学んだ素材や技能が意識上に呼び戻され、あるいは持ち込まれる。これらの過程は努力性あるいは受動的である。

化が行われるかについて実験的な発見を提供した認知的モデルは数多くあるが、符号化の共通のテーマは、記憶が最初に処理され蓄積されるプロセスにかかわることである。同様に、情報の検索とその失敗について説明した特異的なモデルは数多くあるが、この用語の共通のテーマは前に学習した情報を想起する過程を説明することである。最後に、整理統合化は、情報の首尾よい長期的保存を可能にする、脳の変化の基礎となる処理のことである。符号化、整理統合化、検索という用語は、家族とスタッフ、あるいはスタッフ同志で交流する際に、比較的結束したやり方で交流することを助けるだろう。簡単にいえば、これらの言葉は、情報がどのように"記憶になり"(符号化)、"記憶に貯蔵され"(整理統合化)、"記憶から引き出される"(検索)かを説明するであろう。症候の記述に役立つこれらの分類の問題としては、想起する情報のモダリティ(たとえば、聴覚、視覚、運動的;表3-2を参照)間の区別を必要とする。われわれは聴覚的・視覚的記憶について話すときに、意識的に想起することができる情報について語っている。これは、ほとんど無意識的である運動(または手続き的とも呼ばれる)記憶と対照的である。運動記憶では、タイプを打つとかダンスをするといった複雑な運動スキルをいかに行うかについて、意識的に覚える必要はない。健忘患者では、特定の運動タスクを学習したことを意識的に想起することはできないものの、運動タスクを学習してのちにそれを行えるものがいるという事実から、モ

表3-2　記憶モダリティの分類

モダリティ	記述
聴覚的記憶	口でいわれた情報を覚える能力。例として、いわれたリストたとえば食料品リスト、文章のひと節、タスクの段階の言語的再生、などがある。
視覚的記憶	視覚的に提示された情報や、空間的な要素を覚える能力。例として、幾何学的な図の再生、アイテムどうしの空間的関連（たとえば、車のエンジンに関連した発電機の位置）
運動（手続き）	自転車に乗る、魚を揚げる、平均台の上を歩くといった、身体的スキルに含まれるような情報を覚える能力。運動的タスクのパフォーマンスでは、いつも意識的な再生が必要なわけではない。

ダリティを区別する必要性が出てくる（Tulving, Hayman, & MacDonald, 1991）。このように、これらの用語は実地的な記憶分類のなかで、機能的目的を提供する。

　どのプロセスの障害かの推定にあたり、記憶能力内の違いや想起のパターンがどのように用いられるかを示すために、症例を示す。ジェーン・ドエは35歳、右利き、アフリカ系アメリカ人の女性で、就業計画を支援するために神経心理学評価の対象になった。彼女は評価の6年前に、右頭頂にある動静脈形成不全のために手術を受けた。手術後は働いていないが、最近ビジネススクールに通いはじめた。テスト結果は、一般的知能は平均（WAIS-IIIのIQ＝99）で、学力も平均（WRAT-III　読みSS＝100，書きSS＝95，数SS＝92）であった。情報の聴覚的想起は直後も遅延も平均（WMS-III　聴覚的直後記憶インデックス＝94、聴覚的遅延記憶インデックス＝93）であり、聴覚的符号化、整理統合化、検索はすべて正常範囲と思われた。しかし、視覚的記憶について、視覚的に与えられた情報では、直後も遅延も障害（WMS-III　視覚的直後記憶インデックス＝71、視覚的遅延記憶インデックス＝69）されていた。加えて、視覚的情報は手がかりを与えられたときも改善しなかった。提示直後の情報を想起しなかったことと、その後の想起で手がかりの助けがあって

もできなかったことから、ドエ女史の記憶欠損は視覚的記憶に特化された符号化欠損であると判断された。よって、その比較的弱い部分の代償方法として勧められたのは、情報を言葉で提示してもらうことである。

　第二の例として、ジョン・ドエの症例について考える。その男性は53歳、右利き、コーカソイド（白人）であり、自動車事故で外傷性脳損傷を受けた後に始まった持続的な記憶欠損のために、神経心理学評価を紹介された。その評価は事故18ヵ月後に行われた。脳スキャンは前頭葉障害の所見を示した。一般的な知能は平均下（WAIS-Ⅲ　IQ＝85）であった。前の例と比較してこの男性は、聴覚的・視覚的情報の双方に同じような記憶能力を示した。情報の即時記憶では、平均下であった（WMS-Ⅲ　聴覚的直後記憶インデックス＝83、視覚的直後記憶インデックス＝84）。それと比べて情報の遅延想起は中等度の障害（WMS-Ⅲ　聴覚的遅延記憶インデックス＝68、聴覚的遅延記憶インデックス＝64）であった。しかし、手がかりを与えられたときに、情報想起能力は平均下まで改善された（WMS-Ⅲ　聴覚的認識想起値＝88）。この例では、情報の符号化はよいようにみえる（提示直後の情報は想起できる）。整理統合化は働いているようであった、というのは、手がかりがあると遅延後も情報の想起が可能であったからである。しかし、検索能力は侵されているようであった、というのは、手がかりがないと、情報の想起が難しかったからである。

　記憶の測定のために作られた記憶尺度の進歩は、記憶の多様相理論 (Johnstone, Vieth, Johnston, & Shaw, 2000) の進歩と平行しており、どの記憶プロセスが障害されているのかをリハビリテーション専門家が同定する能力を高めた。たとえば、ウェクスラー記憶スケールの原版では、記憶は単一の構成概念であって、全測定のための包括的記憶機能の一つのスコアがあるだけであった。それに対してⅡ版、ウェクスラー記憶ス

ケール改訂版（WMS-R; Wechsler, 1987）では、直後と遅延記憶の判別をしており、同様に視覚的・言語的記憶の判別もしている。もっとも最近の版であるウェクスラー記憶スケールIII版は、視覚的と聴覚的の素材を用いて、符号化、整理統合化、検索を区別することを意図したサブスケールが含まれている。

C. 記憶システムの基礎的神経解剖学

　一冊の本の一つの章の一つのセクションで、記憶の神経解剖学の包括的総説をすることは不可能である。記憶のために重要な脳システムについては、多くの巻号に書かれている。加えて、記憶に関してまだ未解決である認知的モデル（Tulving & Markowitch, 1997）（つまり脳構造Xは記憶過程Yの責任部位である）と同様に、特別な解剖学的問題に関する文献の間にも多くのオプションがある。しかし、ヘルスケア専門家と家族の間のコミュニケーションを推進するにあたり、記憶に組み込まれている脳システムに親しむことは、リハビリテーションスタッフと患者のためになるであろう。それにより、患者と家族は、患者の損傷がどのように記憶の障害につながるか、よりよい理解を得ることができるであろう。次のセクションで、記憶に重要であることが示唆されてきた脳構造について記述する。

　このようなサマリーを読むときの注意書きを記しておきたい。われわれは、これらの構造が"記憶が貯蔵されている場所"であったり、あるいはある特定の構造が記憶機能を適切に働かせていると考えがちである。しかし、脳はシステムとして働き、記憶の符号化、整理統合化、検索をうまく行うためには、付随する構造がともに協調して機能していることを、忘れてはならない。

1. 内側側頭葉

　内側側頭葉は、言語と視覚的記憶のために必要とされる、いろいろな脳の構造と部位すなわち海馬、内嗅皮質、傍嗅皮質、海馬傍皮質を含んでいる（Squire & Zola-Morgan, 1991）。現在の分類を使うと、内側側頭葉は記憶の符号化、整理統合化に深くかかわっているであろう。よって、正常な内側側頭葉の機能は情報の貯蔵に必要なのであり、情報の直後の想起（数列の反復のように）、あるいは前に学んだ情報の検索のどちらにも必要ではないと思われる。

　内側側頭葉の両側削除と連結断の結果のもっとも極端な例の一つは、有名な神経外科患者、H.M.氏に関した多くの論文の総説からきている。彼は難治性てんかんを持った患者で、その発作を治めるために両側の内側側頭葉切除を行った。手術の後のH.M.は、口頭言語で情報を反復する能力や一般的知能は比較的侵されなかった（Milner, Corkin, & Teuber, 1968）。しかし、重度の前向性の健忘、つまり新しい情報を学習し想起できないことを呈した。手術前の3年間に起こった事柄の想起にいくらかの例外的な障害はあったが、手術前に起こった事柄の検索は正常範囲であった。

　この欠損のパターンをもとにして、Milnerら（1968）は、海馬はその後の検索のための情報の整理統合化にかかわってはいるが、他の記憶処理には必要でないのではないかと提唱した。このことは、H.M.が情報の直後想起のために十分なレベルで情報を符号化（主として情報の、発声を伴わない反復を通して）できたことに基づいている。H.M.はまた、会話を続けるのに十分な直後想起レベルを示した。それは、海馬がそのような直後想起に必要であったならば不可能なことだった。いっぽう、H.M.はいったん情報が直後認識を離れたらほとんど想起できなかったため、情報の整理統合化は起こっていないようにみえた。手術以前の生活は思い出すことができたので、情報の検索が侵されているようにはとても見えなかった。その後、H.M.の損傷に含まれる特異的な部位については修正や詳述が出てきたが、全体として内側側頭葉の機能についてのMilner

らの所見（1968）、とりわけ海馬の特異性についての所見は、その後の研究（Zola-Morgan & Squire, 1993）によって全般的に支持されてきた。

2. 間脳

　間脳の部位もまた、記憶に重要な役割を果たしていることが指摘されている。ただ、正常な機能のためにどの構造が必要・十分であるかということについては議論が続けられている。間脳の部位は、脳の中心的な多くの構造を含む。記憶を議論するにあたり、特に重要な構造は、視床と乳頭体である。これらの構造は主として、アルコール性コルサコフ症候群をもつ人の研究から関係づけられてきた。そこでは患者は重度の前向性健忘（つまり、新しい情報を学び、想起する障害）によって特徴づけられるが、発症以前に起こった事柄の想起はあまり侵されない（この領域でもいくらか障害されている証拠はあるのだが）。主として、乳頭体の崩壊が記憶不全のもとであると信じられていたが、視床の部分も同様にコルサコフ症候群の影響を受けているいくつかの証拠もあり（Zola-Morgan & Squire, 1993）、どの構造が記憶プロセスに主として含まれるかについては混乱がある。加えて、間脳部位に影響するような卒中を経験した患者においてもまた、前向性健忘を呈することが示されている。

　間脳健忘の正確な構造と特異的な性質との問題は、海馬が乳頭体と強い関係を持っている事実によって、さらに複雑になる。乳頭体や視床の関連部位を侵すような損傷はまた、海馬との結合のダメージをもつ可能性があり、もはや間脳の部位で独立した構造の特別な機能の問題とはいいにくい。実際的なレベルでは、内側側頭葉構造と間脳構造の傷害から起こる欠損との間にはっきりした区別を一貫して示すことはできなかった（Zola-Morgan & Squire, 1993）。このように、記憶の解剖学の現在の方向付けとしては、中部脳構造（間脳部位）あるいはより脳の外側に位置する構造（内側側頭葉）は、記憶の符号化や整理統合化に重度の障害を起こすようだと理解すれば十分であろう。

3. 前頭皮質

　記憶についての前頭皮質の役割は、内側側頭葉と間脳構造から機能的に区別される。前頭皮質は情報の効果的な符号化と検索に必要な、情報の処理と組織化（Kopelman, Stanhope, & Kingsley, 1999）に重要であるとして関連づけられている。すなわち、内側側頭葉構造と間脳構造が永続する記憶の整理統合化のために重要であるとみなされる一方で、前頭皮質は短期的（秒単位での）な符号化、あるいは情報の積極的操作と組織化（Smith & Jonides, 1999）において重要であるとみなされている。実際的ないい方をすれば、子ども時代の家の電話番号を思い出すことは側頭葉の構造と密接に結合しているが、電話交換手から聞かされたなじみのない電話番号をダイアルするまで口先で反復することには前頭葉が関与している。

　脳の前頭葉は、傷害において侵されやすい。前頭葉損傷を起こす欠損は、上に述べた他の構造の傷害後に起こる欠損とは区別される。例をあげると、強い前向健忘は内側の側頭葉傷害によるものであるから、前頭葉損傷の目印ではない。しかし前頭皮質の傷害は、特別な目標を達成するための行動を協調させたり、組織化したり、計画したりすることに重要な障害を引き起こすだろう（Baddeley,1996）。ある意味では、前頭葉障害は記憶の管理、たとえば、さらなる符号化と整理統合化のためにはどの環境要素が重要かを決めること、あるいは以前に学んだ情報のどの要素が検索のために有用かを決めること、などの困難を生ずると考えられている。

D. 特別な記憶症候群と障害

　上に述べたように、記憶はいろいろな脳構造を含む複雑な過程である。記憶が神経学的傷害によってどのように侵されるかは、損傷の解剖学的部位とその人が被った疾患プロセスの特異性を含む多くの要因によって決まる。同じ疾患の過程でもその現れ方に多様性がある一方で、いくつかの

症候群は記憶に影響するという特徴をもつ。記憶がどのように侵されるかを記述することに、機能的分類を使うことは、これらの記憶障害の概念化、コミュニケーション、治療に対して有用な可能性がある。記憶を侵すといわれている疾患と損傷は、外傷性脳損傷（TBI）、脳血管障害（CVA）、アルツハイマー病（AD）、パーキンソン病（PD）、無酸素症、ウェルニッケ-コルサコフ症候群を含むが、これに限定されるわけではない。

1. 外傷性脳損傷

TBIは、貫通性（つまり開放的）、無貫通性（閉鎖性）に分けられる。貫通性脳損傷は、脳の特定の部位を物や骨が脳を貫通していることであるので、損傷部位がよりびまん性である無貫通性や閉鎖性頭部損傷と比べると、その欠損は比較的局在している。貫通性脳損傷において記憶欠損は、頭部損傷の位置によってあったりなかったりするであろう。閉鎖性脳損傷では、よりしばしば記憶が広く侵されていて、貫通性頭部損傷よりもっと一般的である。閉鎖性頭部損傷の傷害は、頭蓋骨のぶつかった最初の点での衝撃が起こるばかりでなく、しばしば傷害は衝撃の対面に及び、それは対側損傷といわれる。加えて、閉鎖性頭部損傷の衝撃の場所に関係なく、頭蓋形態内の骨の部位的関連から、前頭葉と側頭葉はもっとも障害されやすい（Adams, Victor, & Ropper, 1997）。

前のセクションで述べたように、前頭葉・側頭葉は記憶に重要な役割をもつ。しばしば、傷害時の前後の出来事は覚えていないであろう。損傷の直前に起こった事柄も覚えていないかもしれない。この現象は逆行性健忘と呼ばれる。加えて、事故後からの期間、新しい情報を学ぶのが困難なことも珍しくない。これは、前向性健忘という。損傷後の情報の想起喪失は、外傷後健忘（Levin, Benton, & Grossman, 1982）として知られている。典型的に、重度TBIを負った方では、回復の急性期には新しい情報を符号化することに障害をもち、日々の出来事をほとんど保持して想起できない。TBIの人はまた、情報の検索にも障害をもつが、手がかりによってかなり思い出せる（Levin et al.,1982）。言語情報の記憶はも

っとも侵されやすいモダリティであるが、視覚的情報の想起も同様に侵されるかもしれない。それは最初の損傷の部位と二次的損傷(たとえば、浮腫、外傷の二次的な出血、発作など)の場所によるであろう。

2. 脳血管障害 (CVA)

CVAは脳の血流に変化を起こすようなさまざまなイベントをさす非特異的な言葉である。これらのイベントは血管内の血液の流れを変え、血圧の変化・血液の質の変化による梗塞(閉塞)、血管の断裂、損傷として現れるような血管の病理的な過程を含む (Adams et al., 1997)。CVAはしばしば記憶機能を侵すが、障害部位によって記憶欠損は特異的な特徴をもつ。特徴として、左のCVAを経験した人は言語情報の符号化・検索に障害をもち、右のCVAを経験した人は視覚ベースの情報の符号化・検索に障害をもつであろう。CVAの部位はまた、符号化、検索のプロセスに個別に影響するであろう。

3. アルツハイマー病

ADは脳の神経学的マーカーと皮質の萎縮によって特徴づけられる皮質性痴呆である。剖検しないとはっきりとは診断することができないが、ADの評価と治療のための特別なセンターのプロバブルAD診断で80%～90%は確実に診断できる (Growdon, 1999)。ADは典型的には海馬と側頭葉にもっとも著明な萎縮をもたらすが、他の皮質と皮質下の部位も同様に侵される (Gauthier, Panisset, Nalbantaglu, & Poirier, 1997)。そのため、記憶の障害はADの主要な欠損であるといっても驚くことではない。ADをもつ人は記憶の符号化と整理統合化の障害をもつ (Carlesimo & Oscar-Berman, 1992)。また、典型的にはADは遅延後の想起の手がかりによっても想起不能であり、それはADが情報を符号化するのに障害をもっている証拠である。加えて、ADの人のなかには視覚的情報の符号化に障害をもつ人がいることも知られている (Strite, Massman, Cooke, &

Doody, 1997)。つまり AD は異種的な障害であるばかりでなく、サブグループが存在するかもしれない (Fisher et al., 1996)。AD の人はまた、遠い過去（つまり、自伝的情報）についての情報を失う傾向があり、病気が進行するとこの情報喪失は一層重症になる (Zec, 1993)。

4. パーキンソン病

PD は運動の開始困難や、震え、硬直を含む運動障害によって特徴づけられる、主として運動の疾患である。それは中脳構造の変性から起こり、皮質構造へのドーパミンの放出を侵す。すべての PD の人が痴呆の症状を進行させるわけではない。しかし、もしもそれが起こったときは、この疾患に関連した痴呆は、他のそれと違って情報の検索に影響を及ぼす傾向がある。加えて、検索の障害は言語・視覚的情報の双方に影響する傾向がある。PD 経験者によくみられる視覚―空間障害のために、視覚ベースの記憶障害のほうがより際だっている。

5. 無酸素症

無酸素症は、脳の酸素が全般的に欠乏したことによる出来事を記載するために使われる言葉である。これはいろいろな原因で起こり、たとえば心筋梗塞（つまり、心臓発作）、窒息（つまり、溺れる、嘔吐が肺に入る、気道の閉塞）、あるいは一酸化炭素中毒を含む。脳障害の範囲はその事故の重度による。低酸素（酸素供給の減少）になる出来事は、脳構造の障害も引き起こす。海馬と小脳のニューロンは、比較的高い代謝率をもつので、無酸素にもっとも敏感である (Adams et al., 1997)。ほかの海馬の機能に衝撃を与える症候群と同様、無酸素や低酸素症でも記憶が重大な衝撃を受ける。重度の前向性健忘は、あらゆる無酸素的な出来事から生ずるであろう。加えて、無酸素症をもつ人は、符号化・検索ベースの記憶障害を示すとされる (Cummings, Tomiyasu, Read, & Benton, 1984; Bolpe, Holzman, & Hirst, 1986)。

6. ウェルニッケ-コルサコフ症候群

　ウェルニッケ-コルサコフ症候群は、重度のアルコール乱用および急性・慢性の栄養失調と関係している。この症候はサイアミン欠損に特異的に結合している。ウェルニッケ-コルサコフ症候群はおもに視覚的障害や歩行困難、混乱、そして記憶の問題によって特徴づけられる。栄養失調がよくなった後でも残遺障害が残る場合がある。特に、健忘機能不全は他の症状よりもゆっくり回復し、回復の範囲は簡単には予想できない。この症候をもつ人は、しばしば視床、海馬、乳頭体に対称的な損傷をもつ。小脳と脳神経もまた侵され、この症候群をもつ患者が経験する視覚的・運動的問題を生み出しやすい (Adamas et al., 1997)。ウェルニッケ-コルサコフ症候群は新しい情報の符号化に最大の障害をもつと考えられている。加えて、患者は、より最近の記憶はより古い記憶よりも侵されやすいという、時間的に段階が変わる逆行性健忘を経験する。

E. 記憶障害の実際的査定方法

　表3-3は、記憶過程を調べる一般的な査定道具とその有用性についての情報を提供している。次に示すのは、神経心理学的リハビリテーションで通常使われている、より一般的な記憶テストのいくつかについての基礎的な情報である。

表3-3　現在の記憶テストと、特定の記憶過程との関連

	符号化	整理統合化	検索
聴覚的素材	CVLT、MAS、RAVLT、WMS-Ⅲ	CVLT、MAS、RAVLT、WMS-Ⅲ	CVLT、MAS、RAVLT、WMS-Ⅲ
視覚的素材	BVRT,CFT,MAS,WMS-Ⅲ	CFT,MAS,WMS-Ⅲ	CFT,MAS,WMS-Ⅲ

BVRT (Benton Visual Retention Test); CFT (Complex Figure Tests); CVLT (California Verbal Learning Test); MAS (Memory Assessment Scales); RAVLT (Rey Auditory Verbal Learning Test); WMS-Ⅲ (Wechsler Memory Scale-3rd Edition).

ベントンの視覚的保持テスト、5版（BVRT）（Benton Visual Retention Test, Fifth Edition; Sivan, 1992）：BVRTは視覚的知覚、視覚的記憶、視覚構成能力を査定するために作成された尺度である。マニュアルでは15～69歳までの年齢幅の人のためにIQ変換標準値を示している。その尺度はまた4つの異なった施行方法の標準化があり、3通りのフォーム（型）をもつ。それぞれの型は、各頁に一つかそれ以上の絵をもつ、異なった10頁でできている。もっとも一般的な施行方法では、その絵を10秒間提示した後に、記憶をもとにその絵を再現することを試みる。テストスコアは、その患者の誤りの数と正しい数の総数の2通りある。この尺度は、その人が犯しがちな間違いの型の広範な特徴を提供する一方で、遅延想起と再認のセクションがないので、視覚的記憶の全体的尺度としての適応性に限界を示している。

カリフォルニア言葉学習テスト（CVLT）（California Verbal Learning Test; Delis, Kramer, Kaplan & Ober, 1987）：CVLTは、Reyの聴覚言葉学習テスト（RAVLT、後に詳細は述べられている）と同じ、リスト学習タスクである。しかし、CVLTは、RAVLTにはない意味の手がかりの施行が加わっているので、記憶と学習のより広範な査定を提供する。CVLTは、言葉の材料を学習し記憶する際の方策とプロセスを評価するようにデザインされ、マニュアルでは17～80歳までの人の標準値を提供している。このテストは、言葉のリストを繰り返し提示し、その素材の自由想起と再認の双方を測定する。加えて、そのリストの言葉は、4つの意味的カテゴリーから引き出されているので、検査者は患者が使った符号化の方策を推察することが可能になる。このテストは"認知的プロセス"アプローチを使ってデザインしてあり（Delis et al., 1987）、患者に特有の障害パターンを知ることで、リハビリテーション方策に向けての詳細な情報を提供してくれる。このように、このテストの利点は、その人が情報を想起しようとするときに用いられる方策を調べるために作られた数多くのスコアを用意してくれる点にある。

複雑図形テスト（CFT）（Complex Figure Test）：CFTは描画タスクであり、まず図を写してもらい、1～3分後に記憶を頼りにそれを描き、

20～60分後にまたそれを記憶を頼りに描く（Spreen & Strauss, 1998）。遅延の時間や、特定の図の構成、採点システム、利用できる標準化データには多くのバリエーションがある。基本的な図、採点システム、作業に適応した標準化データがいろいろなソースから利用可能であり（Meyers & Meyers, 1995）、標準化された再認コンポーネントという利点のある市販版もある。再認要素を含むCFTを施行することは、図の模写の障害なのか作業の記憶要素の障害なのかを区別する機会を作っている。加えて、再生の質的解釈をすることで、患者が経験しているであろう記憶欠損の性質に洞察を与えることができる。

記憶査定スケール（MAS）（Memory Assessment Scales; Williams, 1991）：MASは、注意、集中、学習、直後記憶、遅延記憶（Williams, 1991）の尺度から構成される。MASは、視覚的と口頭言語の両者の評価が可能であり、自由想起と再認課題の双方を含んでいる。このことは、あまりできなかった人の記憶プロセスの欠損について検査者が解釈することを可能にする。テストは12サブテストからなっている：リスト学習、散文（Prose）記憶、リスト想起、言語スパン（Verbal Span）（多くの反復タスク）、視覚的スパン（一連のポインティングタスク）、視覚的再認（地理的デザインの）、視覚的再生（地理的デザインの）、名前―顔（顔と名前を関連づけるタスク）、遅延リスト想起、遅延散文記憶、遅延視覚的認識、遅延の名前―顔想起。このテストは、サマリースコア、プロセススコア、各下位検査の項目スコアを提供しており、患者によって用いられた方策について調べることを可能にする。しかし、遅延記憶スコアはサマリースコアに含まれていない。MASは、ウェクスラーの記憶スケール改訂版とは異なった要素をもっていることが研究的に示されており、これらの記憶スケールのサマリースコアを解釈する際には注意が必要であることが示唆されている（Golden, White, Combs, Morgan, & McLane, 1999）。しかし、個々のサブテストスコアの検討は、プロセススコアと同様に、テストセッションであきらかになった機能的欠損をもとにした特異的な推奨方策を作成するよい機会となるであろう。

Rey聴覚―言葉学習テスト（RAVLT）（Rey Auditory-Verbal Learning

Test; Rey, 1964）：RAVLTはリスト学習タスクであり、多くの施行法のバリエーションがあるが、Lezak（1995）が記述した施行法がもっとも一般的である（Spreen & Strauss, 1998）。タスクは言葉リストの繰り返し提示からなり、CVLTと同様に自由想起と再認を含んでいる。しかし、CVLTと違ってRAVLTは、明確に定義できる意味的カテゴリーからの言葉を含んでいない。そのため、患者が用いている特異的な符号化方策について推定することが難しい。しかし、意味的カテゴリーがないことは、臨床家が単にリスト学習能力に興味をもち、CVLTで引き出された概念形成能力（Lezak,1995）からこれらの能力を分離したい場合には、CVLTよりも好ましいものになるであろう。その尺度に利用できる基準はいろいろ出版されている。これらの基準のための全体的総説は、SpreenとStrauss（1998）を参照するとよいであろう。

　ウェクスラー記憶スケール、第Ⅲ版（WMS-Ⅲ）（Wechsler Memory Scale, Third Edition; Wechsler, 1997）：WMS-Ⅲは、リハビリテーション専門家が使っているもっとも一般的な包括的記憶テストの一つであり、以前の改訂版のウェクスラー記憶スケール改訂版（Wechsler,1987）から続く改訂版である。そのテストは、16～89歳の年齢にわたる人を基準にしている。この測定方法は11のサブテストで構成されていて、そのうちの6つは核になるバッテリーであり、5つは選択オプションになっている。それぞれのサブテストは以下のようなインデックス（サマリー）スコアを得る：直後と遅延の聴覚的記憶、直後と遅延の視覚的記憶、視覚的・聴覚的要素の双方を含む直後記憶のためのサマリースコア、直後と遅延の視覚的記憶、視覚的・聴覚的要素の双方を含む遅延記憶のためのサマリースコア、聴覚再認のためのインデックススコア、そして、作動記憶のためのインデックススコア。加えて、素材の獲得割合や情報の保持、情報検索についての情報を提供する、聴覚的プロセス複合スコアがある（Wechsler, 1997）。サブテストを構成しているタスクは変化に富んでおり以下のものを含む：短い物語の想起、言葉のリストの想起、手がかりのある単語対の想起、顔の認識、意味のある光景の想起、デザインの想起、複合した一連の文字と数の想起、場所の視覚―空間シーク

エンスの記憶。この検査のデザインは、インデックススコアの検討と比較を通して、符号化、整理統合化、検索の過程を評価することを可能にし、リハビリテーション施設で機能的ツールとして使うことができるかもしれない。しかし、視覚的サブテストによって何が測定されているのかについては潜在的な不明点があり、視覚的インデックススコアの構成内容については問題を指摘されている（Millis, Malina, Bowers, & Ricker, 1999）。リハビリテーション施設で機能的な提案を出そうとする際には、サマリースコアよりもサブテストスコアおよびプロセススコアに焦点をあてることが有用であろう。

記憶と学習の広域査定（WRAML）（Wide Range Assessment of Memory and Learning; Adams & Sheslow, 1990）：WRAMLは、5〜17歳までの児童に使われるように企画された記憶テストである。その測定は、言語の記憶、視覚的記憶、情報の反復の学習を測定するために作成された9つのサブテストからなる。各領域の3つのサブテストは、言語記憶指標（Verbal Memory Index, 数と文字の反復、文章反復、物語想起からなっている）、視覚的記憶指標（Visual Memory Index, 空間パターンの想起、デザインの記憶、図の想起からなっている）、学習指標（Learning Index, リスト学習、デザインの場所の想起、音と印の関係の想起、からなっている）である。遅延想起の尺度は、物語想起、リスト学習、音と印の関係の想起、デザインの場所について設定されている。標準スコアはないが、それに加えて物語記憶の再認課題がある。点数は記述的段階（問題、境界、平均下、平均、平均上）に割り振られる。因子分析によればインデックススコアの構成内容が完全に支持されているわけではないので、インデックススコアを用いる際には注意が必要である（Burton, Donders, & Mittenberg, 1996）。しかし、その尺度のさまざまなフォーマットは、視覚的・聴覚的形式において長所と弱点を検討することや、処理の長所と短所の一定の評価を可能にしている。

F. 記憶障害の実際的治療方策

　家族が、リハビリテーション過程のすべての領域において重要な役割を果たすことはあきらかである。しかし、記憶リハビリテーションと代償の特殊技術の実行に関していえば、家族はそれらの方策を実際に行うための調整的な役割をもつ。これらの方策を習慣や毎日の行動に定着させるためには、患者が治療施設外にいる場合にそれらの方策が用いられることが重要であろう。その人が抱えている困難さやその人の記憶回復の予測について、家族が教育を受けることも重要である。言い方をかえれば、家族は予測されることを知りたいと願っている。理論上は、家族はリハビリテーションのあらゆる段階において情報を提供されているはずだが、そうでないときは、家族の適応をよりよいものとするために、家族自身で情報を探す必要が出てくるかもしれない（リハビリテーションに特有な情報資源として、第Ⅶ章を参照）。家族がだんだん予測されることに対する知識を持つようになり、問題をもつ身内に対して理解を深めるようになり、結果として、その身内の変化で起こる葛藤や恐怖が軽くなる経験ができれば、それが一番望ましいであろう。

G. 記憶障害を改善するための一般的方策

　記憶障害は脳障害と疾患をもつ人の、おそらくもっとも一般的な訴えであろう。そしてしばしば一般的なリハビリテーションの障害となる。記憶欠損はあきらかに個人のリハビリテーションのすべての経過に影響を与え、それゆえその人が成し遂げる潜在的な自立のレベルを制限する。成功の度合いも多彩な多くの方策が記憶のリハビリテーションには用いられており、それらはしばしば心理学者、言語聴覚士、理学療養士、作業療法士、看護師、医者、ソーシャルワーカー等を含む、多職種的リハビリテーションチームの流れで実行される。

CVA，外傷性脳損傷のような後天的損傷後は、記憶が1年以内にもっとも急速に自然と改善されることを記しておくのが重要だろう。しかし、変性痴呆（たとえば、アルツハイマー病）の例では、記憶は時間とともに障害されてゆくだろう。リハビリテーションを行う際に、このことを心にとどめておくことが重要となる。というのは、人の記憶機能は疾患の回復もしくは疾患経過のなかで自然と変化してゆくものであり、これらはリハビリテーション技術の転帰に影響するからである。

　記憶のリハビリテーションに利用されている技術は、復帰的技術、再組織化技術、行動的代償方策という用語で分類されうるかもしれない（表3-4を参照、Tate, 1997）。

　復帰的技術は、記憶は筋肉のようであり、強くするために鍛錬すべきという想定に基づいている（Harris & Sunderland, 1981）。このカテゴリーに属する方法は、以下のようなある種の実験室的タスクを訓練することを含む：数字の列を学習すること、復唱しながら言葉を学習すること、アイテムを単独の言葉としてよりは「ひとかたまり」（Chunking）としてグループ化して覚えること（たとえば、リストの最初の言葉）、あるいはカテゴリー化すること（たとえば、異なったタイプの食料品）（Parente & Hermann, 1996）。復帰技術を検討した大部分の研究は、病院や研究室で使われる特別な作業において改善が起こったとしても、この改善は他

表3-4　可能なリハビリテーション介入の分類

リハビリテーションの分類	ゴール	スキルの例
復帰的	失った能力の再建	コンピューター記憶練習　言葉のリスト学習を繰り返し実施
再組織化	失ったスキルを残っているスキルで置き換える	苦手な聴覚的記憶を強化するために視覚化のスキルを学ぶ　事前に学んだパターンの対になっているペグシステム
行動的代償	残っている能力を強化するために環境的な手がかりを用いる	メモリーノートブックの使用、電子手帳、引き出しやキャビネットにラベルを貼るなどの環境的調整

の同種の作業には浸透してゆかないと報告している（Tate, 1997）。このような浸透の欠如の、考えられる二つの理由は、記憶障害をもつ人が他の状況でこれらの方策を適応するように覚えていないか、この作業が日常生活活動とあまり関連していないことにある（Carlesimo, 1999）。

　再組織化技術は、記憶喪失を代償して使うための、さらに別な方策である。これらの方法は、基本的にはより正常な技能を失った機能に置き換えて、記憶および失った技能をより強化する別の選択肢を作り上げることである（Tate, 1997）。このために使われる方法として、ペグシステムと視覚的心像化があげられる。

- **ペグシステム**は、言葉で示された絵的イメージを、数や視覚的位置と関連させる方法である。たとえばある人は、台所、居間、裏庭のような、子ども時代の家の位置を頭に浮かべてもよい。そして一連の項目を学習しようとしたときに、これから覚えようとしている項目を、家の特定の場所と関連づけて覚えるように言われる。想起は、家のそれぞれの場所を思い出してそれらの場所に関連した項目を思い出すことで容易になる。これらの関連は想起を増すために使われる。ペグシステムのさらなる完全な記述は、Higbee, 1996を参照されたい。この方法は30分以上にわたって想起の改善を示すが、その改善は提示後一週間は続かない（Lewinsohn, Danaher, & Kikel, 1977）。この技術は、日常生活の実際的適応が制限されることで、批判されている（Tate, 1997）。
- **視覚的心像化**は再組織化技術のもう一つの例である。記憶のリハビリテーションの文脈において、視覚的心像化は、言葉刺激と対になった視覚的刺激をイメージすることを含み、それによりさらなる情報の符号化と精錬が可能となる。たとえば、もしその人が、"手袋"と"猫"のような対の言葉を覚えようとすると、手袋をはめている猫を心に描くことで想起が推進される。いくつかの研究によれば、視覚的心像化の実生活機能の適応は疑問視されているが、記憶検索を改善することが示されている（Incagnoli & Newman, 1985）。

記憶のリハビリテーションに使われてきた他のタスクとしては、手がかり漸減（vanishing cues: Glisky, Schacter, & Tulving, 1986）と、誤りなし学習（Wilson, Evans, & Shiel 1994;Wilson & Evans, 1996）がある。その両者は、手がかりを提供するパターンは異なっているが、言葉の想起を推進する手がかりを患者に提供している。

- **誤りなし学習**のやり方は、たとえば言葉の最初の2文字（たとえば、しん——）のような手がかりを提示し、続いて患者が当てる前に、すべての言葉を提示する（たとえば、しんせき）。
- **手がかり漸減**のやり方は、成功するような学習作業に提示された手がかりを、だんだんに減らしていることである。たとえば、もしある人が、写真と名前の対を通じてダイアナという名の理学療法士の名前を覚えようとするならば、最初の提示は写真とダイア＿の対になるであろう。次の提示は写真とダイ＿＿の対になり、あとは同様である。

復帰と再組織化方法への批判は以下のようにまとめられる；この方法の長期に渡る効能を示すような追跡調査の少なさ；機能的障害を指向することの失敗（つまり、個人の日常生活にあまり関係がない）；そして、これらの技術の理論的基礎の欠如（Carlesimo, 1999; Tate, 1997; Wilson, 1997）。

行動的代償技術は、記憶技術を改善するために使われるリハビリテーション方策の第3のカテゴリーである。そして通常、記憶の改善にもっとも効果的な方法である。これらの代償的方策は3つの型の手がかりに分けられる。個人的な環境手がかり、近隣環境手がかり、遠隔的環境手がかり（Wilson, 1995）。

個人的環境手がかりは、重要な事件や作業のための想起材料として機能させるための、その個人によって持ち込まれ織り込まれたものや想起の手がかりを使うことである。個人的手がかりの例は、手に伝言を書くことや、指に紐を巻くことである。これらは、手がかりはどんな想起材料か思い出せない患者にとっては役に立たない（たとえば、「素敵な生活」

という映画のアンクル・ビリー）。

近隣環境手がかりは、情報の想起を推進するために、部屋や家電器具のレイアウトを変化させたり、または外的な記憶補助を使用することをいう。

● **外的記憶補助**は、個人の必要に合わせて作った記憶ノートをいう。そのノートは、見当識、約束、すべきこと、あるいは、その日起こった事柄を記録する欄を含んでいる。記憶障害のある人は、その人の障害に応じたさまざまなレベルのサポートが必要となるであろう。記憶障害発症後の行動的代償方策の長期的使用、あるいはそれらを適切に教えることは、研究的にも支持されている（Wilson et al.,1994; Sohlberg& Mateer, 1989）。外的記憶補助は、外傷性脳損傷やアルツハイマー病を含む、さまざまな記憶障害をもった集団に効果的であることが証明されている（Pliskin Cunningham, Wall, & Cassissi, 1996）。
● 記憶を改善するもっとも簡単な行動方策のいくつかは、ポータブルの外的記憶補助の使用であり、付箋ノート、"すること"リスト、目ざまし、タイマーなどがある（Wilson, 1995）。
● 家の引き出しやキャビネットにラベルをつけることは、あるアイテムの位置を決める能力を増す助けになる。
● オーブンのような家電器具は、電気を切ることを忘れるであろう記憶障害の人に警告するための音を出させるようにする。

遠隔的環境手がかりは、記憶問題をもつ人の困難さを最小限にするために家や町のデザインを変えることをいう。これらの環境の手がかりは、いろいろな場所がどこにあるか、その人に思い出させる。病院のいろいろな部局への色別の線は、この型の介入の例である。

全体的にみるとこれらの方策の多くはその利用についてかなりの論議があったが、この領域における多くの研究者は、記憶障害の人の支援にもっとも可能性があるのは行動的代償技術であるとしている（Wilson,1997, Pliskin et al.,1996）。注目すべき重要なことであるが、これらのリハビリ

テーション技術はこの章の前のほうに記載した理論的基盤とはリンクしないようである。言い換えれば、われわれは記憶の異なった部分（たとえば、符号化、整理統合化、検索）への理解はあるが、治療方法はこれらの特定の領域に割り当てられているわけではない。この章の前の部分で述べたように、記憶障害をもつ人はすべてが同じではなく、もし介入がその人のもつ困難さに的を絞るならば、介入の有用性は改善されるであろう。

H. 記憶障害を改善するための特異的方策

神経心理学評価の結果は、家族や他のチームメンバーから得られた情報と同様に、記憶を改善するための特異的な提案を導くために使われるべきである。提案を出すときに、復帰的と代償的技術のあいだにはっきりした区別をすることが重要である。もしも査定によってその人が数年前の損傷に基づく重度の言語記憶損傷をもち、情報を繰り返し与えることによっても再生が向上しないようであれば、情報の想起のためにリハーサルや反復の重要性を推奨してもあまり役に立たない。もしその人が視覚的情報を想起する能力が比較的優れていたならば、視覚的想起能力をさらに高める特異的な提案をすることはその人のためになるであろう。対照的に、ある人が聴覚と視覚とにあまり違いがない全般的な記憶障害を示したならば、双方のモダリティを個別に含む方策も適切であろうし、言葉の情報を想起するために視覚的像を使うといったモダリティを結合させた提案も適切であろう。このように、障害された記憶過程を同定するばかりではなく、臨床家と家族は提案をするときにはモダリティの利点と欠点をいかに利用するか、考えるべきである。

これから提示する提案は、上に定義した過程へと組織化されている。記憶は連続体であるので、下の提案の多くは、符号化、整理統合化、検索の要素を含んでいる。しかしながら、以下の方策は、それらにおいてもっとも優位性の高いプロセスの中に分類されている。

表3-5 記憶の分類と提案できる治療法

記憶過程	提案できる治療法
符号化と 整理統合化	●環境で気を散らせるものを最小限にする ●（ある人には）ソフトな音楽や明かりを提供する ●一時には一つのタスクに集中させる ●アイコンタクトを他者と持ち続けさせる ●いわれたことを繰り返すようにいう ●その人がいわれたことを理解したかどうか確かめるため、質問をさせることは勧められる ●メモリーノートブックを使う ●日々の計画表（デイリープランナー）を使う ●付箋ノート、"すること"リスト等の外的補助を用いる ●思い出させるものとして、アラーム時計やタイマーを用いる（たとえば、いつ服薬するかなど） ●ノートを持ち歩き、覚えるべきことや完遂すべきタスクのリストを作らせる ●提示された情報の重要性を高める（たとえば、その人の日常生活と関連づける、"彼ら自身の言葉で"その情報を再びいってもらうなど） ●学習の一般化を改善するため、覚えるべきもの同士の間の関連性を提供する（たとえば、伝言を残すための電話そばのメモ、カギのためのドアのそばのカゴなど） ●情報やタスクを繰り返させる（すなわち、訓練は完璧を作る） ●引き出し、キャビネット、ドレッサー等にラベルを貼る
検索	●たびたび言語的手がかりや思い出させるヒントを提供する（たとえば、ほのめかし／選択肢を、その人が話を思い出そうとしているときに与える） ●たびたび電話メッセージを残す ●視覚的なリスト／ノート／思い出させるものを提供する ●完遂させるべき重要なタスクを思い出すためにアラーム時計を使う（服薬、子供を迎えに行くなど） ●重要なタスクを思い出すためにページャーシステムを使う ●重要なタスクを思い出すために自動電話リマインダーを使う（すなわち、地域の電話会社によるサービス） ●記憶を浮かび上がらせるために「声のお知らせ」（デジタルボイス・リマインダー）を使わせる（地域の事務用品店で買うことができる） ●メモリーノートブックを使う ●日々の計画表（デイリープランナー）を使う ●パルムトップコンピューターを使う
感覚特異的な 記憶スキル	●いろいろな感覚モダリティによってタスク／情報を学習させる（たとえば、素材を同時に見て聞かせ、タスクを行わせる） ●言語と視覚モダリティの双方から情報を提供する（たとえば、旅行のための視覚的な地図、書かれた方向指示、言葉で書かれた案内） ●ノートに書かれたことを声に出す（または聞く）だけではなく総覧する
言語記憶の強化	●すべての情報を、話された／言語的な形態で提供する（たとえば、会話で絵を描写する、タスクをしているときには何をすべきか述べるなど） ●言語で思い出させるものを提供する ●声に出して読ませる ●覚えるべき重要な課題をテープに吹き込ませる（たとえば、学級授業、仕事のミーティング、電話のメッセージ、重要な会話など） ●デジタルボイスリマインダーに、あとで思い出さなくてはならない会話や考えを記録する ●その人が、聞いた情報を覚えることに集中できるように、書記の人を提供する
視覚記憶の強化	●書かれたリスト、絵、図表、モデル表示等の視覚的情報を提供する ●覚えるべき情報を視覚化させる（すなわち、目を閉じさせて聞いた話や話された会話を映像化させるなど） ●話された／書かれた素材や考えを、視覚的な形へと変換させる（たとえば、絵、図表、チャートなど） ●適切な場所（たとえば、学級、仕事のミーティング）では、保持を高めるために書かれたあらましを提供する ●フラッシュカードを使う

1. 符号化、整理統合化の障害を改善する方策

　前に述べたように、整理統合化が情報のより恒久的な貯蔵であるといわれる一方で、符号化は環境における情報の最初の処理である。実際には、符号化、整理統合化の間にはかなり重複がある。情報の符号化、整理統合化を改善するための提案は、次に挙げるとおりである。

- 記憶のいくつかの問題は注意問題に関係しているので、外的刺激を最小限にする環境を作ることは助けになる。できるだけすみやかな環境作りが望ましい場合がある（たとえば、ラジオやテレビを消す）。しかし別の人にとってはソフトな背景騒音が散漫さを少なくするために役に立つことが見い出されており、特異的な状況で適切なレベルの騒音を試してみるのも有用かもしれない。
- 符号化の失敗は、自分の行動に集中することの失敗を反映しているかもしれない。たとえば、手紙を読みながら鍵を置いて、その後鍵を見つけられないことは、二つの仕事を同時に行ったためであろう。符号化の欠損をもつ人は、一度に一つのタスクをすることに焦点をあて、次のタスクに従事する前にタスクを完成するように援助することも重要である。
- 初期の符号化の障害はしばしば、情報に対処することの失敗である。注意を喚起するために、情報を提示する際に記憶障害をもつ人と目を見合わせることは、役に立つかもしれない。
- 記憶障害をもつ人が情報にきちんと注意を向けたかを確かめるために、情報が示された後にそれを反復させる。
- 重要な会話を記録したり、することのリストを作ること（たとえば、買い物リスト、することリスト）によって、符号化はさらに強まる。これは、一度に一つのタスクに集中することを助け、そのドキュメントを理解するための外的基準となったり、あるいはその後の参照の手がかりを提供してくれるだろう。
- その人たちがいわれたことを理解しているかどうか確かめるために質

問をすることも推奨される。これは、符号化を成功させるために必要な理解度のさらなるチェックでもあり、また情報をさらに反復する機会を与える。
- 符号化はまた、情報が興味あるものであるか、その人にある部分で特に関連するときには増強される。この関係は、情報を"自身の言葉"に置き換えることで増強されるであろう。またそうすることで以前に学んだ素材との結合を作ることが可能となる。
- もし査定において、情報を反復提示することによって記憶がよくなることが示されたならば、情報の反復は確実に推奨される（つまり訓練で完ぺきになる）。たとえば、会話の際に、情報を何度も提示することは、整理統合化に障害をもつ人にとって情報が出てくるたびに繰り返したり言い換えたりできるので、有用であろう。
- 他のタスクあるいは場所と関連があるようなやり方、あるいは他の状況にも一般化しやすいやり方で情報を示す。たとえば、車椅子からベンチを使ってシャワーに移すための適切な安全事項の訓練をするならば、車椅子からベッドに移す変化と同じようだということを強調することで、前に学んだ技術との結合を作ることを助けるだろう。

2. 検索障害を改善するための方策

　定義によると、情報検索の障害をもつ人は、情報を貯蔵はできるがそれを検索できない。よって、情報の検索をよくするための提案は、情報の想起を引き出す手がかりをその人に使ってもらうことである。それらは、記憶法の方策のように内的手がかり（たとえば、"あだきみ・あこむ"の名前を使って、光の可視スペクトル—赤、だいだい、黄色、緑色、青色、紺色、紫色—の色を思い出す手がかりをもつこと）、あるいは、めざまし、記憶ノート、毎日の計画表など、行動的代償の章でリストアップされたような外的手がかりを持つことであろう。情報の検索を促進し支援するための提案は、以下のようになる。

- 援助者として活動してくれる人が、簡単な言葉の手がかりを提供する。たとえば、"あなたの次の治療は何ですか？"あるいは"ケーキを作るための、次の段階は何ですか？"とたずねるなど。これらの手がかりを提供することは、自分の活動をモニターすることを助けるような、自己内省モデルを形成する。
- 外的手がかりは、その人や他の誰かが検索障害をもつ人のために作ったノートやリストの形にする。リストを使うときは、記憶障害の人の日常生活に取り込まれ、発見しやすい場所にリストを置くことが重要である。
- 目覚まし時計、ページャー、自動電話リマインダー（多くの地方の電話会社で得られる）はまた、外的手がかりとして役に立つ。目覚まし時計が音をたてたり、ページャーのベルがなることで、服薬したり約束の場所へ行くような手がかりとすることができる。重要なことは、記憶障害の人がタスクをなしとげるために十分な情報を提供する手がかりであるべきであり、たとえば、目覚まし時計の音は、それだけでは薬をのむ手がかりとして十分な情報を与えていない。しかし、もしその時計が日々の投薬の薬箱の側においてあるならば、正確な投薬のための手がかりとしては十分であろう。
- 固有な日常作業のために、短い伝言を即座に記録し、聞き直すことができる声のお知らせ（巻いたり、探したりする必要のない）を付けることは役に立つだろう。これらの道具は事務用品店や大きな電気店で見つけられるかもしれない。
- 重度な記憶障害の場合には、家でその人の引き出しとキャビネットに札をつけることで、その人が物品を見い出すことや適切な場所に収納することを援助できる。
- 日ごよみ式のシステム手帳と記憶ノートは、記憶補助のさらに進んだ例である。ノートを作る際には考慮しなくてはならない問題がいくつかある。バインダーは、頁を織り込むことができ、半永久的な保存ができ、その一方で新しい材料を挿入する柔軟性をもつものを用いるのがきわめて有用である。もし地域で自立している人なら、バインダー

の大きさはジャケットのポケットや財布に十分入る大きさにすべきであるが、書いたり読んだりするために小さすぎるべきではない。事務用品店は、カレンダー、電話簿、予定表のような異なったものの挿入が可能である各種のシステム手帳を取り合わせて用意してある。ノートを作成する際には、その記憶を最大限にするために、記憶障害の人自身を加えることが大切である。記憶障害をもつ人は、メモリーブックのまとめのあるセクションに書き込むということを、思い出させてやる必要がある。ノートに書く内容、たとえば重要な人の名前（たとえば、上司、すべての家族、車の情報）、日付（たとえば、誕生日、約束）、催し（たとえば休暇）、電話番号、医学的情報などを決定し、ノートの使用を開始するさいに、家族メンバーは役割を果たす。家族は、記憶の減退した人がいつもこのノートを持ち歩き、仕事スケジュールの変更や宿題の割り当てなど新しい情報を加えることの手助けをする必要があるかもしれない。定期的に家族がそのノートを通覧して、どのくらいノートがうまく用いられているかに応じて、更新しまとめ直すことも助けになるであろう。この代償的補助をいつも使うことが、成功するための基本であることを心に止めておくべきである。そのような援助方法を用いて実行することは困難さもあるが、これらの習慣が発展すればその人の自立は増強される可能性がある。

- パルムトップコンピューターは、TBIの人が使うことに成功してきたが、使う前に考えなくてはならないいくつかの問題がある（Kim, Burke, Dowds, Boone, & Park, 2000）。最初に、コンピューター技術をマスターするために必要な認知機能をもっているかどうか？　第二に、機械の使用を妨げる視覚的や運動的障害があるかどうか？　最後に、最近値段は下がっているが、費用は大きな問題である。

3. モダリティ特異的な記憶障害を改善する方策

　記憶を改善する特異的な方策は、異なった感覚的モダリティで提示された情報再生の能力に基づいて作成されうる。たとえばある人は、見る

よりも聞く情報をよく覚えるだろうし、その反対もある。しかし、情報が多くの感覚的モダリティで提示されたときに、ほとんどの人で再生が改善することは重要なことである。たとえば、

- タスクを学ぶとき、それをどのように行うかということを説明しながら、同時にそれをどうするかを示してもらうと（さらにいえば、その仕事自体を練習させてくれると）仕事をよく覚えられるであろう。たとえば、ただタスクを行うだけでなく学ぶときは、その活動中に、その実務を言葉で説明することで符号化と整理統合化は最大限となる。加えて、その活動をどう行うかという方法を絵に描いて貰えると、なおよいであろう。
- 同じように、視覚的にまとめて書いた情報を与える機会（たとえば、授業の概要、集会ノート）があるとよいであろうし、それを声をあげて読むとなおよい。
- 自分の住む地域（あるいは、新しい所でも）を旅するとき、希望する場所にどのように行くかを、視覚的地図や書かれた指示と同様に言葉での指示があると、より進路を決められるであろう。

4. 言葉の記憶を強めるための方策

聞いた情報を覚える能力が比較的すぐれている人（あるいは、見た情報を覚える能力に弱点がある人）のために、次のようなことが推奨される。

- 近しい人が言語的情報を与える、つまり、覚えて欲しいことを話す。頻回な言葉のリマインダー（思い出させるもの）や促しは、一般的記憶技能の改善にもっともよいであろう。
- 覚えなければならない重要情報は、自身で声を出して読む。
- 覚える必要のある言葉の情報を記録するために、テープレコーダーを使うこと（たとえば、学級授業、会社の会議、重要な会話）を考える。

その後テープを聞くことでその情報を再確認できる（たとえば、学習の間に、クラス間で、会議の前に、など）。
- 視覚的記憶障害の人のためにノートを取ってくれる人がいると、障害された人が聞くことに集中できて、書かれたノートを後で参照することができる。
- いくつかの日常的タスクのために、それがあればすぐに記録でき、短い伝言を再現できるようなデジタルな声のお知らせ（巻いたり、探したりする必要のない）を考えるべきである。それは事務用品店や大きな電気店で簡単に見つかる。

5. 視覚的記憶を強めるための方策

　視覚的記憶が比較的強い人（あるいは相対的に言語的記憶が悪い人）は、次のようなことが推奨される。

- 近しい人（つまり、家族、同僚、雇用者、先生）は、書かれたリスト、絵、モデル的な表示といった、視覚ベースの情報を与える。
- 新しい情報を学習する際には、アイデアや言葉を絵にして見せることを勧める。これは、素材の具体的な視覚化を促すためであり、これらの絵を想像したり実際に描いてみたり、紙の上にアイデアを描いたりという形になるだろう。その人が視覚化をより積極的に行えば行うほど、その人にとってその情報ははっきりと際だち、情報の想起はもっと正確になる。
- 比較のチャート、作業行程表（フローチャート）、記憶増強のための絵といったように、書かれた、あるいはいわれたアイデアを視覚的な形に写す。
- 聞いた情報を書いてリストを作り、想起を増すため、このような視覚的リストを参照するようにする。
- 学級や集会で、もし可能であれば、概要を書いたまとめを配布するべきである。

● 読み取り訓練のフラッシュカードや絵の使用などのような、想起を改善する絵をあいだにはさむ。

I. 結　論

　記憶は、多くのシステムを含んでおり、脳の多くの部分が関係する複雑な過程であり、多くの用語が異なる記憶の側面を記載するために使われている。記憶機能の最初のモデルは記憶の段階を強調しており、最近のモデルは記憶の処理を強調している。記憶障害のより効果的な治療のために、リハビリテーション専門家と素人にも十分に理解できるような簡単な記憶能力の実践的な分類を作り上げることがまずは必要である。この章は、そのような分類、すなわち、記憶はいろいろな処理（つまり、符号化、整理統合化、検索）とモダリティ（聴覚的、視覚的、運動的）が組み込まれて概念化（そして査定）されていることを示した。これらの領域の弱点を見い出して、それに対する適切なリハビリテーションの方策を提示したが、それらは、復帰的、再組織化、行動的代償技術の使用を通したものである。記憶の改善に使われた多くの方策は、実生活機能へ一般化するには限界があることは示されているが、行動的代償技術（たとえば、記憶ノートブック、外的補助など）はもっとも将来性があろう。

（Reid L. Skeel　Staci Edwards）

文　献

Adams, R. D., Victor, M., & Ropper, A. H. (1997). *Principles of neurology.* New York: McGraw Hill.
Atkinson, R. C., & Shiffrin, R. M. (1968). Human memory: A proposed system and its control processes. In K. W. Spence & J. T. Spence (Eds.), *The psychology of learning and motivation: Advances in theory and research* (Vol. 2). New York: Academic Press.
Baddeley, A. D. (1996). Exploring the central executive. *Quarterly Journal of Experimental Psychology, 49A,* 5-28.

Bauer, R. M., Tobias, B., & Valenstein, E. (1993). Amnesic disorders. In K. H. Heilman and E. Valenstein (Eds.), *Clinical neuropsychology* (3rd ed) (pp. 523–602). New York: Oxford University Press.

Bondareff, W. (1984). Neurobiology of Alzheimer's disease. *Psychiatric Annals, 14,* 179–184.

Burton, D. B., Donders, J., & Mittenberg, W. (1996). A structural equation analysis of the Wide Range Assessment of Memory and Learning in the standardization sample. *Child Neuropsychology, 2,* 39–49.

Carlesimo, G. A. (1999). The rehabilitation of memory. In G. Denes & L. Pizzamiglio (Eds.), *Clinical and experimental neuropsychology* (pp. 887–897). East Sussex, UK: Psychology Press.

Carlesimo, G. A., & Oscar-Berman, M. (1992). Memory deficits in Alzheimer's patients: A comprehensive review. *Neuropsychology Review, 3,* 119–169.

Craik, F. I., & Lockhart, R. S. (1972). Levels of processing: A framework for memory research. *Journal of Verbal Learning and Verbal Behavior, 11,* 671–684.

Cummings, J. L., Tomiyasu, U., Read, S. & Benson, D. F. (1984). Amnesia with hippocampal lesions after cardiopulmonary arrest. *Neurology, 34,* 679–681.

Delis, D. C., Kramer, J. H., Kaplan, E., & Ober, B. A. (1987). *California Verbal Learning Test: Research edition.* San Antonio, TX: The Psychological Corporation.

Fisher, N. J., Rourke, B. P., Bieliauskas, L., Giordani, B., Berent, S., & Foster, N. L. (1996). Neuropsychological subgroups of patients with Alzheimer's disease, *Journal of Clinical and Experimental Neuropsychology, 3,* 349–370.

Freedman, M. (1993). Parkinson's disease. In R. W. Parks, R. F. Zec, & R. S. Wilson (Eds.), *Neuropsychology of Alzheimer's disease and other dementias* (pp. 3–80). New York: Oxford University Press.

Gauthier, S., Panisset, M., Nalbantoglu, J., & Poirier, J. (1997). Alzheimer's disease: Current knowledge, managment and research. *Canadian Medical Association Journal, 157,* 1047–1052.

Glisky, E. L., Schacter, D. L., & Tulving, E. (1986). Learning and retention of computer related vocabulary in amnesic patients: Method of vanishing cues. *Journal of Clinical and Experimental Neuropsychology, 8,* 292–312.

Golden, C. J., White, L., Combs, T., Morgan, M., & McLane, D. (1999). WMS-R and MAS correlations in a neuropsychological population. *Archives of Clinical Neuropsychology,* 265–271.

Growdon, J. H. (1999). Biomarkers of Alzheimer disease. *Archives of Neurology,* 281–283.

Harris, J. E., & Sunderland, A. (1981). A brief survey of management of memory disorders in rehabilitation units in Britain. *International Rehabilitation Medicine, 3,* 206–209.

Higbee, K. L. (1996). *Your memory: How it works and how to improve it.* New York: Marlowe.

Holland, D., Hogg, J., & Farmer, J. (1997). Fostering effective team cooperation and communication: Developing community standards within interdisciplinary cognitive rehabilitation settings. *NeuroRehabilitation, 8,* 21–29.

Incagnoli, T., & Newman, B. (1985). Cognitive and behavioral rehabilitation interventions. *International Journal of Clinical Psychology, 4,* 173–182.

Johnstone, B., Vieth, A. Z., Johnson, J. C., & Shaw, J. A. (2000). Recall as a function of single versus multiple trials: Implications for rehabilitation. *Rehabilitation Psychology, 45,* 3–19.

Kim, H. J., Burke, D. T., Dowds, M. M., Boone, K. A., & Park, G. J. (2000). Electronic memory aids for outpatient brain injury: Follow-up findings. *Brain Injury, 14,* 187–196.

Kopelman, M. D., Stanhope, N., & Kingsley, D. (1999). Retrograde amnesia in patients with diencephalic, temporal lobe or frontal lesions. *Neuropsychologia, 37,* 939–958.

Levin, H. S., Benton, A. L., & Grossman, R. G., (1982). *Neurobehavioral consequences of closed head injury.* New York: Oxford University Press.

Lewinsohn, P., Danaher, B., & Kikel, S. (1977). Visual imagery as a mnemonic aid for brain injured persons. *Journal of Consulting and Clinical Psychology, 4,* 73–75.

Lezak, M. D. (1995). *Neuropsychological assessment* (3rd ed.). New York: Oxford University Press.

Meyers, J., & Meyers, K. (1995). *The Meyers scoring system for the Rey Complex Figure and recognition trial: Professional manual.* Odessa, FL: Psychological Assessment Resources.

Millis, S. R., Malina, A. C., Bowers, D. A., & Ricker, J. H. (1999). Confirmatory factor analysis of the Wechsler Memory Scale-III. *Journal of Clinical & Experimental Neuropsychology, 21,* 87–93.

Milner, B., Corkin, S., & Teuber, H. L. (1968). Further analysis of the hippocampal amnesic syndrome: 14-year follow-up study of H.M. *Neuropsychologia, 6,* 215–234.

Parente, R., & Hermann, D. (1996). *Retraining cognition.* Gathersburg, MD: Aspen.

Pliskin, N. H., Cunningham, J. M., Wall, J. R., & Cassissi, J. E. (1996). Cognitive rehabilitation for cerebrovascular accidents and Alzheimer's disease. In P. Corrigan & S. Yudofsky (Eds.), *Cognitive rehabilitation for neuropsychiatric disorders* (pp. 193–222). Washington, DC: American Psychiatric Press.

Rey, A. (1964). *L'examen clinique en psychologie.* Paris: Press Universaire de France.

Sheslow, D. V., & Adams, W. (1990). *Manual for the Wide Range Assessment of Memory and Learning.* Wilmington, DE: Jastak.

Smith, E. E., & Jonides, J. (1999). Storage and executive processes in the frontal lobes. *Science, 283,* 1657–1661.

Sohlberg, M., & Mateer, C. (1989). Training and use of compensatory memory books: A three stage behavioral approach. *Journal of Clinical and Experimental Neuropsychology, 11,* 871–891.

Sivan, A. (1992). *Benton Visual Retention Test* (5th ed.). San Antonio, TX: The Psychological Corporation.

Spreen, O., & Strauss, E. (1998). *A compendium of neuropsychological tests: Administration, norms, and commentary* (2nd ed.). New York: Oxford University Press.

Squire, L. R., & Zola-Morgan, S. (1991). The medial temporal lobe system. *Science, 253,* 1380–1386.

Strite, D., Massman, P. J., Cooke, N., & Doody, R. S. (1997). Neuropsychological asymmetry in Alzheimer's disease: Verbal versus visuoconstructional deficits across the stages of dementia. *Journal of the International Neuropsychological Society, 3,* 420–427.

Tate, R. L. (1997). Beyond one-bun, two shoe: Recent advances in the psychological rehabilitation of memory disorders after acquired brain injury. *Brain Injury, 11,* 907–918.

Tulving, E., & Markowitsch, H. J. (1997). Memory beyond the hippocampus. *Current Opinion in Neurobiology, 7,* 209–216.

Tulving, E., Hayman, C. A., & Macdonald, C. A. (1991). Long-lasting perceptual priming and semantic learning in amnesia: A case experiment. *Journal of Experimental Psychology: Learning, Memory, and Cognition, 17,* 595–617.

Volpe B. T., Holtzman, J. D., & Hirst, W. (1986). Further characterization of patients

with amnesia after cardiac arrest: Preserved recognition memory. *Neurology*, *36*, 408–411.
Wechsler, D. (1987). *Manual for the Wechsler Memory Scale-Revised.* San Antonio, TX: Psychological Corporation.
Wechsler, D. (1997). *WMS-III. Administration and scoring manual.* San Antonio, TX: The Psychological Corporation.
Williams, J. M. (1991). *Memory Assessment Scales: Professional manual.* Odessa, FL: Psychological Assessment Resources.
Wilson, B. A. (1995). Memory rehabilitation: Compensating for memory problems. In R. A. Dixon and L. Backman (Eds.), *Compensating for psychological deficits and declines* (pp. 171–191). Mahwah, NJ: Lawrence Erlbaum.
Wilson, B. A. (1997). Cognitive rehabilitation: How it is and how it might be. *Journal of International Neuropsychological Society*, *3*, 487–496.
Wilson, B. A., Baddeley, A. D., Evans, J. J., & Shiel, A. (1994). Errorless learning in the rehabilitation of memory impaired people. *Neuropsychological Rehabilitation*, *4*, 307–326.
Zec, R. F. (1993). Neuropsychological findings in Alzheimer's Disease. In R. W. Parks, R. F. Zec, & R. S. Wilson (Eds.), *Neuropsychology of Alzheimer's disease and other dementias* (pp. 3–80). New York: Oxford University Press.
Zola-Morgan, S., & Squire, L. R. (1993). Neuroanatomy of memory. *Annual Review of Neuroscience*, *16*, 547–563.

IV. 遂行機能障害の査定とリハビリテーション

　遂行機能は、人間らしさの最終到達点ともいえる。リハビリテーションの対象となる神経心理学的な能力（注意、視覚空間認知、微細な運動、記憶、そしておそらく言語）は、他の哺乳類にも共通するが、環境を意識してダイナミックに形づくるような精神活動は、人類に固有なもののようである。複雑な認知や社会的行動といった遂行機能は神経的基盤をもち、前頭葉のみが関与するわけではないが前頭葉の役割は大きい（Mayer & Schwartz, 1993）。ヒトの前頭葉の劇的な広がり（特に、運動野の前にある前頭前野）は、大脳皮質の30％を占めるとされるが、これは進化の結果である。同じように、個人のレベルでも、前頭葉が担う遂行機能が時間をかけて発達することは、分別のある大人になる、つまり、行為の結果を予測し、理解し、説明責任をとるなどの能力を身につけることと同義である。

　前頭葉は、脳損傷やさまざまな病気の後遺症で侵される。前頭葉の下にある頭蓋底は、鋸歯のようにぎざぎざした基盤であり、前頭葉の挫傷は、外傷性脳損傷（TBI；Auerbach, 1989）の特徴である。同じように、もっとも一般的な虚血性損傷（脳卒中など）は、中大脳動脈が分布する脳の領域を侵す。この動脈が支配する領域は、前頭葉や他の脳領域と結合している求心／遠心路に酸素と栄養を与えている。

　多くのリハビリテーション患者は、おもな損傷部位が前頭葉から離れていたとしても、前頭葉の欠損をもつ（たとえば、頭頂葉の三次連合野、あるいは小脳；Chafetz, Friedman, Kervorkian, & Levy, 1996）。数年前、SohlbergとMateer（1989）は、脳損傷リハビリテーションの語彙は重複が多すぎ、定義の曖昧な用語を含んでいて、ある専門家が使う言葉が、他の人にとって、違う現象を意味する場合もあると述べた（p.1）。不幸にして、10年経っても状況は変わらない。現在、脳損傷治療の専門家は

「介入」を表すのに、いろいろな用語を使っている。"認知リハビリテーション" (Cicerone, 1999; Sohlberg & Mateer, 1989)、"神経心理学的リハビリテーション" (Prigatano, 1999c)、"認知回復" (Ben-Yishay & Diller, 1993) である。これらは "実行機能" (Lezak, 1995; Sohlberg & Mateer, 1989)、"遂行統制機能" (Sohlber, Mateer, & Stuss, 1993)、"問題解決" (Holland, Hogg, & Farmer, 1997)、"認知的柔軟性" (Prigatano, 1999c) などの獲得を推進する。ある分野の核となる部分を指す共通用語がないことは、未熟さの表れである。

本書は、単なるテスト結果だけで認知能力を定義しないことを前提とする。この章では、遂行機能の欠損に焦点をあてる。"正常" な遂行機能は、医学的リハビリテーションの範囲外でも議論の余地がある。自己開発、成長などは、専門家としての向上や、自己実現などを目指す積極的な人々にも追求される (Covey, 1989)。しかし、注意や記憶といった他の認知機能とは対照的に、普通の日常生活に必要な遂行機能の最低基準について、実用的かつ外的な "スタンダード" を決めることは難しい。地方紙や歴史の教科書を眺めれば、予測、企画、選択、帰結などを系統的に評価する "高次" 機能が、日々の行動に垣間見られることがわかる。これらの能力を常に発揮する人は、リーダーシップをとるであろう。通常、人間の日常行動は試行錯誤によって特徴づけられ、いかにして日々の問題を解決したか、正確に意識したり、理解したりすることはない (Bargh & Chartrand, 1999; Nisbett & Wilson, 1977)。

このように、人間の遂行機能に関する話をすると、洞察力や創造力が注目されるかもしれないが、正常な遂行機能の基準を定義することは難しい。あきらかな危険を認識して行動を変えることは、前頭葉能力の表れであると、もっともらしくいわれている。しかし、喫煙が致命的な習慣であるという情報が出てから何十年経ても、数百万人が喫煙を続けている。そのような人々は、遂行機能不全を示していると考えるべきであろうか？ 同じように、資格のある医療従事者に指示された治療を守ることは、理にかなっているようにみえる。しかし、守ることが当たり前でないことはあきらかである。Meichenbaum と Turk (1987) の報告で

は、患者の 20 〜 60 % は、指示される前に薬の服用をやめている。処方にきちんと従わないと深刻な事態になる（緑内障による失明など）と知らされていても、2/3 は従わずに予期された事態に陥る。シートベルト着用、虫歯予防、健康食品のような予防の実施は、さらに難しいであろう。最後に、医療関係者（内科医、歯科医、心理学者など）自身も、同じように守らない。まとめると、"健全な"理屈と"良き"判断は、正常な前頭葉がとりもつ遂行機能ではないようである。

リハビリテーションの患者は、正常でない機能を治療するために訪れる。臨床家が、限られた時間で治療効果を期待できるのは、障害予想スコアがある程度良好な場合である（Callahan & Johnstone, 1999）。予想スコアの正常範囲かそれ以上に改善されるにしたがって、さまざまな他の因子（認知、情緒、動機、生活環境など）と結びついて、結果は多様になる。これらを念頭に、この章では遂行機能欠損および能力に焦点をあて、以下の目標を整理した。

- 後天的な脳損傷に関連した遂行機能障害の多様な症状を整理するための概念的枠組、もしくは分類を提示する。
- 遂行機能障害を形成する、一般的な神経行動的症候群を提示する。
- 遂行機能欠損の標準テストと新しい査定方法を提案する。
- 遂行機能障害の多様な症状を扱うための実際的方策を提供する。

A. 遂行機能障害の特徴

Hart と Jacobs（1993）は、前頭葉機能のモデルをまとめ、前頭前野の 4 つの特別な役割を強調した。

1. 前頭葉は、注目する価値があること、あるいは、行う価値があることを選択する。前頭葉は、この選択の過程で、入力される刺激と行動反応の両者について優先すべきことを決め、余計な一次的知覚情報を意

識して処理することを抑制する（あるいは自動化する）（Bargh & Chartrand,1999）。
2. 前頭葉は、情動と対人行動を調整し、衝動が起きても、内外環境の制約内で充足させる。このように、前頭葉は、双方向の緩衝剤として働き、辺縁系による情動的衝動と社会環境で求められる節制のバランスを保つ。興味深いことに、Monte（1987）は、フロイトの心の抽象的モデルを同じような言葉で記述した。すなわち、情欲と理性の間の隠喩的な闘いであると。
3. 前頭葉は、時と場所を超えて連続し一貫した行動を保つ。この連続性は、人格の安定した特徴の基礎となり（Allport,1961; Costa & McCrae, 1988）、"自己"あるいは"自我"を構成する（Ben-Yishay & Daniels-Zide, 2000）。
4. 前頭葉は、"思考を思考する"こと（メタ認知）によって、洞察と自己認識を潜在的に育み、監督し、評価し、調整する。

Hartと Jacobs（1993）は、前頭葉が介在する遂行機能障害を、"目標を達成するために必要な一連の行動を計画して実行することができないこと"と定義した（p.3）。彼らは、遂行機能障害の症状を無数にリストアップした。気が散る、持久力がない、とりとめない話、無目的な行動、見当違いあるいは些細なことに没頭、保続、作話、選択を迫られると混乱、周囲で起きた重要な事件が理解できない、情緒不安定、鈍いあるいは平坦な感情、無関心、けんか腰、攻撃的、幼稚、多幸、異常におどける、失敗を直せない、認識できない、柔軟性がない、洞察に乏しい、経験から学ばない、などである。このような広範なリストを見ると、遂行機能障害が、脳損傷者の職業リハビリテーションにおけるおもなハードル（Vogenthaler,1987）だといわれるのも不思議ではない。しかし、HartとJacobs（1993）のリストは多様で、前頭葉損傷のみの直接的な影響を反映しているのか定かでない。重要なのは、患者像を正確にとらえる際に、脳損傷以前の特徴を考えなければならないことである。脳損傷リハビリテーションの専門家は、もとからある問題行動や性格を、頭蓋骨の

ごくわずかな傷で起きた前頭葉損傷の"兆候"などとしないように自制が求められる。実際には、遂行機能障害の臨床像は、神経学的損傷との相互作用、以前の人格、事故に対する情緒的反応を表している（Prigatano, 1999c）。

リハビリテーションにおいて何よりも重要なのは、前頭葉障害によって、慢性的な社会的障害が生じることを理解することである。有名なPhineas Gageの症例は、早期のおもなものである（Harlow, 1868）。鉄道工員Phineas Gageは1848年に受傷した。ダイナマイトの爆発で飛んだ4フィートのダンピングの鉄棒が、Gageの左頬骨の下から刺さって、脳を貫通し、頭蓋骨を突き抜けた。奇跡的にGageは生還し、知的、言語的、感覚運動能力欠損はほとんどなかった。しかし、人格変化はすぐにあきらかになった。以前は、控えめで丁寧で内気だったGageは、いいようもなく下品で、自己中心的で、思慮分別のない人となり、友人をして"もはやGageではない"といわしめた（Baker, 1995, p.672）。悲しいことに、Gageが損傷後に得たのは、医学的に珍しいという事実のみであった。現在では、脳の構造と機能の研究における歴史的事件となっている。

この問題は、後にFranzenとMyers（1973）によって、実験的に調べられた。それは、アカゲザルの集団において、前頭葉損傷が社会的行動にどのような影響を与えるかというものであった。研究者は、正常なサルを数匹選び、Gageが受けたような致命的でない前頭前野の損傷（現代の交通事故による外傷性脳損傷の典型）を負わせた。回復して集団に戻った後、次のような行動がみられた。1）社会的判断の問題：脳損傷のサルは、躊躇なくボスザルに近づく。2）社会的孤立：脳損傷のサルは、集団内で社会的地位を再構築できない。3）情緒的障害：周りにいる正常なサルの集団で起きる。

これらの所見は、前頭葉損傷が患者と家族の実生活に及ぼす影響を調べた最近の研究を反映する（Gillen, Tennen, Affleck, & Steinpreis, 1998）。そこでは、患者の人格変化と情緒抑制のなさは、他のいかなる身体的・認知的欠損よりも、家族を困らせると指摘する。実際に、世話をしている家族のほぼ50％が、臨床的なうつの危機に曝される。

B. 遂行機能の分類

リハビリテーションの専門家がよく使う、遂行機能の二つの概念は、SohlbergとMateer（1989）そしてLezak（1995）が唱えた。加えて、最近の認知リハビリテーション合意討論（Holland, Hogg, & Farmer,1997）では、遂行機能を描く別のモデルが示された。これらの3つのモデルを、表4-1に並べて比較した。

これらのモデルには、同じ概念を記述する上で、いちじるしい不一致がある。また、重複もあるようにみえる。たとえば、Lezak（1995）は、4つの因子モデルを次のように定義している。

意志：自己と周囲に気づく能力と意欲のある状態。
計画：変化を概念化する（前向き）、客観的になる、別の方法を思いつく、選択する、計画を頭の中で展開する、注意を持続するなどの能力。
目的ある行動：生産性および自己制御を含む。
効果的なパフォーマンス：質的統制。

表4-1　遂行機能の代表的なモデル

Sohlberg & Mateer (1989)	Lezak (1995)	Holland, Hogg, & Farmer (1997)	Callahan (2000)
予想	意志／意図した行動	処理手続きの速度	始動
ゴールの選択	計画	順序づけ	終了
計画	目的ある行動	柔軟性	自己制御
活動の開始	効果的なパフォーマンス	アイデアの産生／タスクの分析	
自己調整／モニタリング		計画／組織立て	
フィードバックの使用		始動	
		方策の評価	
		細部への注意	
		自分への気づき	
		時間の管理	

質的統制は、自己と周囲への気づきを必要とし、持続的な自己制御に大きく関わるといえる。Lezakの4つの因子（1995）は、モデル全体に寄与する独立した因子と考えられるだろうか、また前頭葉損傷後に特異的な行動的症候を予測するだろうか？

　Holland, HoggとFarmer（1997）は、分類法を提案し、現存するモデルを包括的に改善しようとしているが、因子の間に重大な余剰部分があり、多くを含みすぎて問題が多い。処理速度と細部への注意は、一般的に注意機能として考えられているが（Solberg & Mateer, 1989; van Zomeren & Brouwer, 1994）、ここでは遂行機能として挙げられている。さらに、柔軟性（flexibility）を、アイデアの産生（idea generation）と区別する明確な根拠があるのか、はっきりしない。最後に、因果的連鎖障害の概念は、リハビリテーションにおいて長らく議論されてきたが、実際には、脳の機能不全がある患者の問題を反映していない。おそらく、ウェクスラー知能テストの一部である絵画配列サブテストを、反映しているであろう。この課題では、一連の漫画風の絵を、意味のある話になるように並べ替える能力を求められる。このような課題が苦手な患者は、因果的連鎖の欠損があるといわれる。しかし、現実に受傷直後の混迷状態の後、地域に戻った患者は、靴下の前に靴をはいたり、表紙を開く前に本を読んだり、エンジンをかける前にハンドルをきったりはしない。

　脳損傷後に共通してみられる行動には、行為を始める、あるいは終える時期を早まる、状況にふさわしくない行為を選択する、無意味な考えや方策を捨てられない、などが含まれる。このように、個々に観察された脳損傷行動を認識する分類法は、（実験室課題の成績で定義されるような）扱いにくい分類に頼ることなく、利用価値があろう。最後に、三部からなる遂行機能の分類を以下に提案する。すなわち、始動、終了、自己制御である。表4-1で見たように、この分類方法を用いれば、脳損傷者が社会に適応して行動するのを妨げる主要な欠損について、簡潔に考えられる。また、3つのそれぞれが目に見える現象を表しており、患者と治療現場を通じて、信頼性と妥当性のある分類の利用を促進するためにも重要である。

先に提案した遂行機能の分類において、始動の障害は、無感動、無関心、または意欲、興味、動機などの欠如、持続性、活動性、自発性などの欠如（前頭葉神経解剖学的組織の背側系に関連；Stuss, Gow, & Hetherington, 1992）などを含む。

終了の障害は、運動と観念の保続、強迫観念、情緒不安定、怒りの噴出、不安とうつの繰り返し、妄想的思考過程などを含む。これらの性質は、腹側―眼窩面前頭葉に関係するようだ。

最後に、自己制御の障害は、自己中心性、衝動性、作話、社会的エチケットの欠如、判断力欠如、洞察や自責のない反社会的行動の表出である。われわれの目的を考えると、自己制御という概念は、自己認識（気づき）よりも適している（Prigatano, 1999c）。自己制御とは、その時の内的・外的要請に応じて、行動を変えられることを意味する。すべてのものに適した時間と場所があることを前提に、自己制御という概念は、偶然の事態にも適切に反応して、行動を変えられることを示唆している。その際、患者が、不適切な行為をしようと思いついたかどうかは関係ない（「計画をやり直せ」という上司をバカだと思うことと、その上司に向かって「バカ」ということとは、まったく別なことである）。そのような衝動を抑えて、心にとどめておくことは、自己制御と社会適応の核である。1800年代半ばに、"もはやGageでない"と評されたPhineasの記載は、間違いなく自己制御のあきらかな欠損（下品かつ無礼）であり、"自己認識"のレベルの問題ではない。

患者の自己認識を定義し、測定し、高めようとする試みは、難しいこととされてきた。それはおもに、この概念が内的な現象を表しており、臨床家が直接近づくことができないことによる。さらに、正常な人の行動を研究している認知心理学者は、自己認識を厳密に理解するのは、よくて挑戦であり、悪くすると利己的な妄想に陥ると示唆している（Bargh & Chartrand, 1999）。脳損傷の情緒的な適応を促す手段として、自己認識について考え、系統的に詳しく探求することは願わしいかもしれないが（Ben-Yishay & Daniels-Zide, 2000）、遂行機能障害のための機能的認知リハビリテーションの核となる信条としては、まず自己制御を概

念化することが実際的である。

　神経心理学的リハビリテーションは、人の情報処理系統のさまざまな要素を評価する膨大な数のテストと技術を取り込んで発展してきた(Lezak,1995)。知能、注意、言語、記憶などの機能を理解する上で、これらのテストは強力であったが、遂行機能の包括的理解は、標準的な神経心理学的テストのみでは得られないことがわかってきた(Lezak, 1993; Rehabilitation of the Person with Traumatic Brain Injury,1998)。いくつかのテストは、前頭葉損傷について感受性があると示唆されてきたが（ハルステッドカテゴリーテスト、ウィスコンシンカードソーティングテスト、統制口話連合テスト、トレイルメイキングテストなど）、それらは、遂行機能障害の本質を描ききれないということが、説得力のある議論となってきた (Malloy & Richardson,1994; Varney & Menefee,1993)。

　よく吟味されたテストと治療アプローチの問題点は、それらがあまりにも構造的である（設定が決まっている）ことだ。標準化されたテストでは、どのように行うか、いつ行うか、誰と一緒に行うか、どのような道具を使うかなどを患者に説明する。このように構造が厳密に決められる場合（信頼性のためには、標準化した査定方法は重要であるが）、検査者は、あたかも前頭葉損傷者の前頭葉のように"働く"。ゆえに、実験室で発見されたことを日常生活に一般化することは、遂行機能の場合、非常に限られてくる。

　こうして経験から導かれるのは、外的な設定を最小限に抑えた、実生活に近い査定方策である。この方法で、患者は、現在の要求を独りで克服する方策を示し、編み出すよう求められる。そのような方策は、行動観察、実生活での状況査定、家族と支持者による患者の実生活行動に関する記載などと結びついて、総合的リハビリテーション計画の開発にもっとも有用な道筋を提供する。

C. 遂行機能障害の症候群

ここでは、始動、終了、自己制御の障害という提唱された分類にしたがって、遂行機能障害の一般的な症候群を説明する。各症候群の特徴を、鍵となる診断を引き出す有用な査定方策とともに記載する。著者によっては、遂行機能のなかに、作動記憶 Working Memory の機能を含めることがある。作動記憶とは、7±2ビット程度の情報を、即座に処理すべく注意しながら一時的に保つ能力である。たとえば、電話帳で電話番号を調べて、電話をかける間だけ覚えておくような能力である。注意と記憶処理の総合的リハビリテーションは別章にあるので、作動記憶の概念は、ここではこれ以上扱わない。

1. 始動の障害
1) 背外側症候群

この症候群は、活動開始、惰性の克服、目標達成、動機づけの障害を特徴とする。このような人は、一般的に表情が平坦で、情緒的反応が鈍く、以前の趣味や衛生習慣などを無視することがある。この症候群は、いわゆる統合失調症の負の症状に似ており、ある程度神経病理学的病因が共通していることをうかがわせる。

査定は、日常の刺激やできごとに対する反応の行動観察から成り立つ。同時に、患者の近親者に面接をするか、行動チェックリストもしくは神経行動評価尺度を記載してもらうことで、症候の基本的な特徴を引き出すことができる。行動チェックリストには、前頭葉人格尺度（FLOPS, Frontal Lobe Personality Scale, Paulsen et al.,1996）、神経行動評価尺度には神経行動尺度（Neurobehavioral Rating Scale, Levin et al.,1987）がある。印象的な例は、ある作業療法士が調理活動をすすめようとした32歳の女性である。彼女は、前交通動脈の動脈瘤破裂で前頭葉損傷になった。平坦な表情と質問への反応が遅い（30～60秒）ことが特徴であった。オ

ーブンでチーズサンドイッチを焼いている間、作業療法士はサンドイッチが焦げるのを見ていた。患者が動くきっかけになると思い、作業療法士は見守っていた。患者が何も行動を起こさないので、何が起こっているのかを尋ね、次のようなやり取りがあった。

患者：サンドイッチが焦げています。
治療者：あなたは何をすべきですか？
患者：火を止める。（行動はなく、サンドイッチは焦げたまま）
治療者：なぜ止めないのですか？
患者：わかりました。（行動はなく、煙が上がる）
治療者：火を止めなさい。
患者：はい、します。（行動はなく、煙はもうもうと上がる）
治療者：さあ、火を止めなさい。
患者：します。（行動はなく、作業療法士が火を止める）

この例は、背外側症候群の核となる特徴を示している。あたかも車のクラッチが、エンジンの回転をドライブシャフトに伝えることができず、車輪が回転しないかのようだ。同じように、患者はどのような行動が必要であるかを口ではいえたが、うまく行動に移すことができなかった。

2）うつの"偽—遂行"症候群

うつは、脳損傷後の急性期と慢性期ともに起こりうる。脳損傷後に33％以上の患者が臨床的うつを起こすことが、研究によって示されている。また、左前頭葉損傷をもつ人は、特に情緒障害を起こしやすいという指摘もある（Robinson, Bolla-Wilson, Kaplan, Lipsey & Price, 1986; また、Gordon & Hibbard, 1997 を別の見解として参照のこと）。うつは反応性でも内因性でもありうる。反応性うつは、急に発病し、特別な喪失体験（職場解雇、対人関係や運転免許の喪失など）と関係し、早く終息することが多い。その症候は、不適応や罪悪感、失望感を強めるような自己否定からなっている。治療は、症状を強め、悪化させうる認知的再構成を

検討するために、個別あるいはグループ精神療法に焦点を絞る。そして、より豊かな日常生活機能をすみやかにとり戻すよう、認知—行動的対処の訓練を計画する。

他方、内因性うつは、発病の時期やきっかけがはっきりしない傾向がある。多くの場合、患者は、なぜ、いつ、うつになったかわからず、不意に訪れてそのままだ、と報告するだろう。症状は身体的であり、睡眠障害、食欲不振、性欲やエネルギーの減退など、いわゆるうつの静的症状が起こる。そのようなうつは生化学的病因を反映し、セルトラリン（Zoloft）、パロキセチン（Paxil）、フルオキセチン（Prozac）などの新しい選択的セロトニン取り込み阻害抗うつ薬に速く反応するようだ。これらの薬は、アミトリプチリン（Elavil）のような、初期世代の三環性抗うつ薬よりも、脳損傷の人に好まれる傾向がある。というのは、それらは、効果は似ているが、鎮静、発作の閾値の低下、低血圧などの副作用がないからである（優れた総説は、Silver & Yudofsky, 1994）。

うつは、厳しいリハビリテーション治療に取り組む動機と認知機能に、有害な影響を与える。そのため、うつは重い記憶障害（偽痴呆）や遂行機能障害（偽遂行症候）に似ている。うつの患者では、エネルギー、情報処理の速度、仕事の始動や取り組み、対人関係への興味などの減退があきらかである。うつのスクリーニング（有無の振り分け）は、臨床的面接、あるいは疫学研究センターうつスケール（CES-D, Center for Epidemiology Studies-Depression Scale; Radloff,1977）のような質問表を通じて、リハビリテーションプログラムの要素となるべきである。CES-Dは、特にヘルスケア施設に適している。なぜなら、医学的診断に直接反映する身体的症状とは異なる、感情障害に焦点があるからである。

2. 終了の障害
1）保続傾向

保続は、前頭葉損傷の後遺症の一つである。簡単にいうと、保続とは、ある行動を望まれなくても、求められなくても、適切でなくても、やり

続けることだ。それは、自動車の変速機が壊れて、適したギアに変換できないようなものである。リハビリテーションセンターでは、患者がナースコールを繰り返し押すことは珍しくない。この行動を止めるようにいうと、患者は言葉では承諾するがすぐに繰り返す。まるで衝動を制御できないかのようである。

保続傾向の特殊な例は、いわゆる"刺激と結びついた"行動である。前頭葉患者は、鉄に引かれる磁石のように、刺激に吸い寄せられるが、それを抑制するのは難しい。このように、刺激と結びついた患者のテーブルにフォークを置くと、食べ物がなくても食べる反応を引き起こす。他人の衣服の一部（ネクタイやブローチなど）に執着することがあり、やめるようにいわれても繰り返し触ろうとする。

Luria（1980）は、保続的な前頭葉徴候を引き出すさまざまな課題を作成した。それらは単純な点で優れている。図4-1のような描画課題で、検査者が記号や文字（輪や交互に代わる型や文字）などの連続パターンをページに描き示し、別なページに同じように続けて描くよう患者にいう。それは、患者、家族、検査者にとって、保続傾向の出現をみるのに劇的であった。そこでは見本のパターンが乱れ、ひとつの符号が繰り返し（自動的に）描かれる。

図4-1　Luriaの書字運動タスクにおける保続の例

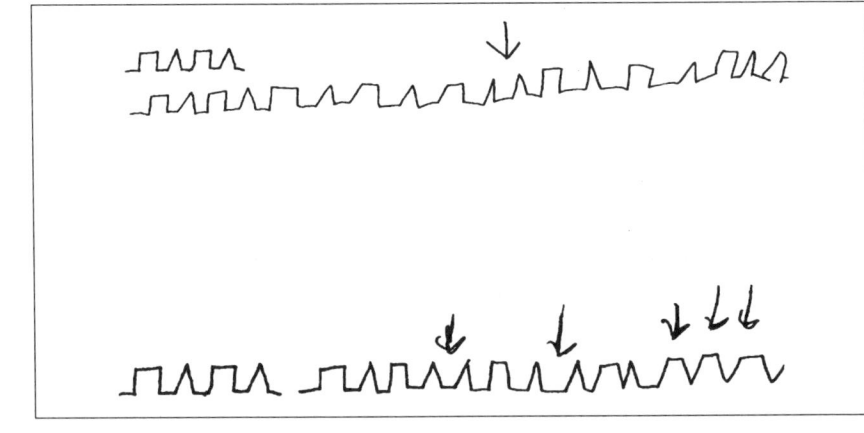

Luria（1980）は、さらに"ゴーノーゴー、go-no go"という、迅速に運動を変えるか、あるいは手を叩いて音を出す課題を作った。たとえば、患者は次のようにいわれる。"あなたの左手で2回叩いて、右手で1回叩く、このパターンの繰り返しを、私がやめというまで続けて下さい"。保続のある患者は最初は正確に実行するが、その後、どういうわけか片方の手で何回も叩き始める。もう一つの型では、患者に次のように指示する。"私が2回叩いたら、あなたは1回叩き、私が1回叩いたら、あなたは2回叩いてください"。右の皮質半球が身体の左を制御し、その反対もしかりという神経系の対側支配を考慮すれば、片手の運動制御の障害が常に観察される場合、対側の前頭葉損傷が考えられる。

　保続は、運動領域でなくても同様にあきらかになる。特定の言葉や考えを捨てられないことでも起こる。統制口頭言語連合テスト（COWAT: Controlled Oral Word Association Test, Benton & Hamsher, 1989）のような、言語流暢性課題は、このような問題を探るために有用であり、左前頭葉損傷に感受性が高いようだ。このテストでは、あるアルファベットで始まる言葉を、60秒以内にできるだけ多く答える。違う文字を使って3回行う。保続は一つの試行のなかで（たとえば同じ言葉を何回もいう）、あるいは試行を通じて（たとえば前の試行で使った文字で始まる言葉をいう）みられる。3回試行からなるこのテストの別の型は、言葉の分類に焦点をあてている（たとえば、動物、果物、野菜など）。

　保続は、問題解決方策を放棄することができないことでも現れる。それはあきらかに効果がない場合でも起こる。この問題を引き出す伝統的なテストは、ウィスコンシンカードソーティングテストである（WCST: Wisconsin Card Sorting Test, Heaton, Chelune, Talley, Kay, & Curtiss, 1993）。この課題では、一組64枚のカードを二組と4枚の刺激カードを使う。カードには、いろいろな色と模様の組み合わせが印刷されている。被検者は、束からカードを取り、それをもっとも適した刺激カードの前に置くようにいわれる。それ以上、分類方法の原則に関する指示はない。被検者が一枚置くたびに、検査者は、あっています、違います、とだけ答える。その言葉を根拠にして、被検者は方策を推論しなければならな

い。この課題は、正しい配置ルールが予告なしに変わるので、患者は、ルールを変える認知的柔軟性を維持し、新しい問題解決方策を作り出す必要がある。保続的な誤りは、以前は有効で、今は無効な分類原則に固執したときに採点される。

　WCSTの現在の型は、リハビリテーションでは特に有用である。それは、患者の問題解決行為における独立した要素の観察と解釈を、これらのパラメーターの詳細な標準化データと比較してできるからである。このような要素は、全体スコア（成功した項目）、保続的な誤りの数、学習した割合、移行時に失敗する傾向（注意散漫の測定）を含む。これらの特徴は、遂行機能欠損の過程分析を可能にし、個々の治療計画の開発を助ける。

2) 作話

　作話とは、"日常的な質問に対して、風変わりで正しくない答えを作り出す"（Stuss et al., 1992, p.354）ことである。自然に出る作話は、患者の衝動や保続によって、環境からの働きかけに対して、言葉で答え続けることを抑えられない、あるいは止められないことを反映する。しかし、自分の答えの内容には関心がないようだ。初期の概念では、不完全な長期記憶技能（"余白を埋めなさい"と患者を誘導する）が指摘されたが、Stussら（1992）は、前頭葉の制御システムの障害を、奇妙で幻想的な話の根底にある病理として指摘した。かくして、監視下の病棟の入院患者は、なに食わぬ顔で、異国での"布教"の"旅"の話をするだろう。

3) 眼窩前頭葉症候群

　この症候群は、行動の脱抑制、いらいら、怒り、感情暴発を特徴とし、Phineas Gageの受傷後行動と一致する。不幸にして、この症候は損傷後に慢性的に表れ、対人関係や職業的失敗の原因になる。文献（Callahan & Hinkebein, 1999; Varney, 1988; Varney & Menefee, 1993）によれば、嗅覚（匂い）欠損は、無嗅覚として知られるが、外傷性脳損傷後の眼窩前頭葉皮質損傷に独特な兆候でありうる。これらの研究によれば、TBI後

の無嗅覚患者は嗅覚欠損のない脳損傷者に比べて、有意に機能障害と職業的失敗のリスクが高い。Varney（1988）は次のように述べている。"外傷後無嗅覚は、眼窩前頭葉損傷の兆候として利用され、顕著な神経、知能、記憶障害がなくても職業的予後がかなり悪いことを示す（p.253）"。伝統的な神経心理学的テストは、眼窩前頭葉が影響する行動の領域に疎い。嗅覚査定は、これらの領域の統合について推論するための、基本査定方法になるだろう。

TBI後の無嗅覚の査定は、ペンシルバニア大学嗅覚識別テスト（UPSIT: University of Pennsylvania Smell Identification Test; Doty, 1995）の発売によって広まった。これは、40項目の強制選択式の嗅覚認識尺度であり、マイクロカプセルに入った物質を"こすって、匂いを嗅ぐ"というもので、約10分を要する。4〜90歳の健常者1,600人以上の性別年齢階級別標準化データがある。施行前に、"匂いや味に問題はないですか？"と尋ねる。そして被検者は、一つの匂いにつき4つの印刷された回答を見せられ、正しいものを選択する（これは、TBIに関連する嗅覚欠損との潜在的な混同を避けるため）。CallahanとHinkebein（1999）によれば、68人のTBI患者のうち65％はUPSITで嗅覚損傷を示した。そのうち30％の患者だけが嗅覚障害を自覚していた。嗅覚が正常なTBI患者と比較すると、無嗅覚のTBI患者は、複雑な注意、新しい学習、問題解決、機能的転帰が有意に悪かった。無嗅覚は、眼窩前頭葉に基づく対人関係や職業問題を起こす危険性を予測し、早期診断は、予防的な訓練の機会を増やすだろうと結論づけている。

4) 器質的妄想症候群

通常、これらの症候群は急性期に短期間生じ、右の前頭葉損傷、あるいは両前頭葉損傷と右半球の他の部位損傷とが組み合わさって起こることが多い。患者は、正確に状況を把握できないため、矛盾した解釈を捨てる自己推論能力を欠いているようである。二つの型が注目に値する。

重複記憶錯誤（Reduplicative Paramnesia:RP）は、異常な内容特異的妄想であり、患者がよく知っている場所が、二つかそれ以上の場所に、

同時に存在するというものである。この障害には、器質的な原因があるにもかかわらず（大多数は外傷性もしくは血管性；Kapur, Turner, & King, 1988)、神経心理学的リハビリテーションの世界ではあまり知られていない。MalloyとRichardson（1994）の仮説では、右の後頭、側頭、頭頂の損傷によって、空間と場所がわからなくなり、前頭葉が介する自己認識や論理的思考も欠損するが、信念だけはよく保たれる。健忘、作話、先見性の低下といった前頭葉の特徴によって、RPは一時的な混乱あるいは勘違い（Malloy & Duffy, 1994）にとどまらず、長く続くであろう。最後に、精神疾患による妄想と比較して、RP患者は当惑しながらも自分の信念を開放的に話す。

　Hinkebein, Callahan,と Gelber（2001）は、珍しいRPの症例を紹介した。それは、右中大脳動脈の動脈瘤破裂によるくも膜下出血を起こした67歳の男性であり、精神医学的、神経学的既往はなかった。この患者は、自分は、よく知っている中西部の都市の病院にいて、かつ、カリフォルニアにもいる。彼は、家族や見舞い客が、毎日遠くからくると信じていた。コンピューター断層撮影（Computed tomography, CT）画像は、右前頭、側頭、頭頂葉に小さな傷を示した。神経心理学的データは、両側前頭葉（右が左より悪い）および右半球機能不全を示した。対人的には、衝動的でなれなれしく、大仰で、不用意にものをいった。彼のRP妄想は、出血後1ヵ月間変わらなかった。3ヵ月の時点で、西部の（カリフォルニアではないが）以前治療を受けた施設に住んで、パートタイムの仕事に戻った。しかし、1年後も、入院中の見舞いは"長旅"で疲れただろうかと、妻に尋ねることがあった。

　器質的妄想の第2の例は、**カプグラ Capgras 症候群**として知られる。これは、誰かが自分の配偶者の身体に乗り移って、その名をかたっていると信じ込むことをいう。咎められた家族や友人にとっては衝撃的で苦痛であろう。特に、患者が"詐欺師"に容赦なくごまかしを"認め"させようとすればなおさらだ。幸いにして、この型も、正確な評価と事実の確認をする遂行システムが改善するにつれて、急速におさまる傾向がある。しかしながら、患者は、長い間それらの考えをときどき蒸し返す

(Malloy & Richardson, 1994)。

3. 自己制御の障害
1) 破局反応

Goldstein（1952, Prigatano et al., 1986が引用）は、脳損傷患者にみられる不安と葛藤の反応を記述し、"破局反応 catastrophic reaction"と名づけた。この反応は、問題解決をする場面で、一見普通に行動し、適応しているような患者にみられる。そのような患者は、情緒的で、不適切な言い方や逃避をし、社会からの隔離によって唐突に不安になる。患者は、認知的混乱のきわみに達し、以前たやすく達成できたことがうまくできないという感情に圧倒される。さらに、破局反応の頻度は時間とともに多くなるようだ。それは、実際の環境で繰り返し失敗を経験し、脳損傷の慢性的な特徴の意味を理解できるようになったことによる。

2) 障害された気づきの問題

よくいわれることであるが、前頭葉損傷者には、正確な自己評価の能力が欠けている。受傷後の変化を理解するのは難しいようである。もっとも重度な場合、患者は傷など受けていないといい、急性期治療室からすぐ退院したいと強引に求める。交通事故で重いTBIになった34歳の男性の例をあげる。彼は、びまん性の出血を神経外科的に処置するため、頭の右側の毛を剃られ、右耳のすぐ上にクエスチョンマークの形をした傷跡ができた。2日間の昏睡から醒めてリハビリテーション科に移された。彼は家に帰りたいと要求した。面接でも、彼は病院にいる理由を理解せず、傷はないと主張した。最終的に、鏡を見て、自分の容貌と頭髪の説明を受ければ納得すると思われた。しかし、彼は（まったく無表情で）普段と何も変わらないし、自分の髪の毛はいつもこんなものだといった。

損傷後の急性期では、このような損傷の否認は珍しくない。最悪の場合（病態失認）では、患者は、自分の身体の一部ですら自分のものでは

ないと否認する。器質的妄想症候群のように、右半球（特に側頭葉、頭頂葉）と前頭葉の合併損傷は、気づきの欠如の重要な原因と考えられる。

リハビリテーションが進行するにつれ、より仔細な気づきの低下があきらかになる。この時期の患者にとってもっとも難しいのは、損傷が起きたことについて理解し、知識を得ることではなく、以前の仕事に復帰したり、家庭で責任を担ったりすることに対する障害の影響を認識することである。

再び臨床事例を提示する。ある52歳の男性は、右中大脳動脈の動脈瘤破裂の神経外科的治療後、リハビリテーション科に移された。神経心理学的テストの結果は、左の視野欠損を伴う、重度の視覚—空間的技能障害であった（彼は両視野の左側に周辺視野障害があり、身体の左側を、家具や柱によくぶつけた）。退院が近づくにつれ、家族と治療チームは、長距離輸送トラック運転手の仕事にすぐに戻りたいという本人の要求が気になりだした。カウンセリングが行われ、視野障害と運転に伴う危険について、本人に理解してもらおうとした。1時間熱心に話し合い、患者は歩くときですら安全ではなく、まして高速道路で大型車は危ないということを繰り返し指摘された。ようやく、その患者は、自分が運転すると、自分にも他人にも危険だということがわかったと報告した。治療チームが安堵して終了しようとした矢先、患者の最後の質問が、皆の息の根を止めた。"先生、私はものがよく見えないので、車の運転は無理です。地上ではよくぶつかるとわかりました。それには納得しました。しかし、私のパイロットの免許はまだ有効ですが、どうでしょう……"。

これはおそらく、気づきが悪くなることでもっとも問題になる側面であろう。中等度と重度の脳損傷例では、上に書かれたようなことが、日常生活においてときどきみられる。しかし、患者は自分のすべての面や、いつでも、どこでも気づきがないというわけではない。ときには、洞察と適応のきざしを見せるであろう。それは、本人と家族、治療チームに信頼を築く。この信頼によって、期待は大きくなり計画は修正される。そして、あえて尋ねなくとも、患者の言い分を聞けば、自己の限界について誤解していることがわかる。

D. 遂行機能障害の実際的査定方法

多くの課題やテストは、遂行機能査定にも応用でき、そのうちのいくつかは、すでにこの章で議論してきた。表4-2は、遂行機能の分類と関連する査定方法を示している。しかし、前に述べたように、多くの伝統的な神経心理学的テストと治療アプローチは、あまりに構造的（枠にはまり）すぎて、前頭葉欠損行動を導き出せない。必要なのは、実生活に似た状況、あるいは外的構造を最小限にするような査定方策である。このような包括的な方策を念頭に、標準的かつ新しい査定と治療課題を、前に示したものに追加して以下に挙げる。

疫学研究センターうつスケール（CES-D）（Center for Epidemiology Studies-Depression Scale; Radloff,1977）：CES-Dは20項目からなる自己報告質問表で、患者の情動障害の査定のために使われる。患者は、過去1週間のうつ的感情症状の頻度を算定するために、4点スケールの質問をされる。このテストは簡便で、10分以内に採点できる。スコアは0〜60点の範囲である。一般的に、16以上のスコアは、臨床的に意味のあるうつに関連する。

統制口頭言語連合テスト（COWAT）（Controlled Oral Word Association Test; Benton & Hamsher,1989）：このテストは、左の前頭葉損傷に感受性が高い。患者はアルファベットのある文字ではじまる言葉を、60秒以内にできる限りたくさんいう。それぞれ別の文字に焦点をあて、3施行で完成である。保続は一つの施行（同じ言葉を何度もいう）あるいは、他の施行にまたがって（前の施行の目標文字で始まる言葉をいうなど）起こる。このテストの別版では、言語的カテゴリー（たとえば、動物、果物、野菜など）に焦点があてられる。

遂行機能経路—発見課題（EFRT）（Executive Function Route-Finding Task; Lezak1995; Sohlberg & Mateer,1989）：この課題では、患者は地域の建物内あるいは戸外で、あらかじめ決められた終着点に行く経路を安全にたどるようにいわれる。この課題は、"出発前"の方法の

表4-2 遂行機能とそれに関連した評価法について提唱された分類

神経学的損傷のあとの機能的能力とそれに関連する障害	技能を評価するおもな評価方法の例	技能を評価する付随的な評価方法の例	観察／兆候
始動 ● 自発性喪失 ● セットの喪失	● Luriaの「ゴー・ノーゴー」タスク ● ティンカートイテスト ● 社会的人間関係 ● 統制口頭言語連合テスト（COWAT） ● ウィスコンシンカードソーティングテスト（WCST） ● トレイルメイキングテスト	● 料理タスク ● 20質問テスト ● 前頭葉人格スケール（FLOPS） ● 神経行動尺度	● 反応時間 ● WCSTセットの間違い ● トレイルメイキングテストの数の間違い ● COWAT：低産生
● 感情の平板化 ● うつ	● 疫学研究センターうつスケール（CES-D）	● 前頭葉人格スケール（FLOPS） ● 神経行動尺度	● 顔の表現 ● 家族の報告 ● 睡眠の質の低下／食欲の減退
終了 ● 保続	● ウィスコンシンカードソーティングテスト（WCST） ● Luriaの書字運動タスク ● 統制口頭言語連合テスト（COWAT） ● 遂行機能経路―発見課題	● カリフォルニア言語学習検査／Reyの聴覚言語学習検査 ● 料理タスク	● WCST保続エラー ● Luriaの繰り返し ● COWATのタスク内あるいはタスク間の繰り返し ● 家族の報告 ● 観察
● 刺激に束縛された／障害されたセットシフト	● ウィスコンシンカードソーティングテスト（WCST） ● カテゴリーテスト ● トレイルメイキングテスト	● 統制口頭言語連合テスト（COWAT） ● 前頭葉人格スケール（FLOPS）	● 接触行為の観察 ● WCST：低いナンバーカテゴリー ● カテゴリーテスト：高いナンバーエラー ● トレイルメイキングテスト：緩慢さ／エラー
自己制御 ● 衝動性	● ウィスコンシンカードソーティングテスト（WCST） ● ハルステッドカテゴリーテスト ● トレイルメイキングテスト ● Rey複雑図形テスト ● 遂行機能経路―発見課題 ● 社会的人間関係	● 20質問テスト ● 神経行動尺度 ● 前頭葉人格スケール（FLOPS）	● トレイルメイキングテスト：数の間違い ● カテゴリー／WCST：数の間違い ● 観察：ケアレスミス、他者の妨げ ● 家族の報告 ● 性急な対人関係のテンポ
● 組織化の欠如	● Rey複雑図形テスト ● 遂行機能経路―発見課題 ● 料理タスク	● 神経行動尺度 ● 前頭葉人格スケール（FLOPS）	● 観察：ケアレスミス、仕事の反復／再試行、効率の悪さ ● 家族の報告
● 社会的エチケットの欠如	● 遂行機能経路―発見課題 ● 前頭葉人格スケール	● 検査時の行動	● 観察 ● 家族の報告 ● 仕事や対人関係の喪失 ● 法的な問題

表4-2 遂行機能とそれに関連した評価法について提唱された分類（続き）

神経学的損傷のあとの機能的能力とそれに関連する障害	技能を評価するおもな評価方法の例	技能を評価する付随的な評価方法の例	観察／兆候
自己制御 ●抽象的な感じ方／具体的な推論スタイルの欠如	●ウィスコンシンカードソーティングテスト(WCST) ●ハルステッドカテゴリーテスト ●トレイルメイキングテスト ●遂行機能経路一発見課題 ●社会的人間関係 ●WAIS-Ⅲ 類似 ●レーブンマトリックス	●20質問テスト ●神経行動尺度 ●前頭葉人格スケール(FLOPS) ●ティンカートイテスト	●具体性，試行と間違いの学習からみた接近 ●ミスやフィードバックから学ぶことの失敗 ●類似性を思いつくことができない ●柔軟でない思考スタイル ●検査パフォーマンスの低さ ●家族の報告／観察
●自己への気づきの障害	●前頭葉人格スケール(FLOPS) ●神経行動尺度 ●インタビュー／観察 ●家族の報告	●料理タスク ●遂行機能経路一発見課題 ●検査時の行動	●観察 ●家族の報告 ●仕事や人間関係の喪失 ●法的な問題
●欲求不満耐性の欠如／破局反応	●ウィスコンシンカードソーティングテスト(WCST) ●ハルステッドカテゴリーテスト ●トレイルメイキングテスト ●遂行機能経路一発見課題 ●社会的人間関係 ●遂行機能経路一発見課題 ●ティンカートイテスト	●20質問テスト ●神経行動尺度 ●前頭葉人格スケール(FLOPS)	●怒りやすさ ●冒瀆性 ●涙もろさ／乱暴さ ●攻撃性 ●離脱／引きこもり／社会的孤立 ●社会参加を拒む ●家族の報告 ●仕事や人間関係の喪失 ●法的な問題

議論、地図や手がかりの収集を含む。施行の間、治療者あるいは家族は、目立たないように患者の経路発見の目印の使用法、論理的な探索、適切な社会的行動（礼儀正しく道を尋ねるなど）、葛藤、全体的な効率を観察するために後を追う。課題は、付加的なことを経路につける（ごみ拾いなど）、チームワークにする、あるいは複雑で混雑した実生活環境に移行することによって難易度を上げることができる。

指叩き（Finger tapping; Reitan & Wolfson,1993）：最近のデータ（Prigatano, 1999b）では、この簡単な運動課題は、前頭葉が介在する実行機能技能に重要な関係があると示唆されている。指叩きの改善は、自己制御とTBI後の転帰の向上と関係している。運動技能それ自体が、仕事やセルフケアの成功を予測し、高次認知機能すら予想しうる。

前頭葉人格スケール（FLOPS）（Frontal Lobe Personality Scale; Paulsen et al.,1996）：この45項目の質問表は、痴呆のさまざまな型の人格と行動の特徴を査定するために、独自にデザインされた。最近ではTBIの集団にも応用されている。通常、患者をよく知っている人に回答してもらう。スケールは、過去2週間にそれぞれの行動が出現した頻度を答える。"ほとんどない"から"ほとんどいつも"の5点スケールである。3つのサブスケールは次のような項目からなる：1）遂行機能と運動プログラミングの欠損、2）脱抑制と情緒制御不全、3）無感動と運動不能。この尺度の長所は、受傷前と受傷後に関する質問を完成する、受傷前の機能がどのように変化したかを評価する、自己と他者のスコアを比較することである。加えて、連続した査定によって、治療介入後や経時的行動変化を記録することもできる。

ハルステッド カテゴリーテスト（HCT）（Halstead Category Test; Reitan & Wolfson, 1993）：HCTは、ハルステッドレイタン神経心理学バッテリーの一つの要素であり、抽象的意味付けと系統的問題解決のテストと考えられている。208の刺激絵が提示される（ビデオスクリーンか冊子型）。これらは、中心となるテーマもしくは原則でまとめられた6つのセットに分かれている。うまくいけば、患者は、最初の試行とエラーの過程を通じて、示されている刺激セットにどのような原則が当てはまるか、筋道を立てて決めることができる。そして、各刺激をカテゴリーに振り分ける質問に答えることができる。このテストの長所は、全体的な脳の整合性（前頭葉だけではなく）に対する感受性で、持久力と忍耐力のテストを作るのに長い期間を費やし、研究用データベースを拡大するのに何年も要した。

ルリアの連続書字運動とゴーノーゴー課題（Luria Graphomotor Sequences and Go-No Go Tasks; Luria,1980）：ロシア人の神経心理学者A. R. Luriaは、この課題を行動神経学的な原則に基づく、個別の査定方策の一部として開発した。この課題では、さまざまな記号を連続して描いたり、だんだん複雑になる運動（指をはじくなど）をしたりする。Luriaの課題は、特に保続的な誤りを知るのに適し、左右の手の動きを比較する

ことにより、大脳半球の異常についても有用な診断情報を得られる。

料理課題：この課題は、EFRTと同じような根拠をもつ。しかし、二つの重要な動機づけという特徴がある：1) 患者は退院後に規則正しく食事をとる。2) おいしい食べ物は正の強化で、調理訓練の成功の指標になる。料理課題は、多岐に渡る目標をもつ。それは、安全、立位バランス、移動、繊細な手の協調運動、記憶、視覚的技能、忍耐力、組織化、問題解決、社会性、言葉遣い、協調性である。メニューを選ぶ、イベントがあれば予算をたてて買い物をする、チームワーク、時間を決める、周囲で気が散ることが起こるなどによって、課題は複雑になる。総じて、この課題は優れた遂行機能査定であり、訓練材料でもある。

神経行動尺度（NeuroBehavioral Rating Scale; Levin et al.,1987）：この自己報告式質問表は、外傷性脳損傷者が共通して経験する27の行動問題領域を列挙している。患者および近親者は、各行動について"ない"から"きわめて重度"までの7段階の中から選ぶ。共通する方法は、患者と支援者が両者独立して尺度を完成させること、両者の差を比較することである（これは患者の気づきの問題を反映するだろう）。著者は、この27領域は、4分野に分けられると報告している。1) 認知／活気、2) メタ認知、3) 身体／不安、4) 言語である。遂行機能に特に関係するのは、考えが整理できない、脱抑制、興奮、自己評価、計画性などの項目である。この尺度の長所は、簡潔で（ほぼ5分で完成）、患者の変化について記載するために、連続して査定するのに適しており、TBIのために特別に作られたことである。加えて、実験室を基本とした神経心理学的テストデータを補うために、実生活上の問題について尋ねる機会を提供する。

レーブンプログレッシブマトリックス（Ravens Progressive Matrices; Raven,1960）：このテストは、連続した視覚的パターン合わせと類似性の問題であり、単純なものからきわめて複雑で抽象的なものまで幅広い。基本的には、刺激は、切りとられた一片の壁紙のようにみえる。いくつかの追加の壁紙見本が下にあり、患者は元の刺激に属するものを指摘するようにいわれる。いくつかの型があって、白黒やカラー印刷されたも

のを含む。Ravenは、非言語的な概念形成と意味付けのテストを考えたようである。WAIS-Ⅲの"類似"サブテストは、これらの領域の言語的テストと考えられる。

類似サブテスト：ウェクスラー成人知能テスト-Ⅲ（WAIS-Ⅲ）
(Similarities Subtest: Wechsler Adult Intelligence Scale-Ⅲ; Wechsler, 1997)：WAIS-Ⅲはもっともよく使われている一般的な知能検査で、認知面の査定の神経心理学的評価に用いられているが、前頭葉の遂行機能に感度が低い傾向がある。それでも、類似サブテストは、言語的抽象的意味付け技能の手がかりとして利用価値があるだろう。患者は、二つの言葉を提示され、"これらはどのように似ていますか？"と尋ねられる。項目は、単純なものから難しいものへ移行し、具体的および抽象概念の意味付け能力を示す。

ティンカートイテスト（TTT）(Tinker-toy Test; Lezak,1995)：患者は、よくある建物セットから選択された50のピースを与えられ、"これらを使って何でも好きなものを作って下さい"と指示される。時間制限はなく、それ以上の指示もない。患者はひとりで方策を計画し、実行する。それに続く建物の構築は、使ったピースの数、立体性、動く部分の存在、支持なしで立っているか、"名前"がつけられているか、などを含めていろいろな領域を採点することができる。これらの因子は、全体的な複雑性スコアと結びつき、高スコアは遂行欠損が少ないことを示している。重ねていうが、このテストは強制的な構成がないことで成功している。TTTのデータは、ウィスコンシンカードソーティングテストのような他の遂行機能測定に相関し、外傷性脳損傷後の復職の予測にも有用である。

トレイルメイキングテスト（Trailmaking Test; Reitan & Wolfson, 1993)：トレイルメイキングテストは、ハルステッドレイタン神経心理学バッテリーの要素であり、脳の機能不全にもっとも感受性のある、簡便な測定方法の一つである。"点を結ぶ"という、驚くほど単純なテストは一枚の紙に示されている。パートAはただの数字の刺激からなり、患者は、数字を順番に線で結ぶ。パートBは少し難しく、アルファベットと数字の刺激からなり、二つの配列（数と文字）を交互に結ぶことが求

められる。全体の完成時間が従属変数となるが、経路作成は、効果的な視覚的探求、注意集中、処理速度、運動出力などを同時に求めるので、脳機能不全に感受性がある。しかし、遂行機能の査定でもっとも有用なのは、パートBで求められるセット移行（文字と数字）と忍耐力である。

20の質問課題（The Twenty Questions Task; Upton & Thompson, 1999）：昔の室内ゲームの一種で、患者は20以内の質問を使って、検査者が頭に浮かべた動物の名前をあてる。検査者は、患者の質問に対して、はい、もしくはいいえだけ答える。少ない質問で正確にあてるように強調される。いくつかの尺度をまとめて計算できる。問題解決に要した質問の数、探索を狭めていけるように絞り込んだ質問の頻度、"最初の推測（あて推量）"をする前にした質問の数（衝動性の測定と思われる）を含む。著者らは、この課題が、左の前頭葉と両前頭葉損傷に感受性があることを見い出した。また眼窩前頭葉の患者は、有意に衝動的に回答（あて推量）をするようである。TTTのように、20の質問課題は強制的構成がなく、時間制限がなく、どこでもでき、何度も反復できるので有用である。

ペンシルバニア大学の嗅覚判定テスト（UPSIT）（University of Pennsylvania Smell Identification Test; Doty, 1995）：この40項目は、マイクロカプセルに入れた物質をかきだして嗅ぐ、匂い認識尺度である。長所は、施行時間が短いこと（ほぼ10分）、厳密な標準化、広範な年齢性別基準、詐病判定要素、眼窩－前頭葉損傷を反映する嗅覚欠損に敏感なことである。

ウィスコンシンカードソーティングテスト（WCST）（Wisconsin Card Sorting Test; Heaton et al., 1993）：ウィスコンシンカードソーティングテストは、ハルステッド カテゴリーテストと構成が似ており、64枚のカードの束と4枚の刺激カードからなる。そのカードにはいろいろな色の幾何学模様の組み合わせが印刷されている。被検者は、束から一枚カードを選び、もっとも合う刺激カードの前にそれを置くようにいわれ、それ以上の指示はない。患者がカードを置くたびに、検査者は成功か失敗と誘導する。それをもとに、適切な方法を考え出さなくてはならない。WCSTは、特に保続行動を引き出すことに優れている。さらなる長所は、

テスト施行中、次々と変わる課題に応じる認知的柔軟性が求められることである。

1. 遂行機能障害の認知リハビリテーションの効果

Cicerone（1999）は認知リハビリテーションを次のように定義した。

脳―行動障害を査定し理解することを基にして機能の改善を試みる、系統的な治療活動サービス。サービスは、次のような機能的変化の達成を目指す。
1. 以前に学んだ行動パターンを、補強、強化、再構築する。
2. 障害された神経系の代償的認知機能を通じて、新しい認知活動のパターンを構築する。
3. 装具や環境整備や支援といった、外的な代償機能を通じて、新しい活動のパターンを構築する。
4. 認知機能を直接修正できなくとも、全体的な機能レベルと生活の質を改善するために、機能不全に適応するよう努力する（p.317）。

ほぼ20年間の活発な研究にもかかわらず、後天的脳損傷の認知リハビリテーションについては、支援者の間ですら意見の相違が残っている。全体的に、脳損傷のリハビリテーションを受けた人は、受けない人よりも治っているようにみえ、早期の介入は効果があるようだ（Cicerone, 1999; Rehabilitation of Persons with Traumatic Brain Injury, 1998）。はっきりしないのは、認知リハビリテーションの目標が、復帰（以前のレベルに脳の機能を戻す）であるべきか、代償（慢性的に低下した技能を適応させるために、道具や技術を使う）であるべきか、自然治癒による回復と治療効果の区別をどうつけるか、認知リハビリテーションはどのような機能に効果的かなどである。

TBI後の認知リハビリテーションの効果に関する最近の見解で、Prigatano（1999a）は次のように述べた。"いかなる治療法も、TBI後の

認知欠損を元に戻せる科学的根拠はない"(pp.309-310)。 むしろ、認知リハビリテーションの役割は、生還した患者を援助することにあると強調している。

　……彼らは、神経心理学的欠損に、だんだん気づいてきた。そのような気づきによって、患者は代償技術を使うことができるばかりでなく、―簡単に取り組めるとは限らない課題において―適切な判断をし、生活において破壊的選択を避ける。現在、認知リハビリテーションは労の多い仕事である。患者は、顕著な効果が出る前に、認知リハビリテーション課題を何時間もしなければならない。どんなに無作為的で、デザインがよいものでも、100時間以下しか認知リハビリテーションを行っていない研究は、きわめてわずかな結果しか出さないようである。このような現実は、われわれがコストをかけずに系統的に再訓練活動をする方法を知らなかった（p.310）ために存在する。

　認知リハビリテーションは、患者の精神状態が改善し、受傷後再び活動的になるように意欲を喚起し育む環境があれば効果がある。Judd (1999, p.39)は、これを、"一般的刺激アプローチ"と説明している。さらに、代償的技術（メモ、カレンダー、課題リストなど）を取り入れる特異的訓練は、記憶と構成能力の欠損に役立つことを示し（Sohlberg & Mateer,1989)、Juddが"機能的アプローチ"と称したことを包含する。機能的アプローチは、実際的な代償技術指向で、患者や家族に比較的よく受け入れられている。ただし、リハビリテーションが終わった後の、定着度合い（結果の持続性）は不明である。

　心理支援的治療は、患者や家族が脳損傷の悲しみの中で生きる術を学ぶことを助けるもので、対処技能を高め、人格変化（Prigatano,1999c）を理解するためのモデルを提供する。このアプローチの支持者は、以前と変わった自己を発見するきっかけとして、患者の状況に共感し理解する（つまり、患者の現象学的領域に分け入る）癒しの力を強調している。

　心理支援的治療の効果に関する別の解釈は、認知行動学的見地を反映

する。遂行機能の認知リハビリテーションの役割は、回復期を経て課題に触れる機会を提供することである。患者と家族は用意された治療環境で少しずつ訓練される。さらなる治療活動は、地域や職場という設定で時間をかけて行われる。このような一般化によって（Judd,1999; Sohlberg & Mateer,1989）働きやすい環境で代償方策を学び、機能が改善される（Rehabilitation of Persons with Traumatic Brain Injury, 1998）。

E. 遂行機能障害の実際的治療方策

1. 遂行機能障害の改善の一般的方策

　遂行機能欠損は複雑であり、記憶障害（ノート、テープなど）、注意障害（気が散る要因を減らす、頻回に休憩するなど）、視覚空間的能力障害（輪郭を描くなど）に使われる比較的簡単な代償方策のように、単独で効果が期待できるようなものはない。遂行機能不全患者の包括的治療計画は、医学、心理／認知、家族／環境など複合的に、長期間継続して立てられるであろう。さらに、計画は障害の重度および機能に与える影響に基づいた個別なものである。遂行機能障害の治療には専門的な支援が必要であるが、当事者およびケアに携わる関係者のための一般的な方策もある。

- 行動改善のための反復訓練（訓練すれば上達する）。
- 課題は、基礎から少しずつ複雑なものへと段階的に進める。
- 障害を補うために、保たれている技能や機能を最大限に使う（Judd, 1999）。
- 環境、社会や仕事上の役割、個人的要因（持久力など）を調整し、前頭葉の遂行障害が起きるのを避ける。特に、新しいこと、時間や成果に関するストレス、疲労などの状況下にて。
- できるだけ毎日の活動を規則正しくする（ランチは毎日12時、火曜は買い出しの日など）。

- 自分のペースで行うよう指示し、忙しく感じないように、十分な時間をとるようにする。
- できる範囲以上のことを無理してやらない。

　これらの一般的方策は、遂行機能障害の影響を最小限にすることがわかっている。重度のTBIは慢性的状況と考えるのが妥当であり、直接、早急に成功するリハビリテーション方策は、環境からの要請を減らすことであって、患者の対処能力を改善するように試みることではない。結局、認知リハビリテーションは、現実に即したものでなければ効果がない。このように、環境の要請をなくす、あるいは患者を要求の多い環境から離すことは、覚えておく価値のある方策である。
　以下に挙げる、症候群特異的なリハビリテーション方策は、現在提案されている遂行機能障害分類を基にしている。

2. 遂行機能障害を改善するための特異的方策
1) 始動の障害を改善するための方策
　慢性的な始動欠損の治療は、環境調整、行動修正、薬物療法を含む（表4-3参照）。それには次のようなものがある。

- 行動の引き金になるような、外部環境からの手がかりを使う。たとえば、アラーム、視覚的サイン、カレンダーへの書き込みなど。それらの手がかりに対する望ましい反応を選択的に強化できれば、その反応が起きる確率を上げることができる。言葉で誉める、身体に触れる、抱擁する、あるいは欲することや行為が達成されると、望ましい行動の発生頻度が増すことがある。
- ある行動の始動をよくするために、他の行動と組み合わせて繰り返す。たとえば、食事時に錠剤を飲むよう患者に説明して、処方された薬を飲む習慣をつけることができる。
- このような方策が成功しないとわかったときには、劇的ではないが、

表4-3 遂行機能の分類法によるリハビリテーション治療方策

遂行機能のドメイン	リハビリテーションの方策
一般的方策	● 繰り返し、リハーサル ● 基本から、より複雑な段階への序列に基づいた階層的な進行 ● 障害された機能を代償する機能の利用 ● 新奇的要素、時間やパフォーマンスのプレッシャー、疲労を減らすための、環境や社会的／仕事の役割、個人的能力の調整 ● 毎日の活動を定常(ルーチン)化させる ● タスクを完了させるために余分な時間を設ける ● 患者自身のペースで進める：患者が扱える以上のことを引き受けさせない
始動の障害	● 聴覚的アラーム、視覚的サイン、ノートやカレンダーへの記入など、環境的な手がかりや引き金を用いる ● 自然に一緒に起こる行動同士をつなげる(服薬を食事どきにいつも行うようにする) ● 抗パーキンソン症状薬を考える(ドーパミン作用薬) ● 起こりうるうつの評価と抗うつ薬治療の検討(セロトニン作用薬) ● 行動的方策と現実的予測をたてることを援助するための家族精神療法 ● 適応的な対処行動を確立するための個人精神療法
終了の障害	● 望ましくない行動を減らし望ましい行動を強化するための個人精神療法および行動療法 ● 適応的な対処行動やコミュニケーションを促進するための家族精神療法 ● 示された特異的な側面を標的にした薬物療法を考える ● 環境的調整
自己制御の障害	● 神経心理学に基づいた環境的治療プログラム ● PDSAサイクルのような記憶を助ける方策 ● その人の長所と限界があきらかになるような挑戦的タスクへと、だんだん前進しながら繰り返される提示 ● コンピューター化された認知強制器具の使用、たとえばPDAやページャーシステムなど ● 環境的調整

シネメット、アマンタジン、ブロモクリプチンのような抗パーキンソン薬(ドーパミン作動薬)の潜在的役割を考えてもよいであろう。

● 不幸にも、重度の慢性的な背外側症候群は、対人関係や職業的成功に負の関連を持っている。もっとも直接的な治療は、ケアする人や近しい人が、障害を受けた人の行動について、現実的な予測ができるよう支援することである。

● うつの査定はときどき可逆的始動障害を示す。新しいセロトニン作動薬である、セルトラリン(Zoloft)、パロキセチン(Paxil)、フルオキセチン(Prozac)などは、脳損傷の治療上、効くことが証明された。これらの薬は速効性および耐性があり、副作用が少なく、嗜癖にならず、活力を促すが鎮静作用は少ない。この最後の特徴は非常に重要で

ある。というのは、鎮静作用によって処理速度が遅くなり、注意散漫になり、始動それ自体が悪化するという、他の脳損傷後遺症に似た症状が生じるためである。
- 付加的な精神療法は、長期にわたって有効な適応対処行動を築くことを助けるであろう。

2) 終了の障害を改善する方策

眼窩前頭葉症候群に関連する慢性的な問題の治療は、対人関係や職業上の混乱に合わせて行われる。

- オペラント行動修正技術や随伴性制御規範を用いた行動療法は、望ましくない行動を消失させ、ふさわしい行動を促すことを意図している。通常、不適切な行動を無視しても、その行動を止めることはできない。むしろ、不快な言動の直後に"その言い方は不適切です""私に触れないで下さい"などはっきりいうことで、その頻度を減少させるであろう。
- 患者およびそのパートナーを伴う個別心理療法は、ケースマネジメントの重大な要素である。それは、患者の人格変化や行動パターンの神経学的原因を理解し、対処方法やコミュニケーション方策の発展を助ける。さらに、地域基盤の行動修正方策―計画を成功させる重大な要素―を実行し継続する訓練にもなる。
- 重度で、予告のない攻撃的な暴発については、薬物療法が必要であろう。Cassidy's（1994）の総説によれば、自己や他者に向けて攻撃性をもつ急性譫妄の場合は、ハロペリドール（Haldol）の静脈注射薬剤が選択されるであろう。この投与は、低血圧、発作、呼吸障害のリスクが少なく、かつ鎮静に即効性がある。
- セロトニン作動薬の抗うつ薬デシレル（Trazodone）は、あまり重度でない興奮の管理において有効な薬である。
- より慢性的な器質性の攻撃性症候群の研究では、カルバマゼピン（Tegretol）やバルプロ酸（Depakote/Depakene）のような、抗痙攣剤の使用が支持されている。また、プロプラノロール（Inderol）のよう

なβ-アドレナリン受容体遮断薬の使用の効果も示されている。しかし、プロプラノロールの臨床的な効き目は非常に遅く（治療開始後数週間かかる）、多量の服用で重大な起立性低血圧を生じうる。他の遮断薬は、効果と実用性のバランスによって使用可能になるだろう。薬の治験デザインで重要なことは、短期間や低用量のために、行動に影響が出ないうちに打ち切らないことである（Cassidy, 1994; Horn, 1987）。

- 使用する薬剤にかかわらず、このような問題に地域で取り組み、長期間続けるためには、薬剤管理、行動修正、環境調整、患者や家族のための心理社会的介入など包括的な対策が不可欠である。
- 重複記憶錯誤、カプグラ症候群のような器質的妄想の治療は、再指示、真実性のテスト、スタッフによる一貫した支援などが一般的である。治療上信頼関係が確立され、神経学的な回復が進むと、患者はより柔軟になり、自分が観察したことについて別の見方を考えるようになる。重度な例では、抗精神病薬による治療が試みられるであろう。しかし、これらは一般的には避けるべきである。というのは、認知機能や治療参加に及ぼす鎮静の副作用が、妄想を鎮めるわずかな効果に勝るからである。

3）自己制御の障害の改善方策

神経学的な原因に基づく自己制御あるいは自覚の欠損を改善する薬はないようである。破局反応のような症状の治療は、心理療法的カウンセリングを伴う認知リハビリテーションと結びついた環境（Ben-Yishay & Daniels-Zide, 2000; Prigatano, 1999c; Prigatano et al.,1986）でよく行われる。このような方法で、破局反応が起きた直後に"時に応じて"うまく対処する技能の訓練を行うことができる。また、ある患者がよい対処法で適応する様子をみて、別の患者が現実的な希望と自己効力感を獲得することもある。自己制御障害の治療案は、以下のようなものを含む。

- 神経心理学を基盤とするプログラムは、受傷後の自己理解を深めるように働きかける（Prigatano, 1999b, 1999c）。しかし成果を出すのは難

しく、費用もかかる。
- 問題を系統的かつ論理的に解決することができない障害は、"PDSA周期"のような記憶術を訓練することで代償されうる（Plan, Do, Study, Act; Langley, Nolan, Nolan, Norman, & Provost, 1996）。新しい課題に取り組む前に、患者は事前に計画するように説明される（私は何をしようとしているのでしょう？）。次に、患者は方策を試みる（行う）ように説明される。次に、成功か失敗かの結果を観察（検討）する。その結果を基盤にして、次の行為のために方策を維持したり、変化させたりする。その周期は仕事が完成するまで続く。このような構造的な記憶術を使いこなす方策を使うことで、衝動、不安、あて推量、同じ失敗の繰り返しが少なくなる。
- 個人の長所と限界が表れるような課題を繰り返しゆっくりと行うことは、脳損傷後の自覚を促すために重要であるようだ。しかし、前述したように、自覚と機能的転帰の正確な関係はあきらかでなく見解も一致しない。自覚の改善が転帰に及ぼす影響をあきらかにすることを目的とした研究（Bey-Yishay & Daniels-Zide, 2000; Prigatano, 2000）ですら、受傷前の知能と教育が、重度TBI後の究極の転帰に与える影響について説明している。このように、現時点では、包括的な治療は、地域社会における自己制御機能の改善に焦点をあてるべきであると示唆されている（自覚が改善したか否かにかかわらず）。
- コンピューターを用いたアプローチは長年にわたって模索され、マイクロプロセッサーも何世代も進化したが、査定や治療手段として信頼性が確立されていない。ソフトウエアを動かすプロセッサー速度や視覚的画像容量に関係なく、人間が社会的動物であり、人とうまく交流することを学ぶ必要があるという事実は残る。コンピューター治療に頼りすぎるのは奇異である。それでもなお、コンピューターが情報処理欠損を代償（復帰に対して）する認知補助具として重要な役割を果たす時代が到来したようだ。優れた例は、Wilson, Emslie, Quirk, Ebans（1999）らによるニューロページシステムである。ニューロページは、患者が普段身につける英数字のポケベルである。日々の重要

な約束やきっかけ（"発作の薬を今飲みなさい""起きて洋服を着なさい""夜です。ドアの鍵をかけましたか？"）などが、集中処理フィルムによってアレンジされ、予定した時間に中継で届く。このシステムは、個別に設定を変えることができ、遂行機能や記憶に障害のある患者の行動にきっかけを与え、独立したライフスタイルを維持できるようにする。同様に、パルムやウィンドウCEの操作システムで走るパーソナルデジタルアシスタント（PDA）は、入手が簡単で、電子ノート、日程作成のために、また、想起、課題完成、今後の自立のための手がかりシステムとして使えるだろう。

F. 結　論

前頭葉が介する遂行機能障害は種々の様相をみせる。その多様性は、受傷前の患者の状態という個人差をも含む。この章では、遂行機能を、始動、終止、自己制御の障害によって概念化すべきことを提唱している。これらの障害を記述し、治療するための共通の枠組みを築くことが、この分野を確実に進歩させるであろう。遂行機能障害の治療は確かに難しい（特に、記憶、注意、視覚空間的能力の障害のために開発できる比較的単純な方策と比べた場合）。効果的な治療には、医療、心理療法、地域など統合的な生命心理社会的アプローチが必要である。その際、患者と家族をチームのコアメンバーとして組み込む。最後に、遂行機能障害の認知リハビリテーションは、実用的、現実的、適応可能なものであることが必要である。そのようにして、脳損傷者の復帰と代償をする（つまり、その人たちの能力を高める）ためには、要求の多い環境の修正、排除、回避（つまり、要請から解放する）、また、機能的自立と生活の質を高めるための効果的方策が必要だという認識をもつべきであろう。

(Charles D. Callahan)

文　献

Allport, G. (1961). *Pattern and growth in personality.* New York: Holt, Rinehart, & Winston.
Auerbach, S. H. (1989). The pathophysiology of traumatic brain injury. In L. J. Horn & N. D. Zasler (Eds.), *Physical medicine and rehabilitation: State of the art reviews. Traumatic brain injury* (Vol. 3, pp. 1-12). Philadelphia: Hanley & Belfus.
Bargh, J. A., & Chartrand, T. L. (1999). The unbearable automaticity of being. *American Psychologist, 54,* 462-479.
Barker, F. G. (1995). Phineas among the phrenologists: The American crowbar case and nineteenth-century theories of cerebral localization. *Journal of Neurosurgery, 82,* 672-682.
Benton, A. L., & Hamsher, K. deS. (1989). *Multilingual aphasia examination.* Iowa City, Iowa: AJA Associates.
Ben-Yishay, Y., & Daniels-Zide, E. (2000). Examined lives: Outcomes of holistic rehabilitation. *Rehabilitation Psychology, 45,* 112-129.
Ben-Yishay, Y., & Diller, L. (1993). Cognitive remediation in traumatic brain injury: Update and issues. *Archives of Physical Medicine and Rehabilitation, 74,* 204-213.
Callahan, C. D., & Hinkebein, J. (1999). Neuropsychological significance of anosmia following traumatic brain injury. *Journal of Head Trauma Rehabilitation, 14,* 581-587.
Callahan, C. D., & Johnstone, B. (1999). Predicting rehabilitation outcomes: The twisted pear revisited. *Rehabilitation Psychology, 44,* 274-283.
Cassidy, J. W. (1994). Neuropharmacological management of destructive behavior after traumatic brain injury. *Journal of Head Trauma Rehabilitation, 9,* 43-60.
Chafetz, M. D., Friedman, A. L., Kervorkian, G., & Levy, J. K. (1996). The cerebellum and cognitive function: Implications for rehabilitation. *Archives of Physical Medicine and Rehabilitation, 77,* 1303-1308.
Cicerone, K. D. (1999). Commentary: The validity of cognitive rehabilitation. *Journal of Head Trauma Rehabilitation, 14,* 316-321.
Costa, P. T., & McCrae, R. R. (1988). Personality in adulthood: A six-year longitudinal study of self-reports and spouse ratings on the NEO Personality Inventory. *Journal of Personality and Social Psychology, 54,* 853-863.
Covey, S. R. (1989). *The 7 habits of highly effective people.* New York: Fireside.
Doty, R. L. (1995). *The smell identification test administration manual.* Haddon Heights, NJ: Sensonics, Inc.
Franzen, E. A., & Myers, R. E. (1973). Neural control of social behavior: Prefrontal and anterior temporal cortex. *Neuropsychologia, 11,* 141-157.
Gillen, R., Tennen, H., Affleck, G., & Steinpreis, R. (1998). Distress, depressive symptoms, and depressive disorders among caregivers of patients with brain injury. *Journal of Head Trauma Rehabilitation, 13,* 31-43.
Gordon, W. A., & Hibbard, M. R. (1997). Poststroke depression: An examination of the literature. *Archives of Physical Medicine and Rehabilitation, 78,* 658-663.
Harlow, J. M. (1868). Recovery from the passage of an iron bar through the head. *Publications of the Massachusetts Medical Society, 2,* 327-346.
Hart, T., & Jacobs, H. E. (1993). Rehabilitation and management of behavioral disturbances following frontal lobe injury. *Journal of Head Trauma Rehabilitation, 8,* 1-12.

Heaton, R. K., Chelune, G. J., Talley, J. L., Kay, G. G., & Curtiss, G. (1993). *Wisconsin Card Sorting Test manual: Revised and expanded*. Odessa, FL: Psychological Assessment Resources.

Hinkebein, J. H., Callahan, C. D., & Gelber, D. A. (2001). Reduplicative paramnesia: Rehabilitation of a content-specific delusion after brain injury. *Rehabilitation Psychology, 46*, 75–81.

Holland, D., Hogg, J., & Farmer, J. (1997). Fostering effective team cooperation and communication: Developing community standards within interdisciplinary cognitive rehabilitation settings. *Neurorehabilitation, 8*, 21–29.

Horn, L. J. (1987). "Atypical" medications for the treatment of disruptive, aggressive behavior in the brain-injured patient. *Journal of Head Trauma Rehabilitation, 2*, 18–28.

Judd, T. (1999). *Neuropsychotherapy and community integration: Brain illness, emotions, and behavior*. New York: Kluwer.

Kapur, N., Turner, A., & King, C. (1988). Reduplicative paramnesia: Possible anatomical and neuropsychological mechanisms. *Journal of Neurology, Neurosurgery, and Psychiatry, 51*, 579–581.

Langley, G., Nolan, K., Nolan, T., Norman, C., & Provost, P. (1996). *The improvement guide: A practical approach to enhancing organizational performance*. San Francisco: Jossey-Bass.

Levin, H. S., High, W. M., Goethe, K. E., Sisson, R. A., Overall, J. E., Rhoades, H. M., Eisenberg, H. M., Kalisky, Z., & Gary, H. E. (1987). The neurobehavioral rating scale: Assessment of the behavioural sequelae of head injury by the clinician. *Journal of Neurology, Neurosurgery, and Psychiatry, 50*, 183–193.

Lezak, M. D. (1993). Newer contributions to the neuropsychological assessment of executive functions. *Journal of Head Trauma Rehabilitation, 8*, 24–31.

Lezak, M. D. (1995). *Neuropsychological assessment* (3rd ed.). New York: Oxford University Press.

Luria, A. R. (1980). *Higher cortical functions in man* (2nd ed.). New York: Basic.

Malloy, P. F., & Duffy, J. (1994). The frontal lobes in neuropsychiatric disorders. In F. Boller & J. Grafman (Eds.) *Handbook of neuropsychiatry* (Vol. 8, pp. 203–231). New York: Elsevier.

Malloy, P. F., & Richardson, E. D. (1994). The frontal lobes and content-specific delusions. *Journal of Neuropsychiatry and Clinical Neurosciences, 6*, 455–465.

Mayer, N. H., & Schwartz, M. F. (1993). Preface: Executive function disorders. *Journal of Head Trauma Rehabilitation, 8*, v–vii.

Meichenbaum, D., & Turk, D. C. (1987). *Facilitating treatment adherence: A practitioner's guidebook*. New York: Plenum Press.

Monte, C. F. (1987). *Beneath the mask: An introduction to theories of personality* (3rd ed.). New York: Holt, Rinehart, & Winston.

Nisbett, R. E., & Wilson, T. D. (1977). Telling more than we can know: Verbal reports on mental processes. *Psychological Review, 84*, 231–259.

Paulsen, J. S., Stout, J. C., DeLaPena, J., Romero, R., Tawfik-Reedy, Z., Swenson, M. R., Grace, J., & Malloy, P. (1996). Frontal behavioral syndromes in cortical and subcortical dementia. *Assessment, 3*, 327–337.

Prigatano, G. P. (1999a). Commentary: Beyond statistics and research design. *Journal of Head Trauma Rehabilitation, 14*, 308–311.

Prigatano, G. P. (1999b). Impaired awareness, finger tapping, and rehabilitation out-

come after brain injury. *Rehabilitation Psychology, 44,* 145-159.
Prigatano, G. P. (1999c). *Principles of neuropsychological rehabilitation.* New York: Oxford University Press.
Prigatano, G. P. (2000). Neuropsychology, the patient's experience, and the political forces within our field. *Archives of Clinical Neuropsychology, 15,* 71-82.
Prigatano, G. P., Fordyce, D., Zeiner, H. K., Roueche, J. R., Pepping, M., & Wood, B. C. (1986). *Neuropsychological rehabilitation after brain injury.* Baltimore: Johns Hopkins University Press.
Radloff, L. S. (1977). The CES-D Scale: A self-report depression scale for research in general population. *Applied Psychological Measurement, 1,* 385-401.
Raven, J. C. (1960). *Guide to the standard progressive matrices.* London: H. K. Lewis.
Rehabilitation of Persons with Traumatic Brain Injury. (1998). NIH Consensus Statement. October 26-28; 16(1); 1-41.
Reitan, R. M., & Wolfson, D. (1993). *The Halstead-Reitan neuropsychological test battery: Theory and clinical interpretation.* Tucson, AZ: Neuropsychology Press.
Robinson, R. G., Bolla-Wilson, K., Kaplan, E., Lipsey, J. R., & Price, T. R. (1986). Depression influences intellectual impairment in stroke patients. *British Journal of Psychiatry, 148,* 541-547.
Silver, J. M., & Yudofsky, S. C. (1994). Psychopharmacological approaches to the patient with affective and psychotic features. *Journal of Head Trauma Rehabilitation, 9,* 61-77.
Sohlberg, M. M., & Mateer, C. A. (1989). *Introduction to cognitive rehabilitation: Theory and practice.* New York: Guilford.
Sohlberg, M. M., Mateer, C. A., & Stuss, D. T. (1993). Contemporary approaches to the management of executive control dysfunction. *Journal of Head Trauma Rehabilitation, 8,* 45-58.
Stuss, D. T., Gow, C. A., & Hetherington, C. R. (1992). "No longer Gage": Frontal lobe dysfunction and emotional changes. *Journal of Consulting and Clinical Psychology, 60,* 349-359.
Upton, D., & Thompson, P. J. (1999). Twenty questions task and frontal lobe dysfunction: A study of 656 patients with unilateral cerebral lesions. *Archives of Clinical Neuropsychology, 14,* 203-216.
van Zomeren, A. H., & Brouwer, W. H. (1994). *Clinical neuropsychology of attention.* New York: Oxford.
Varney, N. R. (1988). Prognostic significance of anosmia in patients with closed head injury. *Journal of Clinical and Experimental Neuropsychology, 10,* 250-254.
Varney, N. R., & Menefee, L. (1993). Psychosocial and executive deficits following closed head injury: Implications for orbital frontal cortex. *Journal of Head Trauma Rehabilitation, 8,* 32-44.
Vogenthaler, D. R. (1987). An overview of head injury: Its consequences and rehabilitation. *Brain Injury, 1,* 113-127.
Wilson, B. A., Emslie, H., Quirk, K., & Evans, J. (1999). George: Learning to live independently with NeuroPage. *Rehabilitation Psychology, 44,* 284-296.

V．視覚―空間認知障害の査定とリハビリテーション

　人間の大脳の容量は、他のどの感覚よりも、視覚および視覚に関連する機能の統合に寄与している。視覚関連領域の総面積は、全皮質表面のほぼ 55％に達し、体性感覚機能の 11％、聴覚機能の 3％（Kolb & Whishaw, 1996）と比較される。日常的なこと（ドライブやナビゲートなど）、レクリエーション（競技スポーツや工芸など）、**職務関連**（コンピューター操作、共同作業、材料の組み立て、書くことなど）の大部分は、よく働く視覚―空間的機能に頼っている。

　多くの人は、視覚および視覚―空間的能力の複雑な性質を当たり前のものと思っているが、それは視覚―空間的能力が日常生活にどのように影響するか、意識して考える必要がないからである。実際、多くの人は、問題が起こるまで、これらの視覚―空間的技能を認識していない。視覚―空間的な情報を処理するためには、眼、視神経、大脳皮質を含む複雑な神経ネットワークが統合して働いている。その結果、色を識別し、形を区別し、距離を見積もり、知人の顔を認識することができる。身近な例を挙げれば、視覚―空間的処理のおかげで、混んだ道路を運転する、狭い階段を降りる、水差しからコップに正確に水を注ぐ、針に糸を通す、野球で打ったり捕ったりする、自転車に乗る、エスカレーターに乗るタイミングをはかる、文字を書く、絵を描くなどができるのである。

　視覚―空間的情報処理に関わる脳の部分の損傷は、当たり前の日常活動を楽しむ能力を侵す重大な障害につながる。視覚障害が、人の機能をいかに侵すかということは、両目を閉じて混んだ道を歩けば、比較的簡単に理解できる。しかし、脳損傷や疾患が、見たものを処理して適切に反応する脳のシステムを侵すことが、どれだけ生活に影響を及ぼすかを理解することは簡単ではない。たとえば、比較的まれな視覚―空間的障害（つまり、相貌失認 prosopagnosia）のある人たちは、自分の家族を認

識できない。対向車がきても、右折する時間が十分にあるか判断できないために、運転できない人もいる。さらに、地元ですら迷子になるので、一人歩きができない人もいる。あきらかに、視覚—空間的能力の崩壊は、脳損傷、疾患のいずれによっても、学校や仕事にはいうまでもなく、日常生活を営む能力に重大な衝撃を与える。

　不幸にして、視覚—空間システムの査定は、不完全であることが多い。さまざまな機能を包括しているので、特別な問題を識別することが難しいのである。視覚—空間的技能は、全部で単一の認知構成概念であるかのように議論されている。しかし、適切なリハビリテーションを決定するためには、より明確な視覚—空間的技能の輪郭を描く必要がある。視覚—空間的欠損のある人は、障害を代償する適切な介入も必要とする。というのも、事件を起こしやすく、自分自身や他人にさらなる損傷を引き起こす可能性があるからだ。

　この章の目的は、視覚—空間的能力を分類し、査定モデルを示し、改善方策に結びつけることである。この章では、神経生理学的な相関や診断については強調しない。その代わり、視覚—空間的障害のある人や治療専門家や家族が、その原因によらず、効果的な代償方策を学ぶことの支援に重きをおく。

A. 視覚—空間的障害の特徴

　視覚—空間的能力は複雑であり、脳の多くの部分が、視覚—空間的刺激の認識、処理、解釈にかかわっている。視覚—空間的処理の、一つの側面におけるわずかな障害ですら、視覚—空間的システムの全体効率を低下させることを、心に留めておくことが重要である。一般的に、より基本的な機能（視力など）が侵されるほど、影響が大きくなる。後頭葉は、視覚的情報の基礎的認識に、おもにかかわっているが、一般的には、脳の右半球が、視覚—空間的情報の処理に、左半球が言語機能の処理に責任があると理解されている。ただ、一部の人（おもに左利きの人）で

は、脳の優位性が反転している（つまり、右半球がおもな言語半球）。しかし、左半球の機能も確かに視覚―空間的能力の統合と協調、特に視覚刺激の連続的処理に、役割を果たしていることも認められている。

　疾患や損傷など、視覚―空間的能力が影響を受ける過程は多様である。というのも、眼、視神経とその伝導路、後頭葉、あるいは、後部大脳の関連領域にも損傷がありうるからである。たとえば、SohlbergとMateer (1989) は、脳の5つの主要な要素が、視覚的機能を説明すると報告している。それらはいずれも侵されうるし、また視覚―空間的情報の処理に異なるレベルで影響する。1) 末梢と脳幹の機構は、視覚的鋭敏性（視力）と後頭葉運動機能を支持する。2) 脳幹上部と中脳機構（上丘を含む）は、刺激の運動と位置についての情報を与える二次的視覚システムを支持する。3) 後頭葉機構は、視覚的判別、色覚、視覚的詳細理解などの機能を支持する。4) 側頭葉の機能は対象認識システムを支持する。5) 頭頂葉機構は、視覚運動反応を伴う、空間的情報の合成を支持する。また、視覚空間の全域を包括する注意の分配を助ける。後頭葉と頭頂葉は、頭蓋内の位置づけから、外傷に関連した直接的、間接的（浮腫、発作など）の影響を特に受けやすい。外傷性脳損傷は、眼の直接損傷以外にも、眼窩の破壊、脳神経損傷（特に、動眼神経Ⅲ、滑車神経Ⅳ、外転神経Ⅵ）、網膜剥離を起こす。外傷性脳損傷者は、複視やかすみ、光への過敏性、距離感の問題をよく訴える。視神経と視交叉後の視放線は、浮腫や腫瘍、特に下垂体腫瘍による圧迫に弱い。

　脳卒中は、もっともよくある視覚―空間的欠損の原因である。脳底動脈閉塞、中大脳動脈枝の異常は、視覚―空間的機能不全にかかわる後部半球（特に頭頂と後頭葉）機能不全のおもな原因である。脳の片側性損傷を起こす障害や疾患は、無視症候を起こしやすい。他方、両側性損傷（低酸素症、変性疾患、毒素暴露など）は、視覚的同時認知障害 simultanagnosia（視野が中心領域に限定し、一つか二つしかものが見えない、あるいは同時に現れる物が見えない）症状を起こす (Stringer,1996)。

　視力低下の進行は、眼の疾患（緑内障、白内障）や、眼症状（糖尿病性網膜症）と同様に、高齢者や、特殊な機能低下および痴呆の鑑別診断

```
        視覚認知
        視覚記憶
       パターン認識
       スキャン(走査)
         注意
  眼球運動制御   視野    視力
```

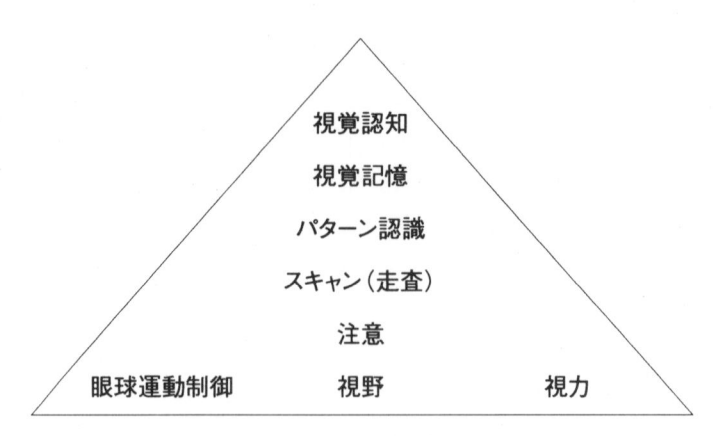

図5-1　Warrenによる視覚的認知技能の階層（1993）

治療のために、神経心理学的評価を受ける人々の間でも広まっている。Nelson（1987）によれば、65歳以上の高齢者の7.8％は、年齢に関連して眼の機能が低下している。視覚—空間的能力の査定を始める前に、損傷による眼への影響を除くことは必須である。

Warren（1993）は、視覚—空間的能力の階層的モデルを考案した。基本的な技能は、上に続くレベルの基盤となる。Warrenの階層では、上から順に、視覚的認知、その基盤となる視覚的記憶、パターン認識、走査性、注意、眼球運動制御、視野、視力となっている（図5-1参照）。Warrenによると、視覚的認知障害は、視覚失認（物の認識不全）や失読（読む能力不全）、空間分析、視覚構成、図背景弁別の障害を含む。他のレベルと同様に、視覚的認知は、階層を形成するすべての技能の影響を受ける。

B. 視覚—空間的能力の機能的分類

ここでは、Holland、HoggとFarmer（1997）が、総合的な認知リハビリテーション施設内の共通基準について議論した記事を参考にして分類

を示す。彼らは、統一した認知構成要素の分類を開発し、それによって、リハビリテーション専門家が、診断から治療へスムーズに進めるようにする必要性を説いた。すべての視覚─空間的能力が相互に関連していることは知られているが、基本的要素を描くことは、特別な欠損をあきらかにし、治療にもつながる。これに留意し、以下に掲げる分類は、視覚─空間システムを、二つの基礎的なシステム（インプット＝入力およびアウトプット＝出力）で成り立つものとして概念化している（表5-1参照）。入力とは、視覚的刺激の正確な認識をいう。出力とは、行動の要素を伴う視覚情報（他の文脈的手がかりを伴う）の統合をいう。

1. 視覚─空間的入力

　視力とは、視覚的弁別の鋭さと精確さをいう。十分な視力がないと（霞視など）、すべての視覚空間的能力も、正確さと信頼性が侵されるであろう。

　視野とは、ある瞬間に見える視覚空間の部分（周辺視野、中心視野）をいう。視野の感度が特に下がることを、暗点 scotomas（視野内で病理学的に減少した視覚）や視野欠損という。視野欠損は、視神経、視交叉、交叉後の投射などの損傷、そしてもっとも多い後頭葉の損傷に起因する。半側視野欠損 hemianopia（hemianopsia ともいう）は、片眼あるいは両眼の視野の半分の喪失をいう（図5-2参照）。

　Friedland と Weinstein（1997）によれば、半側視野欠損と視覚─空間的無視（視野は正常であるが、空間の半分を無視する）を併発する人は多いが、必ずしも併存する必要はない。視野欠損の予測可能性は、眼と網膜の疾患を除外したと想定して、脳の機能不全の左右機能分化と局在化の役に立つ。視交叉前の視覚路の損傷は、片眼の視野欠損（片眼のみ侵される）を生じ、視交叉あるいは交叉後の損傷は両眼に視野欠損を生じる。半側性暗点や視野欠損は、視交叉前の視神経の傷害に起因する。同側半側視野欠損 homonymous hemianopias（両眼の視野の同じ側の半分が欠損）は、交叉後の視覚路の傷害を代表する。

表5-1 視覚—空間的能力の分類

視覚—空間的入力

視力
視覚的詳細の識別や判定能力。視覚的弁別の鋭さと精確さ。

視野
空間のすべての領域を見る能力。
視野欠損は、頭部や目を動かさないと"領域"（中心視野、周辺視野）をみることができないことも含む。

深度（奥行き）認識
空間において物と物の相対的な距離を認識する能力。陰、形、輪郭、両眼立体視など、さまざまな視覚的手がかりを用いることを含む。

視覚—空間的注意
視覚的走査能力を使って、空間にある対象や身体部分に注意を向ける能力。
視覚—空間的注意の一次的欠損は、物の片側"無視"（自分の身体も含めて）を含む。

図背景弁別
重要な視覚的詳細と他の物を識別する能力。重要な関心（図形など）と背景のもの（素地）の区別など。

空間認識
空間における角度、距離、点などを使って、物体の関係を認識する能力。

視覚構成
物の部分のみの認識にもとづいて、対象を判別する能力。

視覚—空間的出力

構成能力
複写、描画、二次元、三次元のものを構築する能力。

空間オリエンテーション（空間見当識）
空間における自分の位置をとらえ、移動する能力。

身体図式
身体部位を認識する能力。

深度（奥行き）認識とは、空間において物と物の相対的な距離を認識する能力である。たとえば、路上で対向車がどのくらい離れているかなどである。深度認識は、物の相対的な大きさ、影の位置、陰、両眼立体視など、さまざまなメカニズムに頼っている。立体視 stereopsis あるいは立体視力 stereoacuity という言葉は、相互に置き換えて使われるが、

視野欠損

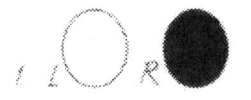

病巣：右視神経
欠損：右眼盲（単眼性視野欠損）

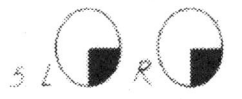

病巣：左視放線上部
欠損：同側性下1/4盲

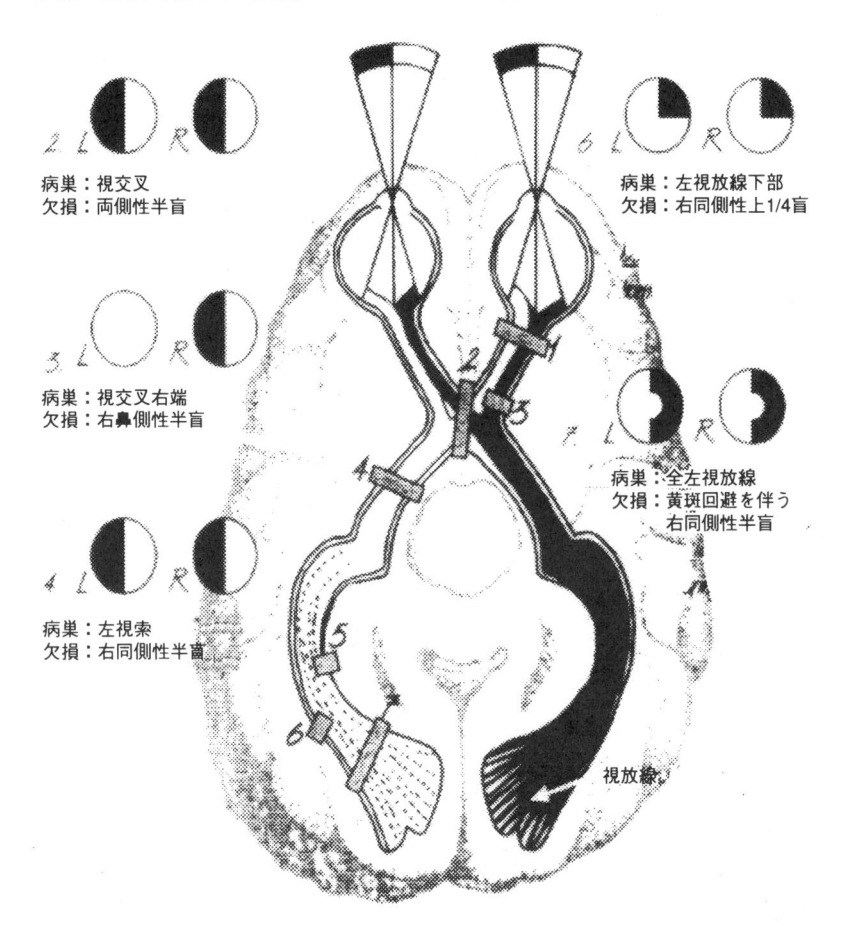

病巣：視交叉
欠損：両側性半盲

病巣：左視放線下部
欠損：右同側性上1/4盲

病巣：視交叉右端
欠損：右鼻側性半盲

病巣：全左視放線
欠損：黄斑回避を伴う右同側性半盲

病巣：左視索
欠損：右同側性半盲

視放線

図5-2　視覚路と障害

両者の違いは、局所的か包括的かである。局所的立体視とは、ものの形や、大きさ、陰などの手がかりを使い、左右それぞれの網膜上の点に投影された像を比較して距離を測る能力をいう。包括的立体視とは、両眼立体視による比較のみによる能力であり、片眼の視覚喪失によってその能力も失われる。

視覚―空間的注意とは、空間において物に直接注意を向ける能力である。視覚―空間的注意障害は、無視障害（半側空間無視など）といわれ、視覚―空間障害の中でももっとも破壊的である。空間無視のある人は、視覚的（あるいは物理的空間）に存在するものに気が付かない。半側空間無視では、視野は保たれているが、片側に注意を向けることができない（通常、損傷された脳の反対側である）。患者は、何もないと信じて、片側の壁によくぶつかったり、皿の上のものを片側半分だけ食べたりする。多くの場合、患者は自分の身体部分に気付かず、片側の腕や足が自分のものではないという主張さえする。視野欠損や同側半側視野欠損という言葉は、よく半側空間無視を表記するのに誤って使われる。鑑別診断が難しいからである。半側空間無視は、同側半側視野欠損などの視野欠損よりも、機能に大きな影響を与える。なぜなら、視野欠損のある人は限界を自覚し、頭や身体や眼を動かして、見えないところを見ようとするからである。一方、無視は自覚するのが難しい。半側空間無視は、時間が経てば治ることが多いが、視野欠損は治りにくい。

半側空間無視のメカニズムについては、抑制、消去など諸説があるが、共通しているのは、注意のシステムが侵されたということである。文献によれば、左側無視：右側無視の比は、3：1から16：1である（Weinstein & Friedland, 1977）。Herman（1992）によれば、無視のもっとも重い症状の多くは、3ヵ月以内に自然に改善するが、かすかな症候は何年も続く場合がある。重要なのは、半側空間無視と同側半側視野欠損を両方もつ場合が多いということである。これは、視放線と注意の維持に関連する頭頂葉が近接していることによる。

図背景弁別とは、立体的な形やデザインを、背景と区別する能力である。似たようなものの中から目標をすばやく見つける、パターンを認識

する、読む、画面上に目標物を置く、画像診断を読む、監視するなどは、すべて形と背景の弁別による。図背景弁別に障害のある人は、背景の中から主要なものを見つけるのが難しい。

空間認識とは、相対位置、動き、視覚刺激の位置を認識する能力である。たとえば、水差しからコップに水を注ぐときには、空間的な位置関係をとらえることが必要である。基本的には、距離や角度、深さや奥行きを判断する能力を要する。空間認知障害のある人は、個々の視覚刺激を認識することはできるが、それらを正確に統合することができない。たとえば、エスカレーターに乗るタイミング、場所を理解するのに視覚的な手がかりを使えないなどである。ジグソーパズルの1ピースを回転したらどのように見えるか、ぴったり合うかなどを思い描くことができないのも、関連した問題である。視覚―空間的障害(半側空間無視、図背景弁別障害、視覚構成障害など)や他の認知障害(記憶障害、失認など)と合併すると、空間認知障害はいっそうひどくなる。

視覚構成とは、部分を全体に同化する能力である。特に、一部が不完全であったり、欠けていたりするとき(読書をしていて、印刷ミスや汚れで一文字不明瞭な場合など)に部分を補う能力をいう。視覚構成能力は、あるものが何であるか、どこに位置するか、全体を見ずに識別するときに使われる。たとえば、机の上のものを探すとき、本の一部が紙で隠れていても、見つけることができる。視覚構成障害があると、ものを全部どけないと、本を認識しない。同じように、車を運転するには、見慣れた道路標識や交差点が、木や他の車で少し隠れていても、認識することが必要である。誰でも、視野の一部に暗点があるが、知らないうちに補完されている。このように、視覚システムには、機能が多少不完全でも補う視覚構成機能が自然に備わっているようだ。

2. 視覚―空間的出力

構成能力とは、デザインを模写したり、モデルを組み立てたり、彫刻したりするなど、視覚と運動を統合する能力をいう。構成能力は、角度、

距離、長さ、空間オリエンテーション、深度認識、手と眼の動きの調和、視覚構成、運動機能などの基本的能力に頼っている。構成能力障害は、職業上の機能（大工仕事、製図、コンピューターデザイン、組立てなど）、レクリエーション活動（たとえば、組立て、針仕事、キルト作り、絵画）に影響する。

　空間オリエンテーション（空間見当識）とは、地図を読んだり、通りの名前や目印といった視覚空間的な手がかりを頼りに近所を歩いたりなど、空間の中を移動する能力をいう。進行性の痴呆のある人は、空間オリエンテーションの障害を経験することが多く、混乱して町や近所や自宅内ですら迷うことがある。空間オリエンテーション障害の多くは、無視や視覚記憶など基本的な視覚—空間的能力の障害に関係する。オリエンテーションがよくなるには、基本的な視覚—空間的能力の調整と、遠近をとらえたり、方向感覚を維持したり、距離に注意したりといった固有な機能がなければならない。空間オリエンテーション障害のある人は、新しい場所の歩き方や行き方を身に付けるのが、ことさら難しい。

　身体図式とは、身体部位の認識が困難なことをいい、たとえば、自分の身体部位の名前を言えない、真似ができない、左右がわからないなどを含む。この障害は、空間ではなく注意の障害であるという議論もある。さらに、脳損傷と反対側の身体部位の無視も、注意欠損症候群に関連しており、患者は自分の身体ではないと否認することがよくある。身体認知のメカニズム不全は、通常、両側性に症状が現れる左半球損傷に関連することが多い。身体認知の障害は、走査の困難や知覚の変換や姿勢などに影響することが多い（Lezak, 1995）。

C. 視覚—空間的障害の症候群

　視覚—空間的障害に関連した症候群はいくつかある。
　失読症とは、読めないことをいい、読むのが困難な難読症に関係する。純粋失読とは、視覚的に文字を認識することができず、失語症には関係

ない。

　アントン症候群とは、自分の眼が見えないことを認識していない状態で、見えているかのように振る舞い、結果として生じる機能上の問題の説明に苦労する。この症候群は、皮質―視床の連絡障害と、感覚へのフィードバックの問題に関連するようだ。

　バリント症候群は、視野の一部の制限、空間オリエンテーション障害、深度認識不全などを含む。この障害があると、視野の中心付近しか見ずに、三つ以上のものが見えなかったり、二つのものが同時に現れると見えなかったりする。

　皮質盲とは、暗さや光には反応できるが、形やパターンを見分けることができないようにみえる状態。このような状況は、視覚野のみに限局した障害に関係している。

　半側視野欠損とは、視野の半分の欠損をいう。

　相貌失認とは、顔の失認ともいわれ、知っている人の顔が認識できない、新しい顔を覚えられないなどを含む。この障害では、友人、同僚、家族、自分の顔さえわからないことがある。HeilmanとValenstein (1993)によれば、知っている人の顔が認識できない、新しい顔を覚えられないなど、障害は前向性、逆向性の要素がある。人の名前がわからないのは、相貌失認ではない。相貌失認は、顔に関連する視覚刺激を認識できないことであるが、判別ができないのか、あるいは皮膚のきめや陰影などの微妙な視覚統合処理ができないのか、見解の不一致がある。

　地誌的失認とは、地理的なオリエンテーションの障害をいい、実世界の位置関係認識、もしくは地図使用ができないことをいう。

　四分盲とは、視野の1／4の視覚欠損をいう。

　視覚失認とは、視覚的対象を認識できないことをいう。

　視覚形状失認とは、形状の認識ができないことをいう。

　視覚文字失認とは、文字の記号的意味づけを視覚的に認識できないことをいう。

　視覚数失認とは、数の記号的意味づけを視覚的に認識できないことをいう。

D. 視覚—空間的障害の実際的査定方法

　基礎的な感覚機能の査定は、最初に行う方がよい。単に、眼鏡が必要か、よく聞こえるか、よく見えるかなど、患者に尋ねるのは適切でない。患者は、感覚機能の問題をさまざまな理由から否定するであろう。患者は、障害を認識していない、あるいは欠損をうまく代償しているために、障害としてとらえていないかもしれない。患者は、負担になることを望まず、訴えるのを避けたり、問題を隠したりする。それは、プライバシーや特権（たとえば、一人で住む、運転するなど）を失うことを恐れているためか、眼鏡や補聴器を買うお金がないか、あるいは議論を避けるためかもしれない。

　感覚機能と視力を最初にテストすることによって、評価に際して必要な調整に気づき、評価の妥当性に関する潜在的な問題に取り組むことができる。最初からこれらの欠損に気づくことによって、より適切なテストや修正した刺激を用い、標準化データの妥当な使用に、影響を及ぼさないようにする。ただし、測定しようとしている領域や働きについてテストを修正することは適切でない（走査能力障害を判定するテストで、患者の走査を助けるなど）。

　視覚—空間的機能不全を評価するために、いくつかの調整が必要な場合がある。検査者は、次のような方法で、テスト施行の修正をする必要がある。1) 視力が弱いときには、太字で拡大された刺激や、各ページに一語ずつ、あるいは一項目だけにする。2) 空間無視や視野欠損をもつ人には、刺激を正中線よりも正常な側に置き、ページの片側から走査を始められるような手がかり（赤線、言葉で促すなど）を使う、あるいはすべての選択肢を患者が探す代わりに、選択肢を一つずつ提示する。3) 図背景認識に欠損をもつ人には、コントラストの高い紙や色のついた敷物を使う。テスト材料と刺激の修正は、標準化データの妥当な使用に影響を及ぼしうることに注意する。

　視覚—空間的障害を、もっとも効果的に査定するためには、一般的な

視覚—空間的能力の測定法を重複して使用することが薦められる。例を挙げると、WAIS-Ⅲの積み木模様のサブテストは、知能と視覚構成能力の両者の尺度となる。視覚—空間的能力は、ある意味で妥当な方法で、略式に査定することもできる。一つの例は、患者が、WRAT-Ⅲ読みカードの片側半分や、WMS-Ⅲ空間間隔テストの一部分を常に省略する場合などでわかる。同様に、身体部分の認識についても、運動命令に関する言語の受容を査定するときに（たとえば、"あなたの左の手で、あなたの右の膝を指しなさい"または、トークンテストなどの構造的な道具で行動を観察することにより）同時に査定できる。次に挙げるのは、視覚—空間的能力を評価するために、一般的に使われている尺度のリストである。表5-2に、視覚—空間的能力の査定のための付随的な尺度、および特別な視覚—空間的技能の客観的尺度を示す。視覚—空間的テストおよびその解釈に関する、より包括的な記載は、Lezak（1995），Stringer（1996），Spreen & Strauss（1998）にみることができる。

失語スクリーニングテスト—ハルステッドレイタン神経心理学テストバッテリー（Aphasia Screening Test - Halstead - Reitan Neuropsycological Test Battery）：この検査は、言語と算数能力に加えて、構造的失行を簡単に査定する。このテストは、非常に限定されていて、スコア方法がよくないと批判されており、誤った診断的結論を容易に与えうる。

ベントン線分オリエンテーション判定（JOLO）（Benton Judgement of Line Orientation; Benton, Hamsher, Verney, & Spreen, 1983）：このテストは、相互の位置を基にして線分を合致させることを求める。角度や空間における相対的な位置関係を正確にとらえる能力を要する。

ベントン左右オリエンテーションテスト（Benton Right - Left Orientation Test; Benton et al., 1983）：このテストは、患者と検査者の身体部分を、手で指すことを求める。一部で、患者は検査者の視点からみた様子を評価することを求める。

時計描写テスト（Clock Drawing Test）：このテストの数多くの変形が、構成能力を含む一般的な視覚—空間的技能を査定する。線分二等分

表5-2　視覚―空間的能力の査定に用いる検査と行動

機能	おもな査定尺度の例	付随的尺度の例
	視覚―空間的入力	
視力	Rosenbaumポケットスクリーニング 眼科もしくは視機能検査に紹介	WRAT-III 読みカード 溝のあるペグボード
視野欠損（頭や眼を動かさないと一部の場所が見えない）	Halstead Reitan 感覚知覚評価の視野テストの対比 眼科もしくは視機能検査に紹介	代償的に頭を傾けたり回したりする
深度（奥行き）認識	Randot 立体テスト 眼科もしくは視機能検査に紹介	溝のあるペグボード 調整障害
空間無視（片側の情報に注意を向けるのが困難）	片側刺激と同時両側刺激の対比 線分二等分課題 抹消／文字探索課題	WRAT-III 読みカード レイ複雑図形とWMS-III視覚再生描画 WMS-III 空間間隔 トレイルメイキングテスト 構成テスト 自由描画テスト
図背景弁別	視覚的対象と空間認識バッテリー（Visual Object and Space Perception Battery, VOSP） 視覚的認識技能テスト（Test of Visual Perceptual Skills, TVPS） 埋没図形テスト（Embedded Figure Test）	WMS-III 家族の絵 WAIS-III 絵画完成 顔の認識
空間認識	VOSP 点数え Luria Nebraska テスト カード33	WAIS-III 積み木模様 WMS-III 空間間隔
視覚構成	Hooper視覚構成テスト	WMS-III 絵画配列
	視覚―空間的出力	
構成能力	Taylor 複雑図形 Rey 複雑図形	WMS-III 積み木模様 WMS-III 視覚再生描画
空間オリエンテーション	周囲空間のオリエンテーションテスト 専門家が考案したナビゲーションテスト	利用者がテスト材料を操作
身体図式	指認識テスト 身体オリエンテーションテスト	左右差 ペグボード、タッピングなど

や文字抹消課題（Ishiai, Sugishita, Ichikawa, Gono et al.,1993）ほど特異的ではないが、半側空間無視に感受性がある。

視覚運動統合発達テスト（VMI）（Developmental Test of Visual Motor Integration; Beery, 1982）：このテストは、視覚—空間的認識と運動調整（構成技能）を査定する。2～14歳11ヵ月までの適用である。実用目的のために、より年長のグループや大人にも有効性が示されている。

埋没図形テスト（Embedded Figure Test）：図形と地（背景）テストあるいは、隠された図形テストでも知られる。この課題は、他の図形の領域内に埋め込まれている図形をなぞることを求める。図と背景弁別の欠損を査定するが、運動反応をも要する（Spreen & Strauss, 1998）。

周囲空間のオリエンテーションテスト（Extrapersonal Orientation Test; Semmes et al., 1963）：この検査は、空間オリエンテーション技能を査定するために使われる。9つの点からなる正方形の触覚・視覚的地図を使うことを求める。被験者は、地図上に張られた糸もしくは描かれた線を、動作に換える。指示された通りに歩くか、車椅子で移動して、地図に相当する床に、9つの点のパターンを示す。

顔の認識テスト（Facial Recognition Test; Benton, Sivian, Hamsher, Varney, & Spreen, 1994）：このテストは、相貌失認を査定するためによく使われる弁別課題である。名前に反して、認識や記憶作業は考慮されない。被験者は、いくつかの選択肢から、顔を照合させなければならない。選択肢には、同一の写真、3/4だけ写っている写真、光の加減が異なる写真などがある。

溝のあるペグボード（Grooved Pegboard）：このテストは、視覚—運動協調と、完成速度を求める。同じ形をした25本の溝つきペグ（くぎ）を、いろいろな場所の穴に立てる。完成させるためには、空間認識、深さの認識、視力に加えて、正常な運動機能がなければならない。

ホーパー視覚構成テスト（Hooper Visual Organization Test; Hooper, 1983）：一般的には、"視覚—空間的統合"のテストといわれている、ホーパーの視覚構成テストは、空間認識技能を査定するためにも使える。この尺度は、絵の断片からなり、完成したら何の絵になるかを、頭の中

で組み立てて認識しなければならない。

文字抹消テスト（Letter Cancellation Test）：視覚―空間的注意欠損（無視）の尺度として使われる。さまざまな文字抹消テストがあるが、広く確立された標準的なものや標準化データはない。一般的に、患者は1ページの文字（もしくは記号）の中から、特定の文字や記号を探して〇をつける（もしくは×で消す）ように指示される。最初に考慮することは、記号の脱落である。これは、ページの部分無視の指標となりうる。

線分二等分課題（Line Bisection Task）：視覚―空間的注意欠損の尺度として使われるが、この課題の標準版はないようだ。しかし、一つの型は構築されており、Stringer（1996）が引用しているように、Schenkenberg, Bradford, Ajax（1980）により説明されている。患者は、紙に描かれたいろいろな線分を二分するよう、または正中を指示するようにいわれる。ページの中央に6本、右に6本、左に6本の線分がある。採点は、すべての18本の線分について、正中からの偏りのパーセントで表す。8％の境界は、臨床的に意味があると考えられている。

ルリアネブラスカ心的回転、カード33（Luria Nebraska Mental Rotation, Card 33）：ルリアネブラスカ神経心理学バッテリーの中のこの部分は、各二次元の形が、いろいろ回転したときに、どのように見えるかを描くよう求める。8つの施行を完成させる。標準化データはない。

神経行動認知状態検査（NCSEかCognistat）（Neurobehavioral Cognitive Status Examination）：このテストは、オリエンテーション、注意、言語、記憶（聴覚）、視覚―空間、推理の能力などの認知能力の簡単な判別をする。視覚―空間的技能は、描画か構成課題（スクリーニング項目）のどちらか、または二面の色チップを、与えられた例にあうように組み立てることで説明される。このスクリーニング項目は、直後に視覚記憶能力を問われて混乱させられる。残りの視覚―空間的サブテスト項目は、運動機能は求めるが、記憶能力には頼らない。

身体オリエンテーションテスト（Personal Orientation Test; Semmes et al.,1963）：このテストは、人体図を利用する。患者は、図で示した身体の部分に相当する、自分の身体の部分に触れて下さいといわれる。

ランド立体テスト（Randot Stereo Test）：このテストでは、いくつかの版が開発され、立体視の簡便なスクリーニングをする。深さの認識に影響する両眼の不均衡も含む。スクリーニングで障害が示されたら、視力測定あるいは眼科検査に紹介するべきである。

　レイ複雑図形（RCF）（Rey-Osterrieth Complex Figure, Complex Figure Test）：レイ複雑図形は、視覚的記憶能力を査定するために、よく試行される。テストの複写部分は、構成技能のテストとしても有効であり、また、全体的な視覚無視、視覚的詳細に対する注意、距離判定、再現、全体的視覚—空間的問題解決能力にも同様に感受性がある。このテストは、正常な書字描画機能に大きく頼り、利き手でない方の手を使うよう強いられると、人為的に得点が低くなるであろう。

　左右構成テスト（Right-Left Organization Test）：このテストは、左右の身体の部分を図譜上で示し、自分の身体の部分を示すように、求めるものである。いろいろな別の形も開発されている（Spreen & Strauss, 1998）。

　ローゼンバウム視力判別カード（Rosenbaum Visual Acuity Screening Card）：視力テストのひとつで、ポケットサイズのカードや典型的なスネレン視覚表（視力検査表）を使う。患者の顔から14〜16インチの所で刺激を提示する。患者は、だんだん小さくなる刺激を読むようにいわれ、各レベルで視力を要する。もし視力の問題があきらかになれば、さらなる視力測定あるいは眼科に紹介される。これらのカードは、一般的に医療機器店や医学書店で買うことができる。

　感覚知覚検査、ハルステッドレイタン神経心理学バッテリー（Sensory Perceptual Examination, Halstead Reitan Neuropsychological Battery）：この検査では、視野、聴力、触覚、指失認、他の知覚テストの全体的査定をする。Stringer（1996）によれば、この検査では、半側無視の特別な判定はできないが、患者に刺激する側を教え、刺激が現れたら報告するようにいう試行を加えてもいいだろう。もし、新しい指示で誤りがないとすれば、間違いがあるときは、感覚不全よりも半側無視によるものであろう。

方向感覚のための標準的道路地図テスト（Standardized Road Map Test of Direction Sense）：このテストは、地図上のいろいろな交差点で、鉛筆で曲がって方向を決定することで、左右のオリエンテーションを査定する。標準化データもある（Money,1976）。

テイラー複雑図形、トンバー改訂版（Taylor complex Figure, Tombaugh Revision）：この検査では、視覚的構成技能、反復による視覚的学習、視覚的記憶の査定をする。採点と標準化データは、スコアを複写のパーセントに変換することで、描画能力に関連する変数の影響を取り除ける。テイラーの図形は、レイの複雑図形と施行方法および複雑さが類似している（Tombaugh, Schmidt, & Faulkner, 1992）。

視覚的認識技能テスト（TVPS）（Test of Visual Perceptual Skills）：TVPSには、多様なサブテストがあり、視覚的識別、視覚的記憶、視覚―空間的関係、視覚的形状不変性、視覚的連続記憶、視覚的図背景弁別、視覚構成などを査定する。標準化データは、4歳0ヵ月〜12歳11ヵ月と12〜18歳まである。このテストでは運動の要請はない。Spreen と Strauss（1998）は、この尺度に、限られた成人の標準化データを加えた（Su, Chien, Cheng, & Lin, 1995）。

トレイルメイキングテスト、ハルステッドレイタン神経心理学バッテリー（Trail Making Test, Halstead Reitan Neuropsychological Battery）：このテストは、視覚的走査能力と視覚的注意欠損を評価するために使われる。テストは、二部構成である（パートAは、視覚的走査、簡単な認知処理速度、連続性の尺度、パートBは、視覚的走査、簡単な認知処理速度、連続性、認知的柔軟性）。施行中の行動を観察すると、障害の性質を知る助けになる。

視覚的対象と空間認識バッテリー（VOSP）（Visual Object and Space Perception Battery）：この視覚―空間的査定のバッテリーは、8つのサブテストからなっている。点数え（走査、追跡刺激、配列使用）、空間における点の位置の判定、空間関係の見積もり、形の判別などを含む視覚―空間的能力を査定する（Warrington & James, 1991）。

ウェクスラー成人知能テスト-Ⅲ（Wechsler Adult Intelligence Scale-

Ⅲ, WAIS-Ⅲ）：WAIS-Ⅲの数多くのサブテストは、視覚—空間的能力を要する。検査者は、それらの解釈を慎重にしなければならない。というのは、査定された能力は、複雑であり、個々のサブテストの難しさは、視覚—空間的技能とは別の問題も示しうるからである。動作性スケールのサブテストは、無視や重度の視力障害の影響を受けるであろう。改訂されたWAIS-Ⅲは、多くの拡大された刺激をもち、視力への依存を減らしている。加えて、作業の多くは運動速度に基づいて採点されるので、末梢の損傷や半側麻痺のような因子に影響されうる。絵画完成、符号、絵画配列、行列推理、積み木模様、記号探索、組合せのサブテストは、視覚—空間的知能に加えて、機能的走査、視覚構成、図背景認識を要する。積み木模様と組合せサブテストは、高次認知機能に加えて、構成能力を示す（Wechsler, 1997a）。

ウェクスラー記憶テスト-Ⅲ（WMS-Ⅲ）（Wechsler Memory Scale-Ⅲ）：機能的な視覚—空間的能力は、WMS-Ⅲの多くのサブテストで、欠くことができない。WMS-Ⅲ改訂版では、多くの刺激は拡大されている。しかし、視力はなお考慮されるべきである。顔の認識のサブテストは、顔刺激の認識能力に頼っており、できが悪い場合は、記憶能力ではなくて、相貌失認によるかもしれない。家族の絵サブテストは、図背景認識、視覚構成、記憶能力を要する。視覚再現サブテストは、視覚記憶と視覚空間欠損の鑑別診断によい。複写部分は、構成能力の尺度となる（書字運動技能に依存）。弁別サブテストは、空間関係の認識と弁別能力を査定するが、運動機能を求めない。空間間隔サブテストは、視覚的走査欠損、半側無視、視野欠損に感受性があるだろう。右側の刺激（積み木の6—10番）と左側の刺激（積み木の1—5番）の正解率を比較すれば、半側無視を示すことができる（Wechsler, 1997b）。

広域達成テスト-Ⅲ（WRAT-Ⅲ）（Wide Range Achievement Test-Ⅲ）：見て読む能力の達成テストは、視力、無視（読みカードの片側の項目を常に省略する）、視覚的走査不全（単語を跳ばす）、図背景認識不全（背景から文字や単語を識別することができない）などの機能的な問題について手がかりを得ることもできる。

E. 視覚―空間的障害の実際的治療方策

1. 視覚―空間的障害の一般的な治療方策

　視覚―空間的欠損の治療のゴールは、欠損と毎日の生活への影響を、本人がよく自覚し、最大限に働きをよくするような代償方策を適用することである。文献によれば、脳の機能不全になった人は、ある状況である作業を訓練しても、それを他の場面で応用することが上手くいかないので、治療はできるだけどこでも妥当なものにすべきである。訓練は、理想的には、家でも職場でも同じように、機能ごとに行われるべきである。他の神経心理学的障害と同じように、視覚―空間的能力の障害のある人も、異なる場面でも使えるような技能を練習することが大切である。それは、ある技能が、練習した内容と状況下でしか、改善しないかもしれないからである。活動の修正と潜在的な制限について、家族に教育することは、きわめて重要である。なぜなら、家族は、環境を改善したり、一貫した手がかりを与えたりして、当事者を援助する必要があるからである。さらに、電動工具や自動車バイクの操作は、間違いなく危険であろう。ゆえに、視覚―空間的障害をもつ人は、危険が起こりうる道具や機械を使って仕事を再開するまえに、必ず専門的な検査を受けるべきである。

　パソコンで使える視覚―空間的リハビリテーションのソフトもたくさん出回っている。しかし、それらの効果については、あまり記述されていない。コンピューターとレクリエーション訓練は、同じくらい効果があるとされている（Robertson, Gray, Pentland, & Waite, 1990）。しかし、視覚―空間的障害やその他の認知リハビリテーションの全体的な効果は、よく疑問視される。認知障害をもつ人は、リハビリテーションを受けようと受けまいと、最終的には同じ機能状態に到達するかどうか議論されてきた。しいていえば、リハビリテーションは、回復までの時間を短くするかもしれない。DillerとWienberg（1977）は、視覚―空間的リハビリの効果を評価した研究で、半側注意欠損でリハビリをしなかった人の

多くは、症状が悪化したことを発見した。それは、うまく凝視できない癖がついたからかもしれない。一年の追跡調査で、治療したグループは、多少の代替治療で改善したが、何もしなかった対照グループは、退院時と同じレベルに留まっていた。対照グループでもっともよくなった人でも、治療したグループの成果の中央値のかなり下であった。

　視覚―空間的技能の回復のしくみは、よくわかっていない。無視については、半球内と半球間の理論がある。損傷した半球は回復し、再適応すること、あるいは傷害されていない（一般的には左）半球は、脳梁の結合を通して、反対側に情報処理して代償することができるだろうと論議されてきた（Heilman, Bowers, Valenstein, & Watson, 1987）。

　反復（量的訓練など）は、視覚―空間的欠損の治療に、よく適用される原則である。患者をリハビリテーションにひきこみ、本人の興味と意欲を維持するためには、創造力が大切である。特に意欲は、脳の機能不全に伴うとして、何かの訓練をすれば、付随的に回復すると考えるのは適切ではない。訓練は、欠損している領域に焦点をしぼって行う必要がある。患者が比較的機能の保たれている領域に頼ることは、普通で当たり前だからだ。治療の間、障害のない側の相対的に強い能力を使って、欠損を代償する自然な傾向は、障害の効果的な治療を損ないうる。最初の訓練では、言葉の覚え書きやひとりごとのヒントを組み合わせることが、一般的に役に立つ。多くの慢性的な視覚―空間的欠損（視野欠損など）と同様、重要なゴールは、欠損をよく自覚することと、効果的な代償技術（頭を傾ける、あるいは回す、視野欠損用のプリズムガラスを使うなど）を会得することであろう。代償のゴールは、機能の一次的機構は改善できないとしても、最大限の機能に達することである。"代償"の代わりに、"適応"という語が、使われることもある。

　訓練のペースは、種類や量と同じように重要である。作業は、適度に難しく、かつ成功経験ができることが大切である。作業のでき具合が悪くなったら、訓練材料の難易度を下げる（ときとして上げる）か、ペースを変える目安である。たとえば、無視の場合、無視される側に動くことの前に、中心視野定位訓練（患者の前にある材料に直接焦点をあてることを学ぶ）

が適切であろう。さらに、提示される刺激の量が多すぎるため、まわりの視覚刺激（および他の感覚刺激の源）を、取り除かねばならないこともある。欠損の自覚と意欲を促す一つの方法は、患者に作業のでき具合を予想してもらい、実際の成果が予想とどれだけ違うか知らせることである。

査定道具（積み木模様、溝のあるペグボード、トレイルメイキングテストなど）を訓練に使いたくなったとしても、厳密に査定のみに限るべきである。治療で使用すると、再評価のために使用できなくなるからである。視覚―空間的能力の多くの尺度は、有意な訓練効果を示すので、リハビリテーション専門家は、各評価のテスト―再テスト効果に、留意すべきである。

次に挙げるのは、視覚―空間的障害のための治療と代償方法の提案である。前に述べたように、視覚―空間的能力には重なりがあるので、提示された方策も、いくつかの視覚―空間領域にまたがる。

2. 視覚―空間的障害のための特別な治療アプローチ
1）視力を改善する方策
- 視力が障害されたら、オプトメトリスト（視機能検査士）や眼科医が処方した屈折レンズを使用する。
- 刺激を拡大する拡大シートや拡大レンズが役に立つ。視覚的刺激は、拡大印刷もしくは拡大コピーで大きくできる。コンピューターのモニター上でも、文章やグラフを拡大表示できる。
- 背景と対象物のコントラストを大きくする。（白い背景に暗い色の刺激を提示するなど）
- 迅速な判別を必要とする、部屋や家具の角、階段の端、他の環境場面に、明るい色のテープを張る。
- 同じ模様の壁紙やじゅうたんは、判別することが難しいので、コントラストの高い配色にする。
- 照明は適切な明るさに調整する。まぶしいときは、レンズもしくは、やわらかい色の照明を使う。

表5-3 視覚―空間的能力の治療アプローチ

機能	治療方策 能力を再獲得するための方策	代償方策 失った技能を代用する方策
視力	視覚―空間的入力 眼科もしくは視機能検査に紹介	屈折矯正 刺激を拡大する 刺激を動かす 照明の調節 まぶしさを減らす コントラストをはっきりさせる 刺激の密度を減らす 複視の場合は、眼帯もしくは遮眼
視野欠損	資料記載がない。一般に、治療困難とされる。	頭を傾けたり回したりする 教育：手がかり 環境調整（保たれている側の視野に刺激を提示する） 走査訓練、見える範囲を増すために、眼を動かす 三次元ビデオゲーム プリズム、特殊レンズの使用
深度認識	段階的明示 さまざまな状況で反復	明るさ、相対的な大きさを利用 暗いところ、知らない環境での活動を抑える 環境調整（スタッフ、家族に教える）
視覚―空間的注意欠損 無視など	赤線 蛍光マーカー 手がかり ビデオゲーム 無視する側に物を置き、注意を向けて探すように勧める 無視によって影響のある端をあえて使う	地図を描く 手がかり 環境調整（正常な側に刺激を提示） 環境を頻繁に変えない 刺激の量を減らす
図背景弁別	段階的明示 さまざまな状況で反復	環境調整（スタッフ、家族に教える） 探索方策を編み出す
視覚構成	段階的明示 さまざまな状況で反復	環境調整（スタッフ、家族に教える）

表5-3　視覚―空間的能力の治療アプローチ（続き）

機能	治療方策 能力を再獲得するための方策	代償方策 失った技能を代用する方策
	視覚―空間的出力	
構成能力	段階的手がかり 段階的訓練 描画、立体複写、組み立て等、反復練習	文字や言葉による手がかり 組み立て、描画のためにひとつひとつ説明
空間オリエンテーション	段階的訓練 触覚と運動による入力 さまざまな場所から物を取り出す／触れる 反復して、距離感を見積もる 3Dソフト（ゲーム、ナビゲーション）	環境構成 測定道具を使う 空間的な関係を測る方策 外的手がかり 文字に書かれた方向指示 環境にある手がかり、目印の利用 支援を求める
身体図式	身体部位を示しながら、感覚入力 連続した手がかり 鏡の使用 地図で道をたどる 指示された通りに曲がる練習	左右がわかるように、手がかりを身に付ける バンダナ、ブレスレット、色のついた紐 外的手がかり

- ライトのスイッチを見つけたり、使ったりすることが難しいときは、動作感知ライトを使う。
- 刺激の密度（ある空間に提示される刺激の数）を少なくする。一文字、一つの刺激などにおさえ、一度にたくさん提示しない。
- 部屋の中に物を散らかさない。
- 複視をもつ場合、片眼を遮眼（眼帯など）すると、判別力が改善する。

2）視野欠損を改善する方策

　真の視野欠損は、一般的には治療しにくい。なぜなら、傷害された領域では刺激がないため、それに続くはずの探知能力も改善しないからである。よって、視野欠損への介入は、代償的なものになるであろう。Warren（1993）曰く、これまでの研究によると、真の視野欠損が変わらないことは、一般に認められているが、見えない側への刺激を通して、視野欠損の大きさを縮小することは可能だという指摘がある。ShawとStringer（1998）は、機能的視野は、侵されていない視野の注意技能を改

善することで、走査スピードも上がり、補助できることを発見した。同じように、PommerenkeとMarkowitsch（1989）は、視野欠損自体は、訓練しても改善されにくいが、視覚的探索能力の効率、正確さ、範囲は改善することを示した。Bosleyら（1987）は、卒中後の視野の改善は、損傷が後頭葉の外にあった例に限られ、改善しない視野欠損は、後頭葉の損傷に関連することを発見した。

- 視野欠損の特徴について患者を教育することと、環境を再構成すること（保たれている視野に、一貫して刺激を提示する等）は、もっともよく行われる効果的な代償方法である。
- 聴覚的、触覚的、視覚的（正常な領域への）刺激によって、侵された側に手がかりを与えることは、空間的欠損領域に対する自覚を改善しうる。
- 同側の視野欠損（視野の半分の欠損など）では、保たれている視野を効果的に走査するために、頭を傾けたり、体を回転させたりして自然に代償することが多い。たとえば、視野欠損が空間の左側にあるならば、頭をほぼ45度左に構えることを、常に奨めるべきである。
- すみやかに走査する眼の動かし方など、効果的な走査技術の訓練をすること、視覚的受容の正常な領域を効果的に使う（頭や身体を傾ける）学習は、代償的アプローチとして、将来性がある。
- 走査と注意の訓練では、行動指向型の三次元ビデオゲームを使って、走査速度と効率の改善を図ることがある。その効果は、いまだ強く経験的に証明されていない。
- 眼科医やオプトメトリストは、プリズムレンズや特殊レンズを使用し、正常な視野に末梢の刺激を屈折させている。

3）深度（奥行き）認識を改善する方策
- 深度認識の障害の治療では、他の感覚機能、特に触覚と身体の位置（触覚—運動感覚）を組み込んで、対象となる物の距離や、相対的な位置を測ることがある。たとえば、歩きながら周りの物に触れて位置を

確かめたり、家や職場で物の場所を思い出したりすることが奨励される。影や相対的な大きさの手がかりなどを、どうしたらより効果的に活用できるかを論議することは、深度認識に障害がある人のみならず、両眼に障害がある人にも有効であろう。
- 家族は、聴覚的な手がかり（あなたのすぐ目の前に曲がり道がありますなど）を与えることで、環境に慣れたり、材料を効率よく安全に扱ったりするのを助けることができる。
- 奥行き知覚障害の治療用に作られたコンピューターソフトは、効果があるかもしれない。三次元のコンピューターゲームもしかり。
- 奥行き知覚障害の標準的な代償メカニズムは、照明の光源を改善して、影やコントラストや光の輪郭を最大限に活用することも含む。
- 明るい色のテープは、コントラストや距離の判定の改善を助けるだろう。

4）空間無視を改善する方策

欠損の自覚がない人を治療するのは難しく、空間無視の治療はとりわけ困難である。自分の欠損がどの程度なのか気がつかない（欠損などはまったくないと、かたくなにいうことさえある）ので、最初の治療段階は教育を含む。

- 空間無視の人には、周りの空間に注意を向けられない障害をもつということの確実な証拠を示すことが必要である。そのようにして、周りの空間にある物を無視している状況を指摘することは役に立つ。たとえば、壁に向かって移動するときや、物に注意を向けられないとき、部屋の一部分に気づかないときなどに指摘する。ビデオテープをとること（患者の了承を得て）は、無視の特徴と行動の発現を証明するのに役に立つことがある。
- 空間無視の治療と代償、両者の治療的アプローチにとって、まず手がかりを与えることが大切である。たとえば、空間無視をもつ人には、言葉の手がかりや、無視側で指をはじくような聴覚的手がかりが効果的であろう。

- 本などのページに、あらかじめ赤線を引くような、視覚的手がかりもすべきである。たとえば、縦の赤線(介護者や治療専門家によって、あらかじめ引かれたもの)から文字を読みはじめる(あるいは終わる、右側の無視の場合)べきであると教えられるだろう。
- 役に立つ治療アプローチは、一般的に反復の使用を含む。眼の走査運動を繰り返し訓練し、刺激は、注意を向けられる空間から無視される空間へと追跡される。
- 身体部位の無視は、触覚刺激によって自覚が改善されるだろう(振動工具、少々熱いか冷たい刺激など)。たとえば、カラフルな腕バンド(ハンカチなど)は、無視側の注意を引くために使われるだろう。
- 患者と一緒に作業する人は、身体部位、特に無視側に関して質問する。
- 治療と代償的アプローチは、刺激の場所によって異なる。治療的アプローチでは、目標となる刺激は、普通は無視側におかれる。代償的アプローチでは反対になる。治療では、目標物は最初正中の近くに置かれ、徐々に無視側の周辺に移動していく。というのは、患者が、空間の無視側に注目することに慣れるからだ。
- 代償的アプローチでは、その反対の介入が適切であろう(一貫して注意を強く向けられる領域に対象物を置く)。
- 代償的介入(環境の再構築など)は、日用品(本、食品、家庭用品、道具など)を、正常な側に置くことを含む。
- 人を誘導する印は玄関に置かれ、危険の場所、照明のスイッチ、目的地などを示す。正常な側半分だけに情報を書くことや、前述した垂直の線を使うことも役に立つだろう。
- 地図は、人に方向を示す助けとして効果がある。特に、注意を指示する際に手がかりが有効である場合。
- できるだけ、首尾一貫した環境を保つことは、きわめて重要である。日常活動で使われる家具や物(衣服、道具、皿など)は、本人も家族も、必ず決められた場所に戻すべきである。
- 散らかった物は、動作の邪魔になるだろう。注意すべき物が多すぎて負荷がかかり、無視の機能的な衝撃はより大きくなるだろう。だから、

これらの不必要な刺激の源は最低にすべきである。不要な物を病室からも家からも取り去ることは役に立つ。室内に見えるカード、花、お気に入りの物、写真などの量には妥協が必要だろう。同様に、聴覚や他の感覚で気が散る物は、視覚—空間的無視の機能的影響を拡大するので、最小限にすべきである。

5）図背景の弁別を改善する方策
- 図背景の弁別の障害は、段階的な識別手順によっておもに治療される。そうすれば、視覚的に細かいところまで、だんだんと複雑なものを探索するようになり、目標となる形や物の位置を把握する。他の視覚—空間的能力の治療と同様、課題は基本レベルで十分にできるまで、難易度を上げるべきでない。
- 治療でよくあるのは、散らかった物の中から、身近でよく使うものを探す課題だろう。
- 代償的技術として、生活空間を整えたり、ごみを片付けたり、視覚的刺激の数を減らしたり、物の位置を書いたラベルを使ったり、物がすぐわかるようにコントラストをはっきりさせたり（車椅子のブレーキ、あるいは照明スタンド）して、環境の再構成を図る。
- 物を探す方法については、視空間の一貫した探索を強調して教える。急に衝動的に探し物をすることがあるので、ペースを守り効率よく探す方法を身につけることが役に立つ。自分にいい聞かせる（ゆっくり探す、どこから探しはじめるか、どのように探すか、見つけようとしている物への注意を持続させるために、物の名前を大きな声で反復する）ことも有効である。

6）空間認識を改善する方策
- 空間認識の欠損のための治療は、通常、いろいろな形で並んだ（段階的暴露など）対象を明らかにし、相互作用する練習を含む。もっとも効果的にするために、治療はできる限り予期される環境と同じような条件ですべきである。段階的に対象をあきらかにする過程では、周り

の物に触れて位置を確かめるのと同様に、物の場所をつきとめたり、取り除いたりすることが課せられる。患者は、物の相対的な位置を図示するよう教えられる（構成障害がある場合、この作業は手が出ないほど難しいのであるが）。
- 適応のための介入は、整理され、混乱のない、変化の少ない環境で行うことが大切である。予備の部屋は、ホールや廊下の体制を強化するために必要かもしれない。
- 地図や位置リスト（櫛はブラシの後ろにあるという指示など）は、自立を高めるのに役に立つ。
- 物の保管場所には、空間的な位置関係を思い出す能力に頼らなくてもすむように、ラベルを貼る。

7）視覚構成障害を改善する方策
- 視覚構成能力の障害のための治療は、通常、段階的に対象をあきらかにする手続きを含む。患者は、物の一部だけを提示され、それが何であるかとか、何の言葉であるかを問われる。最初の訓練は比較的単純にし、課題に慣れるにつれて、だんだんと複雑にしていく。たとえば、一枚の絵（たとえば電車）について、部分的に隠された物の名前を尋ねる。後に続く問題では、隠す部分を増していく。
- 代償的な介入では、環境への適応を強調する。物を置く場所、単純化、ラベル、散らかさない、物と物の間隔を離すなどの、一貫性の原則を用いる。
- 書いた物や印刷した物は、はっきり、太字で、背景に模様などがないものにする。
- 色テープは、車椅子のブレーキのような大事な物の場所を示すために使われる。

8）構成能力を改善する方策
- 構成能力の欠損の治療では、段階的な訓練と手がかりは、反復訓練を通して実行される。基本的な物を何回も描いたり組み立てたりし、だ

んだんと難しいモデルに進む。たとえば、描画や機械的な技術を改善する最初の施行は、二次元あるいは三次元の図の描画および組み立てとし、だんだんと複雑なレベルにする。
- 絵を描く場合、透明シートやトレーシングペーパーは、正確さを二重にチェックする方法として、利用することができる。最初に、治療の専門家は、核となる構造を描いたり表示したりして、患者に与える。他の視覚—空間的欠損（視力、無視など）は、構成能力欠損を治療する前に、取り組む必要があるであろう。
- 口頭あるいは書かれた文字による手がかりがあれば、構成方策を導くために、段階を追って指示を与えることができる。たとえば、絵を描くとき、最初は、ある図の一部を構成する小さい図を描くよう指示する。次に、その形の外の部分を描くための手がかりを与える。太い分割線を加えていく。最後に、含まれるものが正確に描けているか、細かいところを再度チェックするように手がかりを与える。
- 三次元の形では、訓練は、積み木などを用いて、デザインを組み立てることから始める。最終的なゴールは、職場や家庭で行われるものと同じくらい複雑な作業に進むことであろう。組み立てる前に、あらかじめ部分的に並べて手助けをすることもある。理想的な治療は、できるだけ予想できる実生活に即したものである。たとえば、大工のための治療は、基本的な安全が保たれる範囲で、仕事に関係するもの（図面、建材、留め具、道具など）を使う。
- 代償的介入でも、あらかじめ整えたものや手がかりの要素を含む。説明や手順を書いたマニュアルなどは役に立つ。
- 職業訓練では、指導や支援が一層必要とされる。複雑な視覚—空間的操作が求められる人（建築家や機械工など）は、同じ分野で専門性をもつ監督やジョブコーチを必要とする。

9）空間的オリエンテーションを改善する方策
- 環境の再構成は、空間的オリエンテーションの障害をもつ人にとって、もっとも効果的な代償的治療であろう。たとえば、家や職場はいつも

整理整頓した方がよい。物はいつも同じ場所に置く（たとえば、鍵はドアのそばに、財布は寝室のランプのそばになど）。ラベルも場所を示す助けに使う（部屋、食器棚、ガラス、引き出しなど）。
- 物の操作、距離の測定、物をいろいろな視点から見る練習も役に立つ。
- 触覚—運動（触れる、身体の位置の感覚など）入力は、短い距離や、物の相対的位置の見積もりを改善するために、特に効果的であろう。物の組み立てやパズルは、受動的な技術よりも、より効果がありそうである。
- 距離や相対位置の見積もりは、即座に評価し、修正すべきである。
- リハビリテーション指向のコンピューターソフトウエアプログラムは、空間オリエンテーションの治療を組み込んでいるが、他の分野への適用はわからない。
- 測定器具（定規や分度器など）の使用は、職業的、レクリエーション的な活動にも有効である。比較や定量化をして物を整理する代償方策を教える。
- 測定道具の使用にあたり、覚え書きなどの外的補助が役に立つであろう。安全対策としては、家や職場環境を整え、けがのもとになるようなものを除く。患者および他人の安全のために、ある種の活動（乗り物、電動工具、電化製品の操作など）を限定する場合もある。
- 空間オリエンテーションの障害をもつ人は、道に迷う、旅の計画や地図を読むのが困難といった経験をしている。道順を見つける訓練は、自宅、近隣、職場環境、レクリエーション環境で行うのが理想的である。道に迷うと、強い情緒的反応が起きる。ゆえに、道順を見つける間は、誰かと一緒に行動して、不安やパニックを減らすべきである。同時に、不安を管理する方策を教えられた、ということを確認する。
- 言語的手がかり（どこの道を探しているのですか？など）は、患者が選択肢を考えたり、方策を編み出したりしながら環境に適応することを支援する。
- 地図を用いる訓練はよく行われる。旅の計画を支援し、地誌的に方向感覚が鈍くなったときに、問題を解決する方法として信頼できる。地

図の読み方と方向感覚は、視覚—空間的機能不全になる以前から知らなかったものとして教えることが必要である。拡大地図を作って、原寸の地図どおりその上を歩くこともできる。
- 左右の方向感覚が問題であるならば、腕に左もしくは右を示すブレスレットをつけることが必要であろう。
- 文字による方向指示は、永久的に空間関係不全をもつ人のためにもっとも効果的である。訓練は、地図から書かれた指示へ、ひとつひとつ情報を置き換えることも含んでいる。
- 多くの例で、ある標識から次の標識へと移ることができるならば、より信頼性が高くなるであろう。この方法で、地誌的な方向感覚に依存するのは最低限にすることができ、その場にある手がかり（印や建物など）への依存を最大限にすることができる。
- 自宅や他の慣れた環境では、個別の目印を利用できる。
- 他者に助けを求めたり、方向を尋ねたり、本人の長所と短所にあわせて、うまく情報を記録したりする方法を教える。

10) 身体認知を改善する方策

身体認知障害の治療では、通常、課題を何度も繰り返し、直後に誤りを指摘する。身体認知の最初の治療的アプローチでは、身体部分の識別を支援するために、感覚的な入力を使う。

- 患者が無視した身体の部分に触れ、「ここは何ですか？」と尋ねる。
- 身体の部分の名前をいい、指示どおりに、その部分を指摘し動かす。
- 左折や右折を含むルートを決め、直後に誤りを指摘することによって、身体の左右方向感覚不全の治療を助ける。
- バンド、ブレスレット、または時計の使用を含む代償技術の使用は、一貫して左か右に決めて身につける。
- 自分の身体が置かれている空間の認識が弱い人は、家具やその他の物にぶつかることのないように、廊下や居間をかたづける必要がある。また、身体の位置と認識についての手がかりを繰り返す必要がある。

3. 視覚―空間的障害の治療において、家族を教育する

　環境の否認と認識不足は、通常、視覚―空間的欠損に関連しているので、家族やケアをする人を教育することの役割はとても大きい。家族やケアをする人は、治療者チームと患者の間で、能力評価に違いがあるので、どちらを信じたらよいのかわからないことがある。よく患者は、治療チームは、"何もないのにおおごとにする"または、"否定的なことを過大に強調する"と主張することで、家族の支持を集めることができる。この筋書きは、特に病態失認 anosognosia（欠損に気づきがない）あるいは、病態無関心 anosodiaphoria（欠損について関心がない）の例で著明である。さらに、突然の感覚欠損になった人は（認知障害がない場合でさえ）、自分の限界にすぐ気づかず、他の人や環境によって誤りを指摘されて、比較的ゆっくりと自覚する（Levine, 1990）。

　患者は、できるだけ早く元通りに自立し、人生を快適に、積極的に、実りあるものにする活動に、再び取り組むことを期待している。通常、家族やケアをする人は、ドライブ、レクリエーション、趣味、職探しなどに制限を加えなければならないが、患者自身は、何も問題ないと確信している。加えて、遂行機能、人格変化、なかなか満足しないという問題により、患者の論理的思考の問題は一層複雑になる。治療チームの最初の仕事は、家族とケアをする人に、問題となっている欠損を確認することである。線分二等分、時計描画、文字抹消などの課題は、欠損の情報を提供し、ケアする人や患者はそれを確認できる。患者が一度は失敗するような活動を（管理された安全な状況のもとで）行うことを許可するのは、有益かつ必要である。それは自覚を促し、適切な予想能力を育む。

　ケアをする人は、リハビリテーションに積極的に参加するために、1) 欠損と患者の自覚の程度を観察する、2) 腹立たしい状況をうまく処理するための指示、修正、技術に対する患者の反応を観察する、3) 人間関係をうまくできるように、患者を支援する訓練をする、4) ケアをする人が、潜在的に危険な活動を制限しようとするとき、それに従えるような経験を患者とともにする。また、機能と安全について、他の専門家の意見を

含むことも大切である。たとえば、視覚欠損の場合、オプトメトリストもしくは眼科医は、活動の再開と適切な調節について、提案をすることができる。

活動と自立の制限に関して、家族の荷は重くなってくる。このようなことは、病態失認、否認、あるいは患者の単純な楽観主義と結びついて、公平さに影響するであろう。こうした理由で、はじめから制限を設けることが最善である。それは、ドライブや復職のドクターストップを含んでいる。それらの制限は、改善がみられ、神経心理学的、職業的、作業的、運転や他の適切な機能評価によって、十分な能力があると書面で示されたとき以外には、解除すべきでない。逆に、患者がケアをする人にきわめて依存的にもなりうる。そうすると、指摘しても以前の自立を回復できなくなってしまう。あなたが、自宅で迷ったり、友だちや家族を知らない人と区別できなくなったりするような事態が起こったときの恐怖を想像して欲しい。人が一度、慎重であらねばと確信すると、元に戻すのは難しい。恐れに加えて、患者の悲嘆は、不安の他の形（パニック障害）やうつとなってあらわれ、ストレスや新しい状況からの逃避行動を起こすこともありうる。

F. 結 論

視覚―空間的欠損の査定には、視覚―空間的入力（視力、視野、深度認識、視覚―空間的注意、図背景弁別、空間認識、視覚構成）と出力（構成能力、空間的オリエンテーション、身体認知）の双方の評価が組み込まれるべきである。査定器具は診断的価値のみならず、機能的長所、短所、限界を予測する力でも選ぶべきである。本人および他人の安全に、直接に衝撃を与える（ドライブや仕事など）欠損について、限定した洞察しかもたないような障害のある人には、正確な視覚―空間的能力の査定が、特に重要である。リハビリテーションの専門家は、有効な治療と代償の介入が効率的に行われているか確かめる機会をもつ。視覚―空間

的欠損とともに、代償的方策を確立する際、家族（あるいは、どんな支援者でも）の参加は、成功を保証するために、特に不可欠である。というのは、活動の制限を確立し強化する必要があるからである。リハビリテーションの後、多くの視覚—空間的障害は、よくなり続けるが、一方で、他のもの（特に視野欠損）は持続し、引き続き代償を要するであろう。リハビリテーションチームが、生活のすべての領域で、適切な代償的介入を行う必要性を、予見できることが理想的である。

(Jeff Shaw)

文　献

Benton, A. L., Hamsher, K. de S., Verney, N. R., & Spreen, O. (1983). *Contributions to neuropsychological assessment*. New York: Oxford University Press.

Benton, A. L., Sivian, A. B., Hamsher, K. deS., Varney, N. R., & Spreen, O. (1994). *Contributions to neuropsychological assessment. A clinical manual* (2nd ed.). New York: Oxford University Press.

Beery, K. E. (1982). *Revised administration, scoring, and teaching manual for the developmental test of visual-motor integration*. Cleveland: Modern Curriculum Press.

Bosley, T. M., Dann, R., Silver, F. L., Alavi, A., Kushner, M., Chawluk, J. B., Savino, P. J., Sergott, R. C., Schartz, N. J., & Reivich, M. (1987). Recovery of vision after ischemic changes: Positron emission tomography. *Annals of Neurology, 21*, 444–450.

Diller, L., & Weinberg, J. (1977). Hemi-inattention in rehabilitation: The evolution of a rational remediation program. *Advances in Neurology, 18*, 63–82

Friedland, R., & Weinstein, E. (1977). Hemi-inattention and hemisphere specialization: Introduction and historical review. *Advances in Neurology, 18*, 1–31.

Heilman, K. M., & Valenstein, E. (1993). *Clinical neuropsychology* (3rd ed.). Oxford: Oxford University Press.

Heilman, K. M., Bowers, D., Valenstein, E., & Watson, R. T. (1987). Hemispace and hemispatial neglect. In E. Herman (Eds.) (1991), Spatial neglect: New issues and their implications for occupational therapy practice. *The American Journal of Occupational Therapy, 46*, 207–216.

Herman, W. M. (1992). Spatial neglect: New issues and their implications for occupational therapy practice. *The American Journal of Occupational Therapy, 46*, 207–216.

Holland, D., Hogg, J., and Farmer, J. (1997). Fostering effective team cooperation and communication: Developing community standards within interdisciplinary cognitive rehabilitation settings. *NeuroRehabilitaion 8*, 21–29.

Hooper, H. E. (1983). *Hooper visual organization test*. Los Angeles: Western Psychological Services.

Ishiai, S., Sugishita, M., Ichikawa, T., Gono, S., et al. (1993). Clock drawing test and unilateral spatial neglect. *Neurology, 43,* 106-110.
Kolb, B., & Whishaw, I. Q. (1996). *Fundamentals of human neuropsychology.* New York: W.H. Freeman and Company.
Levine, D. H. (1990). Unawareness of visual and sensorimotor deficits: A hypothesis. *Brain and Cognition,13,* 233-281.
Lezak, M. D. (1995). *Neuropsychological assessment* (3rd ed.). New York: Oxford University Press.
Money, J. (1976). *A standardized roadmap test of direction sense. Manual.* San Rafael, CA: Academic Therapy.
Nelson, K. A. (1987). Visual impairment among elderly Americans: Statistical brief #35. *Journal of Visual Impairment and Blindness,* 331-333.
Pommerenke, F., & Markowitsch, H. J. (1989) Rehabilitation training of homonymous visual defects in patients with postgeniculate damage of the visual system. *Restorative Neurology and Neurology and Neuroscience, 1,* 47-63.
Robertson, I. H., Gray, J. M., Pentland, B., & Waite, L. J. (1990). Microcomputer-based rehabilitation for unilateral left visual neglect: A randomized controlled trial. *Archives of Physical Medicine and Rehabilitation, 71,* 663-668.
Schekenberg, T., Bradford, D. C., & Ajax, E. T. (1980). Line bisection and unilateral visual neglect in patients with neurological impairment. *Neurology, 30*(5), 509-517.
Semmes, J., Weinstein, S., Chent, L., & Tauber, H. (1963). Correlates of impaired orientation in personal and extrapersonal space. *Brain, 86,* 747-772.
Shaw, J. A., & Stringer A. Y. (1998). *Attention training to compensate for homonymous visual field losses.* Unpublished doctoral dissertation, Georgia School of Professional Psychology, Atlanta.
Spreen, O., & Strauss, E. (1998). *A compendium of neuropsychological tests.* New York: Oxford University Press.
Sohlberg, M. M., & Mateer, C. A. (1989). Theory and remediation of visual processing disorders. *Introduction to cognitive rehabilitation theory and practice* (pp. 177-211). New York: Guilford.
Stringer, A. Y. (1996). *Adult neuropsychological diagnosis.* Philadelphia: F.A. Davis.
Su, C. Y., Chien, T. H., Cheng, K. F., & Lin, Y. T. (1995). The performance of older adults with and without cerebrovascular accident on the test of visual-perceptual skills. *American Journal of Occupational Therapy, 49,* 491-499.
Tombaugh, T. N., Schmidt, J. P., & Faulkner, P. (1992). A new clinical procedure for administering the Taylor complex figure: Normative data over a 60 year age span. *Clinical Neuropsychology, 6,* 63.
Warren, M. (1993). A hierarchical model for evaluation and treatment of visual perceptual dysfunction in adult acquired brain injury, part 1. *The American Journal of Occupational Therapy, 47,* 42-66.
Warrington, E. K., & James, M. (1991). *The visual object and space perception battery manual.* Brury St. Edmunds, England: Thames Valley Test Company.
Wechsler, D. (1997a). *Wechsler adult intelligence scale—III.* San Antonio, TX: The Psychological Corporation.
Wechsler, D. (1997b). *Wechsler memory scale—III.* San Antonio, TX: The Psychological Corporation.

VI. 言語障害の査定とリハビリテーション

　脳の機能不全をもつ人へのどんな評価においても、言語の査定は実質的にその一つの側面を構成している。言語が人の機能において持っている中枢性、そして多種の神経学的損傷や疾患による変化を受けやすいことは、それを包括的な神経認知的評価の一部分として含めることを必要とする。さらに、人は論理的思考、判断、注意といった他の認知域を評価するために言語を仲介としているので、その評価を言語に頼っているそれらの領域の推論をはじめる前に、言語ドメインの統合性を評価しなくてはならない。言語の評価は多くの施設において言語病理の専門家が行っており、その障害の復帰と代償のための推奨方法を作成している。しかし、多くのリハビリテーション専門家（そして特に、神経心理学者）は、大まかな言語評価をしているものの、言語病理とそれに関連したリハビリテーションの方策については明快な理解を欠いている。これはリハビリテーションの責任性が変化した結果である。現代のように神経画像的技術が発展する前は、神経心理学的査定は伝統的に損傷の局在を強調していた。診断的な損傷局在が認知的評価の目標であったときは、神経心理学的査定といえば比較的表面的なスクリーニング的測定であった。そこでは、診断的所見の機能的な意味を丁寧に検討するのではなく、優位半球損傷を示唆する病因的な言語症候を識別していた。知識と実践の双方の観点から言語障害のある人の機能的な見通しをたてて、総合的に評価し管理してゆくことが、もっとも重要な言語病理学の原則であった。この、部分的に増大しつつある言語学者の影響を受けた結果、伝統的に診断を強調する神経心理学的査定と同様、多くの施設で神経心理学とリハビリテーション心理学は、言語査定とリハビリテーションに関しては二次的な役割しか与えていない。

　しかし、神経心理学的査定の局在的機能はもはや優先事項ではなくな

り、言語病理の分野が言語障害の管理に影響を増大している一方で、神経心理学者と他のリハビリテーション専門家が言語障害のタイプの明快な基礎とそこから導き出される査定と治療の知見を必要としていることは、知っておいたほうがよい。神経心理学的検査では、診断的でなく機能的な面を強調することが、いろいろな言語的障害による実際的困難さの理解のためには必要である。言語障害の人に実際に会っているリハビリテーション専門家は、言語障害の機能的要素ばかりでなく、リハビリテーションサービスをしている多職種チームのなかで、どんな認知的リハビリテーション方策がもっとも効果的と思われるかを知っていなくてはならない。いまや脳外傷リハビリテーションの新時代であり、そこでは多職種チームの機能と効果性を高めることが推奨される。言語の障害は多くの職種の治療プロセスに広がり、多くの治療の領域に影響するものであることを考えれば、認知的リハビリテーション施設でリーダーシップをとる位置にある人が、言語障害と治療を適切に理解することは、特別に重要になってきている。

A. 言語障害の特徴

　失語症という用語は、広い意味ではいくつかの型の脳障害に基づく、受容もしくは表出的言語スキルの減少や喪失に関するものである。これは、障害されたというより発達の障害であるところの永続的な言語獲得や学業的能力の失敗と区別するためである (Damasio, 1981; Benson, 1993)。失語は、単に口頭の運動統制に基づく構音障害ばかりでなく、言語理解のなさや表現の悪さによる言葉の誤りと説明される。この章では構音的障害ではなくて、言葉の評価と治療にもっぱら焦点を絞る。

　左大脳半球は通常、きき手に関係なく、言語が優位である (Reitan, 1984)。そのために、失語症の古典的な症状を生み出すのは、通常左半球の局在的損傷である。古典的な症状とは、命名、意味的 (つまり、言葉

の意味)、統語的(つまり、言語構造)障害を含む、モダリティ間にまたがる言語の表現や理解の欠損である。びまん性のTBIによっても局在的損傷がその一側面となることはあり、それはたとえば外傷性脳損傷から起こる左半球の血腫、貫通性の脳損傷あるいは脳腫瘍による限定的損傷から起こり、あるいは失語症のもっとも頻度の高い脳卒中や脳血管障害(CVA)がある。卒中になった人のほぼ20%は言語や会話の障害も経験している。国立健康研究所の算定によれば、毎年8万5,000人の失語症例が生まれ、アメリカ人の100万人が、なんらかの形の失語症をもっている。

　すでに述べたように、失語症の名前は通常、優位(通常は左)半球の傷害で起こる、命名・意味・統語の欠損といわれている。しかしながらこれらの一時的な言語能力以外の領域でも言語障害は起こり、それらの障害は優位半球の言語中枢以外の損傷に関連しているであろう。言語使用(つまり、言語の対人的・目的指向的使用)あるいは談話(つまり会話能力)の障害は、それ自体では言語産生や理解における深刻な問題を含まないが、それでもコミュニケーション能力にかなり影響を与える。語用論や談話といった言語領域における障害は、"失語症的障害"としての判定は逃れるだろうが、なお言語障害として概念化され、査定され、治療されなくてはならない。加えて、表現と理解の言語欠損はさらに密接に、書きと読みの学習能力に並行している。書きと読みの学業的能力が後天的に欠損することはまた、コミュニケーションの形を制限してしまう。

　神経心理学リハビリテーションにおいて起こりうる言語欠損の多様性を概念化する一つの方法は、"広い網をかける"ような、そして言語およびコミュニケーション能力の一般的領域を取り込むような、広範な機能的分類である。機能的分類(あるいは、言語能力の分類)の目的は相当に実際的である:そのようなモデルは、機能を基盤としたリハビリテーションの方策と対応している。さらに、ここで示された機能的モデル(表6-1を参照)では、神経心理学、作業療法、言語病理学などのリハビリテーション学問分野を通じて意味があるような言語構造の分類を提供している。そのような分類は多職種において、より調和した言語障害の査定と治療を可能にするだろう。

表6-1 機能的言語能力の分類

表出的言語能力

1. 意味
   - 言葉および言葉の意味の正確な使用
   - その障害は通常、優位半球のダメージと関連する

2. 統語
   - 文法的に正しい文章を作る能力
   - その障害は通常、優位半球のダメージと関連する

3. 語用
   - 目的に向けて適切な用語を用いる能力
   - その障害は通常、優位半球もしくは非優位半球のダメージの双方と関連する

4. 談話
   - 高次のコミュニケーション能力をさし、会話の微妙な法則、流れ、内容の理解と、それらを習得して用いること
   - その障害は通常、優位半球もしくは非優位半球のダメージの双方と関連する

5. 書かれた言語
   - 書きの形で表出されたものをさし、もっとも基本的な記号と文字の産生から文章の形で書かれた思考全体までをいう
   - その障害は通常、優位半球もしくは非優位半球のダメージの双方と関連する（書かれたコミュニケーションが阻害されている度合いによる）

受容的言語能力

1. 読み
   - あらゆる種類の書かれたコミュニケーションの理解であり、そこにはもっとも基本的な記号や文字の解釈から、長い文章にこめられている複雑な思考の理解までを含む
   - その障害は通常、優位半球もしくは非優位半球のダメージの双方と関連する（「読み」が阻害されている度合いによる）

2. 聴覚的理解
   - いわれたことの情報と情緒的内容の理解
   - その障害は通常、優位半球もしくは非優位半球のダメージの双方と関連する

B. 言語能力の機能的分類

　言語能力の分離はまず、二つの広い機能的領域に分割される：「表出」対「受容」の言語能力である（表6-1を参照）。これらの二つの広い領域はそこからさらに、言語的スキルを代表する特定の能力に分割される。このような区別は、それぞれの能力の臨床的意味と、評価または治療の

重要性とに基づいて作成されている。表出的言語能力は次のような領域を含んでいる。

意味：言葉および言葉の意味の正確な使用のことをさす。
統語：文法的に正しい文章を作る能力のことをさす。
語用：目的に向けて適切な用語を用いる能力をさす。
談話：高次のコミュニケーション能力をさし、そこには会話の微妙な法則、流れ、内容を理解し、それらを習得して用いることを含む。
書かれた言語：書かれた表現をさし、もっとも基本的な記号と文字の産生から、文章の形で書かれた思考全体までをいっている。

受容的言語能力は、次のような領域を含んでいると提唱されている。

読み：あらゆる種類の書かれたコミュニケーションを理解する能力であり、もっとも基本的な記号や文字の解釈から、長い文章にこめられている複雑な思考までをさす。
聴覚的理解：いわれたことの情報と情緒的内容を理解することを含む。

　ここで提供された分類は、臨床的に用いるための定義や標準的な型を提供しているばかりではなく、患者と家族のコミュニケーションに使うためのわかりやすい言葉による言語能力の定義であるともいえる (Holland, Hogg, & Farmer, 1997)。家族と患者は、言語査定とリハビリテーションプロセスに関して教育される必要がある。多様な言語障害に関連してわかりやすい言葉になじんでいる臨床家は、査定結果と治療目標について、患者と家族により効果的に伝達することができるであろう。
　基礎的な言語的機能を個々の臨床家に浸透させることに加え、このような分類は、多職種（たとえば、言語病理学、作業療法学、心理学）の臨床家が神経心理学的障害の人の治療に共同であたるすべての場所において付加的な目的をもっている。いろいろなリハビリテーションの職種間で、効果的なコミュニケーションは必須である。不幸にも、言語の査

定と治療に含まれる職種間においてコミュニケーションが乏しいとは皮肉なことである。一般にリハビリテーションにおける多職種アプローチの目標は、包括的な査定と治療によって多面的な見通しから得られた情報を提供することである (Woodruff & McGonigel, 1990)。コミュニケーションがいろいろな専門間で不完全であれば、リハビリテーションの共同作業は良い結果を生まない (Mullins, Keller, & Cheney, 1994)。それゆえ、各リハビリテーションの現場で、それぞれの"社会規範（コミュニティスタンダード)"を確立することが必要になる。これらの社会規範は、1) 査定と治療のターゲットになるべき機能的な言語能力の分類（表6-1）、2) これらの構成概念の明確な定義（これも表6-1）、3) 治療チームが、おのおのの問題領域のリハビリテーション過程でもっともアプローチすべき方法のための1セットの一般的な指針（表6-2と6-3）からなっている。すなわち、分類の目的は個々の臨床家の方向づけばかりでなく、社会規範を確立することで多職種間チームのつながりを促進するためでもある。

C. 言語障害の症候群

この分類は、表出的と受容的の言語能力の機能的ユニットを臨床家が理解する助けになるであろう。しかし臨床家はまた、これらの機能的ユニットの欠損が多くの言語障害においてどのように現れるか、知らなければならない（表6-2）。

言語障害は、単一な機能的ユニットの欠損としてはまれにしか起こらないが、言語の機能不全はいくらか選択的であり、ある側面は障害され、他は比較的侵されずにいるといったようなことを伴う (Saffran, 1982)。そのために言語障害は、機能障害の集合体として起こりやすく、失語症候群の一種というような近似型に集約されがちである (Benson, 1993)。しかしながら、査定と治療の場面でもっともよくみられ、頻繁に文献にも言及されているような、よく定義された失語症候群についてはかなりの蓄積がある。これらの症候群はすでに定義された（つまり、意味的、

表6-2 失語症候群：代表的な特徴

失語症候群	ブローカ失語	超皮質性運動失語	ウェルニッケ失語	伝導失語	超皮質性感覚失語	全失語
一般的な特徴	非流暢。言語的アウトプットがもたつく；語句の短縮化；プロソディの障害；通常、構音障害や失行を伴う不器用な発音	初段階の緘黙を伴う話の中断；比較的反復能力が保たれているが、言語的アウトプットは非流暢	顕著な聴覚的理解の障害とその結果として錯語的障害を伴うが、流暢な言語的アウトプット；半身麻痺はまれ	顕著な言語の反復的障害。しかし聴覚的理解は良好であり、錯語的ではあるが話は流暢	反復能力が保持された重度の聴覚的理解の障害；流暢な錯語的な話	すべてのモダリティにおいて重度に障害される；非流暢
言語的アウトプットの特徴	運動意図の障害により、対物命名。言葉や語句の反復がしばしば使えるが、患者は言葉を知っているが発音することができない；選択の機会があれば選ぶことはできる	自発的発話における内容語の使用については、ブローカ失語と類似。口語運動意図の厳密さを欠く	正しくない言語使用(机を椅子という)や、不正確なシラブルや文字を挿入してしまう（"自転車"を"自転クルクルマー"; "アリゲーター"を"ガロメーター"、意味のない言葉や造語（"バーバー測定機"）といった、錯語的言語アウトプット	とりわけ語の内容に関して失名詞、ウェルニッケ失語に類似した錯語	自発的会話と対物命名の失名詞；しばしば錯語的であり、語の。とりわけ名詞の内容を失う	感情的な強調表現は抑えられる（"おお！"や"かご！"もしくは間投句）、使える言葉がわしだけになる（名前、単純な関連のない言葉）、意味のないシラブル（ララブルツビッビ）
表出的技能（言葉や語の意味意図の正確な使用）	内容語（名詞、動詞、詞）の排他的使用、機能語（冠詞、接続詞、代名詞、助動詞、前置詞）	運動意図の障害により、対物命名。言葉や語句の反復がしばしば使えるが、患者は言葉を知っているが発音することができない；選択の機会があれば選ぶことはできる			語句の長さは許容範囲、失名詞の失名詞のために構造のバラエティが乏しく、錯語的な誤り	コミュニケーションの試みの中に裁語的要求はない；単語のみの発語
表出的技能（文法構造のととのった文章を作る能力）	の抹消といった形で現れる失文法、しばしば"電文的スピーチ"と呼ばれる（"男の子、歩く、犬"、"女の子、人形、遊ぶ"）	文章構造や複雑さに豊富なバラエティのない失文法、詳細さがない	流暢な言語産生だがしばしばその内容には意味がない、とぎれのない文章	自発会話ではノーマルなバラエティと文法構造の複雑性をもった流暢な言語産生		

表6-2 失語症候群：代表的な特徴（続き）

	ブローカ失語	超皮質性運動失語	ウェルニッケ失語	伝導失語	超皮質性感覚失語	全失語
語用（目的に用いる能力；適切さ）	障害を自分で意識しており、それがコミュニケーションの円滑化のモニタリングを助ける	会話を開始するのに困難があり、結果としてコミュニケーションに限られたコミュニケーション能力	障害への自己認識の欠如が自己モニタリングが欠如している結果として。どんどん広がる語の多弁、独白調の強迫的な喋り。聞き手がそれを止めさせるためには、しばしば攻撃的なゼスチャーや身体的な遮断をしなくてはならない	プロソディが保持（質問、要求、感嘆）、適切な程度の自己意識における間違いの結果、意識があり、その結果として、しばしば行うが成功しない。それにより自発語が非流暢にみえるかもしれない	聞き手の応答をモニタする能力あるいは自分が発した言語モニタリングを障害するような、聴覚的理解能力の低下。それはコミュニケーションの効果性を障害する	メッセージを届けるためのプロソディ、イントネーション、ジェスチャー使用の重篤な障害；非自発的発言を統制することがしばしば不能（間投句など）
談話；文法（音声の流れ；会話のテーマ；内容）	十分な情報があれば毎日のコミュニケーションは機能する。メッセージを伝達することや会話に加わることは通常可能であるが、効率は大きく低下	会話の中断、機能的なコミュニケーションを開始させることができない	流暢な口頭的アウトプットにもかかわらず、情報伝達の著明な障害。聞き手に課せられる語義的コミュニケーションの負荷、失語症の会話の修復に影響を与える、自己認識の欠如	失名詞の結果として、不適切な空虚語がコミュニケーション能力を障害し、その結果修正不能に広がっていく独白；会話において聞き手が求めているものをモニタリングする能力がない	ウェルニック失語に酷似；錯語的誤りと口頭アウトプットを質・量ともにタリングする能力の欠如によって会話の能力は損なわれる	いかなる形態の機能的コミュニケーションも重度に障害される
書言語（すべての書かれた言語の表出）	内言語を使用しての口頭的アウトプットに似て書くのに用いる利き手の麻痺があれば機能しない；一般的に、利き手の麻痺さに影響されるかもしれない	口頭的表出と並行する；書くのに用いている利き手の麻痺さに影響されるかもしれない	会話パターンと同様、機械的に流暢であるが、メッセージはしばしば意味がない、意味のない文章を含む；とめどない誤りに、語の綴り合い；修正は通常気づかず、できない	いろいろ異なる、錯語性誤りのある口頭アウトプットに似ている；手足の失行を中継するかもしれない	口頭言語産生に並行して重度に障害される	重度に障害される；サインの自動筆記あるいは単純な語のコピーに限定される

表6-2 失語症候群：代表的な特徴（続き）

	ブローカ失語	超皮質性運動失語	ウェルニッケ失語	伝導失語	超皮質性感覚失語	全失語
受容的スキルと感情の内容や情報の聴覚的理解（話された文やメッセージの理解）	軽度に障害される；日常会話はしばしば可能、速い会話や複雑な情報には困難	一般的によく保持される、日常会話は可能；長くてより複雑なメッセージを呈するには困難を呈するかもしれない	環境的な音（電話のベル、犬の鳴き声）といった聴覚的シグナルを理解できないスピーチレベルから、速いレベルの複雑な情報の理解障害を調整するレベルまでに広がる、重度の障害	一般的に保持されるが、臨床的には軽度の障害が報告されている；聴覚的理解はウェルニッケ失語の特徴と区別できる	ウェルニッケ失語に似た聴覚的理解の障害。しかし反復能力が残る	重度に障害；話者が理解のために指さすか、あるいはジェスチャーすることで提示された単語や短いフレーズに限られる
読みのスキル（すべての書かれた言葉や複雑な文章を読む能力、コミュニケーションの理解）	聴覚的理解と並行する軽度の障害；日常生活は可能だが、長くより複雑な文章だと困難	一般的に障害されない；日々の必要なことはできる	失読がしばしば起こる、重症度はさまざま、長い不慣れな言葉に困難を示すレベルから、書かれた言葉を読みとることが完全に不能なレベルまで	黙読の理解は一般的に保たれる。しかし口頭の読み上げは錯語的	部位の範囲によってはさまざま；錯語を呈する口頭での読みよりは黙読のほうがより保たれる	完全な失読から、シンボル（トイレ）の認知、あるいは単語（はい、いいえ）、慣れ親しんだ言葉（名前）に限定まで

表6-3 ボストン診断的失語検査の「クッキー盗み絵」描写における仮想例

ブローカ失語	オーケー、うん、うん、オーケー、し、し、少年、ク、ク、クッキー。マー、マー、オーケーオーケー、少女、ク、ク、クッキー、うん、うん、わたしも、オーケー、オーケー、そう、うん、うん、マーママ、マーマーママ、行った。オーケー、そう。
ウェルニッケ失語	ふむふむ、少年と少女が、ダイを手に入れて、まるで三脚、三脚、三脚さんになろうとしているようだ。うん、ああ、ここにいる父親は白昼夢であちこち歩いたり走ったりしてる、色を塗りながら色を塗りながら。彼女はここに来て小さい子の世話をする必要がある。彼は窓の外から外を見ている。木々とカーテンがあって、落ちるのを止められないね。
失名詞失語	よし、ここには何人かの・・・・そう、人々がいる。いや人々じゃない、そうだよ、子供、少年と少女だよ・・・。そして彼らは、いくばくかのパイを欲しがっている・・・いや、違うよね、甘いもの・・・・（検査者：クッキー？）そうだ、クッキーと、そして、えーえーえー、彼女が見ている・・・洗っている・・・食べたものを洗っている・・・・見てくれ、そこかしこに。（検査者が踏み台を指さして：これは何？）はい、それは・・・なんて呼ぶんでしょう？彼が落ちそうだ。ああ、わたしには判らない。（検査者：それは、踏み台か、テーブルか、洗濯機か、どれ？）うーん、わからない。（検査者：それは、踏み台）踏み台、踏み台？わかった。
超皮質性運動失語	しーしーしーしょうねん・・・クークッキーとマーマーママ、うん。（検査者：少年と少女がクッキーを欲しがって、ママがそれを見ていないって言いたいの？）少年と少女がクッキーを欲しがってママがそれを見ていない。そーそーそう。
超皮質性感覚失語	ここにはひとかたまりの子供たちがいる。おやまあマーちゃん、ここの年を取ったタドリーな女性はランチに行った。彼は立ったり座ったり、そして、彼女は一彼女はトレーンにつかまっている。彼女はホワイトマックをとってきた方がよい、さもなくはツッキーが足りなくなる。（検査者：わたしに、これをクッキーと言ってみて）わたしにこれをクッキーと言ってみて。
伝導失語	ここにはショウナンとショウショが・・・ショウナン・・・ショウナン・・・（検査者：少年？）ショウナン・ショウショ。彼らは欲しがってる・・・彼らはパンカーキを、モコレートフリップーフーフーフッキーを。（検査者：チョコレートチップクッキー？）モ、モック、モック。（検査者：チョ・コ・レー・ト？）モ、モク、フリップチョコファット・ツッキーズ、よし。
全失語	うー・・・ノーノー。（これは何？）ノーノー、うー・・・・。
右脳 （もしくは非優位） 半球ダメージ	少年と少女がクッキーを焼いています。それらを自分たちでするにはまだ子供ね。つい考えてしまいますわ・・・あなた何歳かしら？（検査者：37）本当？おお、その年齢より若くみえますわ。はじめてあなたが待合室で私の前に現れたとき、あなたは学生さんか何かだと思いましたわ。あなたは37歳で、しかも学生だったではないでしょうか。同じように、大学院生か何かだったのかもしれないわ。（絵についてはどうですか？）ああ・・・もっとよく見せて・・・そう・・・・（沈黙）彼らはクッキーを焼いていて、両親が居なくて、この男性は立派に育った・・・わたしの孫と同じだわ・・・（突然涙ぐむ）・・・わたくしが思いをはき出したい時にはどうしたらいいのかしら？

表6-3　ボストン診断的失語検査の「クッキー盗み絵」描写における仮想例（原文）

ブローカ失語	OK, uh uh ok, b-b-boy c-c-ookies. Mm Mm. OK OK. Girl c-c-cookies, uh uh, Me, too. OK OK Year, uh uh, M-mom. M-m-mom gone. OK. Yeah.
ウェルニッケ失語	Well, there's a boy and girl getting toolies and well it looks like there's going to be trifaloontrif-trif-trifaloon. Uh-oh the father here is day dreaming and walker-walker running everywhere. Doing colors. Doing colors. She needs to go here and take care of the little ones. He's looking out the window. There's trees and curtains and no way he's goin to keep from goin down.
失名詞失語	Well, here are some-some-uh-people. No. People, but ok, children- boy and girl- and want some uh pies- no uh you know, sweet things…. [Examiner: Cookies?] Yeah, cookies and the uh- the uh she is looking…. washing uh the things you eat with. Look, that's everywhere. [Examiner: What's this? (pointing to stool).] Yeah, it's, what do you call it ? He's coming down. Yeah. I don't know. [Examiner: Is it a stool, a table or a drum?] Hmm. I don't know. [Examiner: It's a stool.] Stool? Stool? Ok.
超皮質性運動失語	B-b-b-boy, g-girl-c-ccookies and and m-m-mom, uh oh. [Examiner: Do you mean a boy girl want cookies and then mom doesn't see them?] A boy and girl want cookies and the mom doesn't see them. R-r-right-right.
超皮質性感覚失語	Here we have a puckle of kids. Hoo boy the the old tadle-lady here is out to lunch. He's up and down and she-she's holding up the train. She'd better get the whitamack there- there-hoo boy not enough tookies. [Examiner: Say this for me "cookies"] Say this for me cookies.
伝導失語	There's a goy and birl- goy-boy. [Examiner: boy] Goy and birl. They want- they want to eat some whets-some mocolate flip foo-foo-fookies. [Examiner: chocolate chip cookies?] m-mock-mock [Examiner: choc-o-late?] m-mock flip-tockofat tookies. Right.
全失語	Uh huh. No no. [What is this?] No no uh uh no.
右脳 （もしくは非優位） 半球ダメージ	A boy and a girl are baking cookies. They look too young to be doing that alone. I have to wonder if the … how old are you ? [37]. Really? Oh, you look way younger than that. When you first came to up me in the waiting room, I thought you were a student or something. I guess you could be a student and be 37, though. Like, if you were in a graduate thing of some kind or something. [What about the picture?] Oh…. let's see here now…well…[pause] they are baking cookies and there's no parent and this guy here is up to something…just like my grandson, let me tell you [suddenly tearful] …any idea when I'm getting discharged ?

統語的など）機能的言語ユニットによって区別される。基礎的な失語症候群はつぎのようになる。

ブローカ失語：言葉の出力が止まることが特徴である、流暢でない失語症。
超皮質性運動失語：流暢でない失語であり、初段階の緘黙（かんもく）を伴う話の中止によって特徴づけられる。これはブローカの失語に似ているが、この症候では反復のスキルが保持されている。
ウェルニッケ失語：顕著な聴覚的理解不全によって特徴づけられる、流暢な失語症。
伝導失語：聴覚的理解が保たれているにもかかわらず、言語反復の顕著な障害（加えて、錯語的な話し言葉）を特徴とする失語症。
超皮質性感覚失語：反復は正常であるのに、重度の聴覚理解障害を特徴とする錯語的失語症。
全失語：受容的と表出的言語の双方の重度障害を特徴とする、流暢でない失語症。

おのおのの失語症候群の機能的な意味と各症候群の推測される臨床症状については、表6-3に記述されている。

D. 後天的言語と学習障害の査定方法

　後天的言語障害には、多くの利用可能な測定方法がある。それらの尺度は、短いスクリーニングの道具（たとえば、レイタン・インディアナ失語症スクリーニングテスト）から包括的バッテリー（たとえば、ボストン診断的失語症検査、ウェスタン失語症バッテリーなど）まで並べられる。この数々の言語査定尺度を見渡せば、いくつかの検査は神経心理学的と言語病理学的場面においてとりわけよく用いられており、現在の言語評価を考える際に関心を寄せられているようである。

そこにはしばしば、認知的あるいは言語的テストの発展と利用におけるダーウィン的側面があるようである。つまり、継続的に用いられて経験的な精錬を経て生きのびた強い検査がある一方で、標準化データに限界のあるテストが、そのあいまいな信頼性や限られた有用性から貯蔵ビンの底に消えてゆき、少なくとも継続的な発展と臨床的使用という観点からは実質的には死んでゆく。しかし、つねに自然淘汰と同じような力のみでテストの継続的使用は計られるものではない。ときには、測定の優秀さよりも惰性や慣れが、認知的・言語査定道具の持続的な使用に役割を果たす。新しい知能測定の有望な尺度が、たとえばどんなによく構成されて大規模に標準化されていようとも、臨床や調査の場でもっともよく用いられているウェクスラー成人知能検査（WAIS）に対抗するのは困難であろう。臨床家は、ある現存する尺度にかなり安心感をもち、新しい尺度に適応することには気が進まない。認知・言語の査定方法に関しては、この"ネームブランド"の高さによる有意性がある。新しい革新的な査定道具の出現は潰されてしまうだろうが、どんな認知的ドメインにおいても優れたテストが少数であることの一つの有利な点は、研究者と臨床家の間のコミュニケーションが改善されたことである。たとえば、一人の臨床家が患者のIQに言及すれば、それはWAISのパフォーマンスのことをいっていると当然のように受け止められ、それぞれの臨床家はWAISによるIQ得点が何を反映しているかについての比較的均一な概念を共有することができる。

　しかし同時に、中心的な認知的・言語的構造を測定することを少しのテストに頼るのは危険を伴う。認知的リハビリテーションと言語的リハビリテーションは、操作も基準化もできないような抽象的概念によって複雑化している。たとえば、"意味"のような構成概念は適切な信頼性や共有できる定義もあるが、他の、より多面的な"談話"のような抽象的言語構成概念を明確に操作するのは難しい。談話を測定していると主張する検査は、ほかでは、それは語用論であるといわれるかもしれない。これらの言語構成概念の抽象的かつ複雑な特徴は、それらを明瞭に普遍的に定義することを難しくしており、この領域の障害を査定し治療しよ

うと試みる際に、臨床的なレベルで混乱を招いている。特に抽象的で複雑な認知・言語的構成概念の例で起こりうることとして、実質的に構成概念を決定するために、一般的に使われているテストに依存することがある。神経心理学におけるこの問題のひとつの例として、一般的には、ウェクスラーの記憶検査—改訂版（WMS-R）の"注意・集中力"と呼ばれる指標がある。この指標は内的一貫性と因子妥当性が統計的にも好ましいものだと確認されている一方で、この指標が測定している能力が果たして実際に注意と呼んでよいのかは疑問である（Johnstone & Frank, 1995）。しかし、このWMS-R指標で欠損が示された患者は、その構成概念の複雑性を考察されないまま、注意に障害をもつとされてきた。さらに、WMS-Rにおける二つの注意の指標（数唱、視覚的記憶範囲）は現在、WMS-Ⅲの"作動記憶（ワーキングメモリー）"と呼ばれる指標に含まれている。それは、いかに認知・言語的構成概念が時間とともに進化しながら概念化されてゆくかを示している。

　言語病理学の領域では特異的に、構成妥当性の問題はいまだ論議すべきものとして残っている。たとえば、ボストン診断的失語症検査（BDAE；Goodglass & Kaplan, 1983）では、ある特定の時間制限内に頭に浮かんだ動物の名前をできるだけたくさんいうように患者に頼むタスクがある。BDAEにおいてこのタスクは名称の産生といわれている。しかし、外傷性脳損傷のための認知的能力測定（Scales of Cognitive Ability for Traumatic Brain Injury（SCATBI））の実質的にそれとほとんど同じタスクでは、"想起"という指標のもとにある。どちらのラベルも、あながち間違いではない。このことは、ターゲットにする構成概念は違っていても、査定のための尺度は同じであることが示されている。言語の構成概念についての統一した用語がまだ得られていないだけなのである。

　言語査定の構成概念を識別することに関するこの問題の解決には、二通りある。1）言語障害患者とともに働くすべての人のために、言語的構成概念を定義するような、治療場面におけるコミュニティスタンダードを作成すること（表6-1）、そして、2）構成概念のそれまでの定義に従って、それらを査定するためにもっとも適切である尺度を同定すること

(表6-2)。

　表6-4は、分類に添った言語能力を測定するおもな尺度をリストアップしている。おもな尺度は特定の言語能力を測定するために構成され、特異的にデザインされたものである。言語査定に含まれる付加的な尺度あるいは活動もまた、表6-4にリストされている。付加的尺度あるいは活動は、必ずしも特異的な言語能力を査定するために企画されたものではないが、有用な診断的あるいは機能的情報を与えるものである。以下に示すのは、神経心理学的リハビリテーションでより一般的に使用されるいくつかの言語測定尺度を手短に記述したものである。

文章の聴覚的理解テスト(ACTS)(Auditory Comprehension Test for Sentences; Shewan, 1979)：ACTSは多くの失語症のタイプごとに標準化されており、臨床家が群間データを比較することを可能にする。その刺激文は、長さと複雑性によって系統的に分かれている文章から構成されている。患者は、検査者によって読み上げられる文章の意味をもっともよく描いている一つの絵を、4つのうちから選んで指さす。

ボストン診断的失語症検査(BDAE)(Boston Diagnostic Aphasia Examination; Goodglass & Kaplan, 1983)：神経心理学者によって作成されたBDAEは、言語聴覚士によって用いられてきた、もっとも人気のある検査のひとつである。BDAEは、失語症の型(つまり、ブローカ、ウェルニッケ、全、伝導など)を分類するために働き、その同じ測定によって、損傷局在(たとえば、前頭葉、後頭葉、弓状束など)を示唆する。サブテストスコアは、0(有効な会話ができない)から5(患者は聞き手にわからないような主観的障害をもつ)までの、失語を決める算定スケール上に書き込む。このスケールは、治療目標を判定するための基礎として回復の進行を測定するために用いられる。サブテストは、流暢性、聴覚的理解、命名、口頭の読み、反復、錯語の型と有無、自動的スピーチ、読みの理解、書字についての測定尺度を含む(BDAEのより包括的総説は、Duffy, 1979を参照)。

表6-4　言語機能を評価するためのテストおよび活動

機能的スキル	評価尺度を用いたおもな測定の例	評価尺度を用いた付加的な測定の例
表出的能力		
意味 (言葉および言葉の意味の正確な使用)	1. ボストン命名検査 2. BDAE[1]の下位検査 　● 写真の対物命名　もの／活動 　● 反応的命名 3. WAB[2]のサブテスト 　● 絵と実在物の物品呼称 　● 文章完成サブテスト 　● 会話での応答サブテスト 4. レイタン・インディアナ失語スクリーニング検査の項目 　● 写真と図の命名と言葉の意味	1. WAIS-III[3]サブテスト 　● 単語 　● 理解 　● 類似(これらのサブテストにおいては、患者は言葉を探すことの困難、あるいは不適切な言語選択をしてしまうかもしれない) 2. 特定の語彙を必要とする認知的ゲーム 　● クロスワードパズル 　● 20の質問 3. 買い物リストを用意する
統語 (文法的に正しい文章を作る能力)	1. WJ-R[4] 　● 書かれた表現のサブテスト 2. WIAT[5] 　● 書かれた表現のサブテスト 　● 口頭表現サブテスト	1. 非構造化された状況でのコミュニケーション能力 　● 日常会話 　● 指示して頼むこと 2. 構造化された状況でのコミュニケーション能力 　● WAIS-III[3]サブテスト：理解、知識
語用 (目的に向けて適切な用語を用いる能力)	1. 日常生活でのコミュニケーション能力テスト 2. BDAE[1] 　● 自発的スピーチサブテスト 3. WAB[2] 　● 自発的スピーチサブテスト 4. WIAT[5] 　● 口頭表現サブテスト	1. なじみの／なじみでない相手との、社会的場面におけるコミュニケーション 　● 指示して頼むこと 　● 食べ物を頼む 2. 他の療法家やスタッフとの交流を観察 3. 困難なコミュニケーション環境において、患者に予測される自覚を評価する
談話 (高次のコミュニケーション能力)	1. BDAE[1] 　● クッキー盗み絵の描写 2. WAB[2] 　● ピクニックの絵の描写	1. 話を話す能力 2. 手続き的なタスク 　(すなわち、適切な指示を与える) 3. 抽象度を高めながら、現在の出来事について議論する
書かれた言語 (記号や文字の産生から文章の形で書かれた考えまでのすべてをさす)	1. BDAE[1] 　● 模写のサブテスト 　● 聞き書き取りのサブテスト(言葉と文章) 　● 連続もの書きサブテスト 　● クッキー盗みサブテスト(書かれた応答) 2. WAB[2] 　● 絵の描写(書かれた応答) 　● ディクテーションを書く、言葉と文章サブテスト 3. WJ-R[4] 　● 書かれた表現サブテスト 4. WIAT[5] 　● 書かれた表現サブテスト 5. WRAT-III[6] 　● スペリング・サブテスト	1. 以下のような非形式的なタスク： 　● 食料品リスト 　● チェック・ライティング 　● 文字のライティング 　● 電話メッセージ

表6-4 言語機能を評価するためのテストおよび活動（続き）

機能的スキル	評価尺度を用いたおもな測定の例	評価尺度を用いた付加的な測定の例
受容的能力		

読みの理解
（もっとも基礎的な記号や文字の解釈から、長い文章に含まれている複雑な考えの解釈までの、すべての書かれたコミュニケーション能力の理解）
	1. 失語のための読み理解バッテリー
	2. 談話理解テスト読みバージョン
	3. BDAE[1]サブテスト
	  ● 記号区別サブテスト
	  ● 言葉再認サブテスト
	  ● 文章・パラグラフの読みサブテスト
	4. WAB[2]サブテスト
	  ● 文章の読み理解サブテスト
	  ● 要求を読むサブテスト
	  ● 書かれた言葉を、絵や物とマッチさせるサブテスト
	5. WJ-R[4]
	  ● 読み理解サブテスト
	6. WIAT[5]
	  ● 読み理解
		1. 環境的サインを用いる
		  ● 店の通路のマーカー
		  ● 道を見つけるための書かれた指示
		2. 新聞・雑誌を読んで、正確な言語サマリーをいう
		3. 料理の手順に従う
		4. ゲームの駒の指示に従う

聴覚的理解
（いわれたことの情報や情緒的内容の理解）
	1. BDAE[1]サブテスト
	  ● 単語区別サブテスト
	  ● からだの部分の認識
	  ● 要求に従う
	  ● 複雑な考えのサブテスト
	2. 文章理解のテスト
	3. 談話理解検査改訂版（聞くバージョン）
	4. WAB[2]サブテスト：
	  ● はい／いいえ の質問
	  ● 言葉の再認
	  ● 要求に従う
	  ● 反復
	5. ピーボディーピクチャー語彙検査（3rd ed.）
	6. トークンテスト
	7. WIAT[5]
	  ● 聞いて理解するサブテスト
		1. 治療的ゲームの新たな学習、繰り返しの必要性をモニターする
		2. 環境的な音や情報への注意力
		3. テレビ番組、ラジオニュース、映画などについての質問に答える

1）ボストン診断的失語症検査
2）ウエスタン失語バッテリー
3）ウェクスラー成人知能検査-III
4）ウッドコック・ジョンソン心理教育的テストバッテリー
5）ウェクスラー個人達成テスト
6）広域達成テスト-III

日常生活のコミュニケーション能力（CADL）（Communicative Abilities in Daily Living; Holland, 1980）：CADLは、形式的な失語症の査定に補足情報を加えるための機能的評価を臨床家に提供するねらいがある。CADLは、10のカテゴリーにわたって、全部で68項目、3点スケールを用いて失語症患者の日常生活のコミュニケーション能力を査定する。カテゴリーは、読む、書く、数の算定、計算、時間判定、話し言葉行為、言語性・非言語性の文脈使用、ロールプレイ、順序と関係、社会

的スキーマの使用、開放性 (divergence)、非言語的シンボルの使用、直示性 (deixis：運動を指摘する)、比喩的言語(ユーモア、隠喩、滑稽さ)を含む。失語症から障害のない人を区別するためにパフォーマンスのカットオフスコアが与えられている。Rosenbeck, LaPointe と Wertz (1989) は、CADL は BDAE やそれ以外の失語症尺度と有意に相関し、高い構成妥当性を有していると報告している。

　対話理解テスト—改訂版 (DCT-R) (Discourse Comprehension Test-Revised; Brookshire & Nicholas, 1997)：DCT-R は、言葉で提示された、あるいは読みの形式で示された物語に書かれたことの理解と記憶を査定する。患者は物語が提示されたあと、系統的な細部、言及された細部、そして推論された細部について、あるいは主旨について理解しているかを知るため、「はい・いいえ」で答える。この検査は、正常対照群、失語症患者、右半球傷害の人、外傷性脳損傷者について標準化されている。このテストは日常生活のコミュニケーション能力を査定しており、脳障害のある・なしを判定するために作成されたのではなく、また脳損傷集団の病因と損傷部位を判定するために計画されたのでもない。

　ウェクスラー個人達成テスト (WIAT) (Wechsler Individual Achievement Test; Wechsler, 1992)：WIAT は 8 つのサブテストをもつ達成度測定であり、5～19 歳 11 ヵ月の子ども・若者のために作られた。サブテストの例は以下である：基本的読みサブテスト、これは言葉から正確に選択するための絵がある；スペルのサブテスト、これは文字の書き、発音、読まれた言葉の書き取りを含む；読み理解テスト、これは印刷された文章と口頭での質問であり、細部への注意力と推論を評価することをねらっている；聞き理解サブテスト、口頭で提示された言葉のポインティングや、口頭でいわれた文章についての質問に答える；口頭表出サブテスト、言葉の表出能力に焦点をあてるシリーズであり、様子を記述したり、指示を与えたりといった項目を含む；書き表出サブテスト、そこでは適切な言葉を選んで書くことや、句読点、考えをまとめることが必要とされる (Spreen & Strauss, 1998)。WIAT は、平均が 100 で標準偏差 15 の標準スコアをもっている。

ウェクスラー成人知能検査-Ⅲ(WAIS-Ⅲ)(The Wechsler Adult Intelligence Scale-Ⅲ;Wechsler, 1997):ウェクスラー成人知能検査-Ⅲは、もともとのウェクスラーベルビュー知能検査(Wechsler, 1939)の最新版である。そこでは、以前のWAIS-Rからの標準年齢層の拡大や、項目の改訂を行っている。WAIS-Ⅲは14のサブテストと7のインデックスをもつ。WAIS-Ⅲの言語性サブテストは、単語の語彙、類似、知識、理解、算数、数唱を含む。言語性IQ(VIQ)インデックスは、これらのサブテストのすべてからなっている。第二のインデックスである言語理解は、単語の語彙、類似、知識からなっている。WAIS-Ⅲの言語的スケールとインデックス(言語的IQと言語理解)は、言語機能の外的基準(WAIS-Ⅲ、WMS-Ⅲ Technical Manual, 1997)と中等度に相関していることが証明されてきた。たとえば、ボストンネーミングテストとWAIS-Ⅲの言語理解インデックスとの相関は0.48であり、流暢性の検査であるカテゴリネーミングテストとの相関は、WAIS-ⅢのVIQとが0.55,言語理解インデックスとが0.62である。WAIS-Ⅲの言語IQはWIATの言語能力のサブテストと相関している:VIQは、「基礎的な読み」と0.73の相関係数をもち、「読み理解」と0.72,「聴覚的理解」と0.74,「口頭言語表出」と0.45、「書きの表出」と0.52の相関をもつ。WAIS-Ⅲの「言語理解」もまた、WIATの下位検査と相関を持つ:「言語理解」は、「基礎的な読み」と0.70,「読み理解」と0.70,「聴覚的理解」と0.69,「口頭言語表出」と0.41、「書きの表出」と0.50の相関係数をもつ(WAIS-Ⅲ、WMS-Ⅲ Technical Manual, 1997, p.86)。これらの相関が有意である一方、WAIS-Ⅲの言語のサブテストやインデックスは、言語能力を測定する他の尺度が標的にしているものを評価しているわけではないことが指摘されている。WAIS-Ⅲの言語サブテストを質的に評価することで、言語障害に関するよい情報が得られるかもしれないが、これらの尺度は言語病理アセスメントに特化して作られているわけではなく、包括的な言語評価を構成しているわけでもない。この章で紹介したサブテストは、意味の障害(「単語の語彙」「理解」「類似」)あるいは統語(「理解」「知識」)の付帯的な評価のために、質的ベースの臨床的な情報を提供してくれる

だろうが、これらすべての状態を評価する理想的なツールではない。

ウエスタン失語バッテリー（WAB）（Western Aphasia Battery; Kertesz, 1982）：神経学者によって開発されたWABは、臨床的現場で働く言語聴覚士に好まれている失語テストである。WABのサブテストは、失語の型の分類の補助として採点される（全失語、ブローカ失語、超皮質性運動失語、ウェルニッケ失語、超皮質性感覚失語、伝導失語、失名辞失語）。サブテストは以下を含む：内容、流暢さ、聴覚的理解、反復、名称、読み、書き、計算。また、非言語的検査も含まれている：描画、積木模様（WAIS-R）、実技や視覚的推理（レーブン色彩マトリックス）などである。得点は失語得点（aphasia quotients: AQ）と皮質性得点（cortical quotient: CQ）を算定し、それぞれ0〜100点の間を取りうるが、AQの得点が98.3点がカットオフスコアであり、この得点で健常者と障害されたパフォーマンスを区別する（WABの包括的な総説のためにはRisser & Spreen, 1985を参照）。

広域達成テスト-Ⅲ（WRAT-Ⅲ）（Wide Range Achievement Test-Ⅲ; Wilkinson, 1993）：広域達成テスト-Ⅲは、言葉認識（読むサブテスト）、書かれた計算、スペルといった、学業的スキルを評価する短いスクリーニング尺度である。これらの3つのサブテストは、パーセンタイルレベル、学年レベルに基づいて採点され、100を平均、標準偏差を15とする標準化スコアである。WRAT-Ⅲのスコア、特に読みとスペルは、これらの技能がとりわけ障害されにくいと考えられていることから、しばしば認知機能の事故前レベルを算定するために臨床家によって使われているが、実証的な調査はこの推測に懐疑的である（Johnstone & Wilhelm, 1996）。WRAT-Ⅲのための基準は5〜75歳をカバーしている。WRAT-R（Jastak & Wilkinson, 1984）はWRAT-Ⅲの前身で非常に似ているが、その目的が限定的であることを考慮すれば、基礎的なスクリーニングの道具としては注意が必要である（Lezak, 1995, p.707）。同様に、WRAT-Ⅲは言語病理学的尺度として開発されたものでなく、ここで提示された分類における病理的言語サインの付帯的な測定尺度としてのみ役に立つ。

ウッドコック-ジョンソン心理教育的テストバッテリー改訂版（WJ-R）

（Woodcock-Johnsonn Psychoeducational Test Battery-Rivised; Woodcock & Johnson, 1989）：ウッドコック-ジョンソン心理教育的テストバッテリー改訂版は、2～90歳までの範囲の年齢で、認知的と学習的スキルを評価する一つの広範なバッテリーである。そのバッテリーは、二つの主要な部分すなわち、認知的能力のテスト（7スコアテストと14補助テストからなる）と達成テスト（コアとなる9つのテストと5つの補助的なテストから構成）がある。WJ-R達成バッテリーは4つの範囲すなわち「読み」、「算数」、「書き言語」、「知識」の分析が可能である（Spreen & Strauss, 1998, p.166）。コアとなるサブテストのうち、「文字—言葉同定」は文字を正確に判断して言葉を認識する基礎能力をはかっており、「文章理解」は短い文章を完成させるため適切な言葉を見い出す能力をはかる。「ディクテーション」は患者の書かれた質問への応答や、句読点、頭文字、スペル、言語使用の能力をはかる。「ライティング・サンプル」は、表現の質について評価するために、文章を書く能力を評価する（Spreen & Strauss, 1998, p.167）。WJ-R達成テストの補助テストは以下である：「言語アタック」、意味のない言葉を読んでもらい、音韻的・構造的分析技能の査定を行う；「読みの語彙」は、言葉を読んで同義語と反義語の適切な意味を適応させる患者の能力を査定する；「補強」のサブテストは、文章を読んでひとつの統語的誤りを見つける能力をはかる；「書く流暢性」のサブテストは、文章を構成しすみやかに書く能力をはかっている（Spreen & Strauss, 1998, p.167）。

E. 言語機能における非優位半球の障害とびまん性脳損傷の意味

神経心理学的リハビリテーションが、びまん性脳損傷と半側の非優位半球の傷害によって言語問題が起こるということを認識しはじめたのは、ごく最近になってからである（Code, 1987, p.44）。Eisenson（1962）は、非優位半球は高次な言語処理にかかわっていると結論づけている。しか

し、このような高次の言語技能はしばしば標準的失語症テストによって識別しえない。

　「もし、非優位半球が障害された人が」ただ言葉を定義しなくてはならないときは、彼はそれをかなりよく定義するだろうが、実に微妙な、抽象的な意味は彼から立ち去ってしまう。彼はその定義において、ずっと具体的になる傾向がある。ほかのだれかが作った、構造化された文章を扱わなくてはならないとき、彼は真に障害をみせはじめる。その文章が抽象的になればなるほど、右脳損傷の人は、より障害を示す傾向がある（Eisenson, 1964, p.216）。

　左右の聞こえ方に関する研究のいくつかは、音の連続性の処理は右の半球と両側がかかわっていることを支持してきた。そこでは、他者の話のプロソディ（韻律）やトーンをモニタリングしている（Schulhoff & Goodglass, 1969; Haggard & Parkinson, 1971; Blumstein & Cooper, 1974; Code, 1987）。言語の情緒的内容を仲介するメカニズムもまた、右半球にある（Code, 1987; p.106）。脳全体がびまん性に障害されているとき、外傷性脳損傷やあるいは右の脳が損傷したときと同じく、これらの言語の情緒的・質的側面と言語理解は変化し、言語と行動の両者に作用する複雑な障害となる。

　右半球とびまん性脳損傷に関連している言語困難は、表6-1に概説した言語の分類でいえば談話領域にもっとも近いだろう。談話は会話能力のことをさす。それは高次でもっともダイナミックなレベルのコミュニケーションの有効性である。認知的障害は、言語機能の直接の領域を越えて、びまん性もしくは右半球脳損傷の患者にみられるコミュニケーションの問題になっている（Milton & Wertz, 1986, p.225）。極端な例であるが、見当識不全があり混乱している患者は、よい対人関係のコミュニケーションスキルを示さないであろう。同様に、びまん性脳損傷の患者は、微妙で慣例的な方法で行われる普通の会話における「ギブ・アンド・テイク」において変化を示し、その結果として他人に、脳損傷の人との人

間関係は労多くして報われないと感じさせるであろう。臨床家がその障害を同定して治療の標的にできるよう、コミュニケーションの高次の障害に感受性をもつことが重要である。外傷性脳損傷あるいは右半球障害患者にしばしばみられる、言語とコミュニケーション問題には次のような困難が含まれる：

1. 簡潔にいうこと、的確にいうこと
2. ひとつの話題にとどまること
3. 適切な言葉や文章を精選すること
4. 他人の話をしばしば遮ること
5. 社会的状況で、会話の話題を開始すること
6. 社会的状況で交流するとき、成熟した態度で言いつづけること
7. 文脈的手がかりを取り入れて使うこと
8. 他の人の言ったことや、その流れ・進行に参加すること
9. 情報の意味を理解すること
10. 情報の別々の断片からメッセージの概要を把握すること
11. 情報を正確に読むこと
12. 行間を読むこと
13. 考えを滑らかにわかりやすく書くこと（Milton & Wertz, 1986. p.226）

　コミュニケーション能力は、情緒と社会的影響を伴った、言語と行動の混合物であることを認識すべきである。それにより、リハビリテーション専門家が、患者のいろいろなニーズを指摘し、言語聴覚士と共同して働くために必要な知識を持つ必要性が再確認される。
　高次のコミュニケーション能力の欠損は、脳損傷をもつ人の会話に参加している人を混乱させる。実際、脳機能不全をもつ人は、高度のコミュニケーション能力を持っていると期待させるような実知識や語彙の技能を示すであろうが、この期待は高次機能障害のために叶えられない。結果として、脳損傷者の側に他者への親密さの感覚が少ないことから、社会的ひきこもり、逃避、慢性的で漠然とした社会的いづらさを導くか

もしれない。これらの行動的・情緒的影響は、もしリハビリテーションが包括的であるならば、取り組まなければならないことである。

F. 言語障害の情緒的社会的影響

　神経心理学的リハビリテーションにおいて一つ共通している慢性的な弱点は、情緒的因子を無視し認知的能力を過剰に強調しすぎること（さらに悪くいえば、排他的に強調しすぎること）である。この傾向は、患者を全人的に理解するよりも神経病理学的に診断することの必要性によって、歴史的に強められてきた。しかし、現在の神経心理学的リハビリテーションの機能的あるいは全人的アプローチを考えれば、患者の認知と同様に患者の感情や人格にかかわらなくてはならない。というのは、これらは密接に関連しながら、身体的能力とともに、患者の機能レベルと適応の予後を決定するからである。

　言語喪失の個人的・社会的影響を推測することは難しい。西欧的文化では特に、言語的・学習的技能を強調する傾向があり、言語でないスキルや経験的な気づきを低くみる。この文化圏では脳の障害を負うだけでなく、言語表出や言語受容的な機能を失うことで、そのような人が一層窓際に追いやられることになる。広範な社会的文脈のなかで言語的障害をもつ人について考慮するとき、西洋文明でもっとも価値があるとされている基礎的言語能力については独自に考慮されなくてはならない。今後の見通しは、神経心理学の外から得られるものかもしれない。Aldous Huxley は非言語的体験の経験者であるが、西欧的文化における言語の重要性を、なかば憤然として以下のようにまとめた：

　　教育が主として言語的である世界においては、高学歴の人にとって教育とは言語がすべてであり、言葉と概念以外のなにものにも強い注意を払うことは不可能だ。お金になるのも、博士号があるのも、学識豊かで愚劣な学究が書かれるのも、それは言葉や概念によって

であり、学者にとって重要なすべての問題は、こうなのだ： いつ 誰が 誰に 影響を与えて 何を 言ったか？ この技術の時代においても、言語的な人間性は尊敬される。非言語的な人間性なるものは、それはわれわれの存在というれっきとした事実を直視する優れた能力なのだが、完全に無視されている。カタログ、出版目録、三流詩人の言葉そのままに定義された追記、全索引を終わらせるためのばかばかしい索引などなど―いかなるアレクサンドリア学派のものであっても、すべからく賞賛の対象となり資金的な援助が付けられる。しかし、あなたやわたしやわれわれの子どもや孫が、いかにしてもっと鋭敏になり、内的な、あるいは外的な現実性をより強く認識するかということになると、あるいはいかにして魂を開放し、心理的不適応によってわれわれが身体的な病気になることを防ぎ、自分の自律神経系をより統制できるようになるということになると―あるいは、スウェーデン体操よりももっと基本的な（そして実際的に使えそうな）非言語的教育が基本になるようなことになると、ご立派な大学や教会の、ご立派な方々は、何ひとつそのようなことはできないであろう。言語主義者は非言語的なものに疑問を抱いている……（Huxley, 1954）。

　言語的行動にもっぱらの価値があるというHuxleyの指摘は、多くの場で有意義に活動したいと願う言語障害の人が直面する大きな困難さをみせつける。言語スキルの突然の喪失は、それ以前の人生で非言語的なものの価値を認めていないならば、その人が得てきたアイデンティティの危機となる可能性がある。このたぐいのアイデンティティのもろさに対する提案はともかく、誰もが、この喪失にあった人と、この変化に適応するために苦労するであろう家族の情緒的影響を知らなければならない。リハビリテーション専門家は、望むらくは、最初は「臨床家」になり、査定より前に、失語症の患者と家族の情緒的ニーズに答えるように物事を進めなければならない。
　失語症の人は、広範な情緒的・行動的反応を起こす。ある研究者と臨

床家（たとえば、Mapelli, Pavoni, & Ramelli, 1980）は、失語症の患者のあらゆる情緒的反応を記載しているが、それは、無関心と消極的受容から、うつ反応と多幸性までにわたるといっている。加えて、Goldstein（1948）の"破滅的反応"も、よりしばしば優位半球の障害に関連し、言語障害に伴ってよくみられるものである。破滅的反応とは脳損傷後に起こり、要求があまりに難しかったり、求められることがプレッシャーになったり、過剰刺激であるようなタスクや状況に直面したときに起こる急性の反応である。破滅的反応は、単に難しい仕事にイヤ気がさしたり葛藤を生じたりすることではなく、行う前に生じる、その状況や仕事が不可能であるという認識に対する応答である。圧力を感じるという漠然とした認識はしばしばあるが、自分の過剰な情緒不安定さへの気づきがなく、その仕事や状況に対しての現実的重要性に関しての見通しが失われている。

Goldstein（1948）はまた、ある失語症患者は、"誇張された序列化"を発展させ、高度に特殊な整頓性（Mapelli et al., 1980）を所持品、衣服、そのたぐいのものに固執し続けることを報告している。これは、脳損傷の人にみられる強迫的／強制的連鎖障害の文献における最近の臨床報告（Childers, Holland, Ryan, & Rupright, 1998）と一致している。

ある冒険的な臨床的研究においては、急速に治ったウェルニッケ失語症を示した5人の患者が対象になっている（Ross, 1993）。これらの患者は、言語障害から十分速い回復を経験したので、失語だった頃の経験や感じについて回顧的な報告を提供することができた。その内的な経験とは、1）欠損への気づきのなさ、2）理解力にむらがある、3）急性の焦燥感、であると、回復した患者は書いている（Ross, 1993）。

言語障害の人と一緒に働いているリハビリテーション専門家は、患者が直面している内的・外的環境に気づかなければならない。認知的テストと言語査定からの情報のみでは、障害を受けた人を包括的に理解することはできない。失語症の患者と家族に全人的な心理的治療をするために、特別な言語障害の診断とリハビリテーションは、多面的ニーズをもつ患者の広範な治療の一つと考えなければならない。

G. 言語障害の実際的治療方策

　脳機能不全の人が示すような言語および話し言葉の障害に、リハビリテーション専門家と家族がいったん慣れたならば、取りかかる課題は支援的なコミュニケーション環境を作り出すことである。失語症をもつ患者のため、その人たちの能力に合わせたコミュニケーションをとるために必要な支援すべてを整えることは、どんなリハビリテーション専門家であっても、ましてや一般の人には難しいことである。言葉の表出やそれを理解することの障害に直面している患者の持っている情緒的・心理的問題を調べ相談するために必要なコミュニケーションのレベルを思うと、二の足を踏みそうである。しかし、リハビリテーション専門家と家族は、患者のためになるような、基本的な方策を実行することはできる（表6-5を参照）。

　言語障害をもつ人の家族にとって、もっともよい利用源でありながらもっとも利用されていないものは言語聴覚士である。いつでもどこでも都合のよいときに、言語障害をもつ人の治療セッションや日々の交流に参加したいと言語聴覚士に頼むとよい。患者が他人とどのように交流しているか、あるいは効果的に交流することを助けるために用いられる多くの手がかり的方策について、価値のある情報が得られるであろう。保持されているコミュニケーションの長所と短所は、患者間で、また患者の毎日の生活のなかですらも異なっている。いかなる"百科全書"的な方策も、すべての機会にすべての患者に適合するように計画することはできない。しかし、いくつかの基礎的な技術は、コミュニケーション環境を拡大するために使うことができる。

　表6-5は、表出的と受容的な言語域のために使われる、復帰的・代償的方策の双方のリストを提示している。言語リハビリテーションの代償的アプローチと復帰的アプローチの間で大きく区分されているが、復帰と代償は二分されるものでなく、リストされた技術は網羅的なものでないことを認識すべきである。また、多くの言語障害は重複しており、こ

表6-5　それぞれの言語能力に対する治療的アプローチ

機能的スキル	復帰的方策 (能力を再獲得するために用いられる方策)	代償的方策 (失ったスキルを置き換えるために用いられる方策)
表出的能力		
意味 ● 言葉および言葉の意味の正確な使用 ● 障害は通常、優位半球のダメージに関連	クローズ法："あなたはスープを、＿＿＿＿＿＿で飲む" 音韻的手がかり："あなたはスープをス＿＿＿"(あるいはスプ＿＿＿)で飲む シラブル的手がかり：スプー＿ モデリング："あなたはスープを、スプーンで飲みます、'スプーン'といいなさい" 関連方略："皿、ナイフ、フォーク、そして＿＿＿＿" 口頭スペリングと書き：患者に、そのものの名前を大声で、あるいは書きでスペルアウトするようにいう。	コミュニケーションシステムの増強（写真やイメージを用いたコミュニケーションボード）
統語 ● 文法的に正しい文章を作る能力 ● 障害は通常、優位半球のダメージに関連	ものや写真を用いて、5W1H（誰が、何、どこ、等）ではじまる質問をし、患者の応答を引き出す、それから患者がそれについて詳しく述べたり、完全なセンテンスで話せたり、文法を訂正したりできるように手がかりを与える	コミュニケーションシステムの増強（完全な、文法的に正しい文章を話したり書いたりできるコンピューターデバイス）
語用 ● 目的に向けて適切な用語を用いる能力 ● 障害は優位半球・非優位半球の双方のダメージに関連	シナリオを提示し、患者を議論に導き、適切な、焦点を絞った応答のために手がかりを与える セラピストが手がかりを出すようなロールプレイ あらかじめ指示された、あるいは現実のライフイベントをビデオに撮り、それについて議論することでそれらをレビューする	患者は自分を紹介するのに、非言語的なものに頼ることを学ぶ 患者はあきらかにするために質問をすることを学ぶ 家族/介護者が、ゴールを目指したコミュニケーションを継続できるような手がかりを提供する
談話 ● 高次のコミュニケーション能力；会話の微妙な法則、流れ、内容を理解し、それらを習得して用いること ● 障害は優位半球・非優位半球の双方のダメージに関連	適切な長さの応答を生成するためのドリル練習（応答の長さを確立したり、絞ったりすること）；話をする、要約する、教えることの練習が用いられるかもしれない	応答の外的なきまりをつくる（たとえば、質問には4センテンス以下で答えなくてはならないというルール） 他者から頻回にフィードバックしてもらうよう頼むことを患者が学べるように援助する 家族と介護者に対し、ゴールを目指したコミュニケーションを継続できるような手がかりを与える
書かれた言語 ● 記号や文字の産生から文章の形で書かれた考えまでのすべてをさす ● 障害は優位半球・非優位半球の双方のダメージに関連	文字、数字、言葉を写す クローズ（空白を埋める）法；"コリーは＿＿＿＿＿の一種" 聞き書き取り 文章、パラグラフ、ストーリーを作る	特定のシチュエーションに関連する情報で空白を埋めるような拡張性のあるテンプレートに従う；"私は＿＿＿＿＿＿にいます、そして＿＿＿＿＿に戻ります"

表6-5 それぞれの言語能力に対する治療的アプローチ（続き）

機能的スキル	復帰的方策 （能力を再獲得するために用いられる方策）	代償的方策 （失ったスキルを置き換えるために用いられる方策）
受容的能力		
読みの理解 ●あらゆる種類の書かれたコミュニケーションを理解する能力であり、もっとも基本的な記号や文字の解釈から、長い文章にこめられている複雑な思考までをさす ●障害は優位半球・非優位半球の双方のダメージに関連	形態素─書記素のマッチング："「t」はどんな音に関連するかしら?" 慣れた項目について単語を読む（もの、家族の名前） 簡単な文章の読み:主語＋動詞（たとえば、「犬が聴く」） 文章の複雑性をだんだんと高める 機能的な素材を用い、短いパラグラフから多くのパラグラフまでだんだんと増加させる（新聞、レシピ、食料品の広告）	誰かに音読してもらう 誰かに、書かれた素材を、音読の形でまとめてもらう テキストを大きくする テープで聴く本
聴覚的理解 ●いわれたことの情報と情緒的内容を理解すること ●障害は優位半球・非優位半球の双方のダメージに関連	単純化された言語、時間をかけてだんだんと複雑化させてゆく 患者がメッセージを把握するまで繰り返す、患者が改善するにつれて反復の数を減らす 頻度が高く、さまざまな環境音の出現に対する聴覚的注意を確立する（電話、ドアのベル、呼ばれる名前など）	ノートの持ち歩き テープに録音して聴く いわれたことのいい換えを学習する 話者に、伝言を書いてくれるよう頼む

こでリストアップされた方策の多くは、複数の言語域の欠損を改善するために使われることもまた知っておくべきであろう。

H. 表出的言語障害を改善するための方策

次は、表出的言語障害を代償するために、もっとも一般的に使われる方策である。

● 重篤な言語障害をもつ人にとっては、コミュニケーションを増強させる道具（たとえば、コミュニケーションボード）を使うことが必要かつもっとも適切であろう。そのような道具は、電子的・コンピューター技術を使っており、その人が考えていることを、ボードの絵・イメージ・文字を押したりすることで表現し、それから文章を文法的に正

しい形で完成させる。このようなコミュニケーションボードはしばしば使われ、個人的な言語の長所や弱点、あるいは身体的な限定（たとえば四肢麻痺）に基づいて特別に使うことができる。
- 他の認知的障害と同じように、言語障害をもつ人々を支援するための環境的適応を提供することは重要である。たとえば、その人の言語的問題の特徴を説明し、判定された言語障害を少なくするために使いうる適切な代償方策を伝えるために、他の人（たとえば、雇用者、先生、友だち、同僚）に会うことは非常に重要であり、とても助けになる。適切な見通しを立てることを援助することで、言語障害をもつ人や、一緒に働き住んでいる人の両者の葛藤を少なくすることができる。
- 言語障害の特徴について他の人を教育するときに、外的な調整を行うことは適切である。たとえばある人に、3つ以下の文章（あるいは言葉）で表現することを頼むといった調整をすることができる。
- 重要な表出的言語障害をもつ人は自分の考えとニーズを伝えやすくするために、書くための小冊子をいつも持つとよい。
- 表出的言語障害をもつ人は、もし必要ならば、言葉を発見しにくいときの選択肢や手がかりとして、絵で描かれた図版があるとよいかもしれない。
- 幸福から悲哀・怒りまで、いろいろな情緒的状態におけるリアルな人の絵が載っているノートは、その人が情緒を表現するためのコミュニケーションの道具として使うことができる。
- 障害された人が答えやすいように、選択肢のある質問を提供する（たとえば、"あなたは、3、5、1、7チャンネルのどれが見たいですか？"）
- 可能なかぎり、表出的言語障害のある人が話す必要性を少なくする。たとえば、コミュニケーションを行う際には、ノートに書く、eメールを送る、絵に描く、可能なかぎり身ぶりで示す、といった努力が考えられるだろう。
- 表出的言語障害のある人たちにコミュニケーションスキルを訓練することによって障害を少なくすることは、その人たちにとって非常に助けになるだろう。とりわけ、レクチャー、電話のコール、インタビューなど

の特定イベントのための援助となろう（つまり、練習は完璧を作る）。
- 一般的な表出を改良するために、会話スキルを練習することと、話をする活動に取り組むことは、役に立ちうる。
- 多くの認知的スキルのリハビリテーションで例があるように、障害された人の会話技能をビデオに撮り、そしてその後ビデオを再生して、コミュニケーションの比較的良い点、悪い点を話し合い、代償方策の適切な使用について考えることは役に立つであろう。
- 言語障害の人は、その人と交流する他の人と同じように、忍耐強いことが重要である。表出的・受容的言語問題の両者の特徴から、障害のある人が自分の考えを述べ、他の人に理解してもらうためには、普通以上の時間が必要であろう。コミュニケーションの時間延長を認め、起こるべき困難さに適切な見通しをたてることで、葛藤を減らすことができるであろう。
- 言語障害をもつ人の多くは、自分の欠点を他の人に伝えることに困惑し、またとても困難であるようだ。よって、言語障害のある人々に、自分の言語の長所と短所とニーズを人に伝える方法を教えることは役に立ちうる。
- それが適切なときには、言語以外のコミュニケーション方法（たとえば、ゼスチャー、絵を描く、表情をつくるなど）の使用を勧められるべきである。
- 言語欠損を代償するもっとも簡単な方策の一つは、障害をもつ人が困難を感じているときに、頻繁に言語的手がかりを提供してくれるような家族や他のメンバーをもつことである。しかし、もしその人が自分自身でそれができるときには、代わって話してしまわないように注意することが重要である。
- クローズ（cloze）法は、表出的言語障害をもつ人の代償を援助するために使われる一般的な方策である。この方策は言語障害をもつ人に、言葉が省略されている文章を与え、該当する言葉を表現してもらう。それは、たとえば、"あなたは＿＿＿＿＿でスープを飲みますか？"のようなものである。

- 同様に、言語技能を改善するために、音韻的手がかりを提供することができる。たとえば、言葉の最初の音（つまり、音素）を与えて、思った言葉をいってもらうために、一つの文章を与える。たとえば、"あなたは、ス＿＿＿でスープを飲みますか？"のようなものである。
- さらに、シラブルの手がかりを提供することもできる。それは、"あなたは、スプー＿＿＿でスープを飲みますか？"のようなものである。
- 連合的方策を使うとよい人もいる。そこでは、分類上関連している言葉を提供することで、言葉の思い出しを支援する。たとえば、"あなたは食事をするとき、フォーク、ナイフ、そして＿＿＿＿＿を使いますか？"
- モデル作り（Modeling）は、話されるべき言葉を開示してしまうことをさすが、通常は文章の文脈のなかで、それを繰り返すようにいう。たとえば、"あなたは、スプーンでスープを飲みます。'スプーン'といって下さい"。
- 可能ならば、障害のある人の答えを引き出すよう、"5W1H"の質問をするのがよい。それは、"誰が"、"いつ"、"どこで"、"なにを"、"なぜ"そして"どのように"といったふうに、である。

I. 受容的言語障害を改善するための方策

受容的言語が弱点である人のために、次のような一般的方策はコミュニケーション技能の改善のために役に立ちうる。

- 自然なリズムと韻律でゆっくり話し、よく休憩を取る。
- 伝言は短く、直接的に、はっきりした音声で話す。
- 方言、比喩的言い回し、熟語の使用を避ける（たとえば、"あなたは、馬を食べるほど空腹ですか？"）
- 他の人に声をはっきりだして読んでもらったり、伝えるべき情報は繰り返していることは役に立つであろう。同じように、口述できるよう

に、情報はテープに取っておくのもよいかもしれない。
- 受容的言語障害の人が他の人のいうことを理解できないならば、それをあきらかにするために、適切な方法でそれを教えてあげるような援助も考えられる。

J. 結論

　この章のねらいは、言語査定と治療における多職種的な性質を、表出的（つまり、意味的、統語的、語用的、談話的、書字言語的）と受容的（つまり、読むこと、聞いて理解すること）の両者の一般的分類を提供することによって、リハビリテーション専門家に方向付けを与えることにある。言語構成概念の分類、構成概念を評価するために有用な尺度、また、治療のための有益な方法は、言語聴覚士と共同して働く専門家のための必要な知識になる。加えて、多様な失語症の機能的意味の理解は、いかに異なる障害をもった人が異なる臨床的ニーズを示すかを理解するために必要である。リハビリテーションで働く人はまた、全人的・心理的な見通しから、あるいは言語と認知的欠損が合わさることで患者と家族が経験している情緒的変化に注意を払いながら患者を理解しなければならない。最後に、包括的な教育のために構成された計画に基づいて言語障害をもつ人と家族にアプローチすることが、効果的で全体的な臨床的ケアを作り上げるのだということを述べておく。

(Daniel Holland　Carmen Larimore)

文献

Adamovich, B., & Henderson, J. (1992). *Scales of cognitive ability for traumatic brain injury.* New York: Riverside.
Benson, F. (1993). Aphasia. In K. Heilman & E. Valenstein (Eds.), *Clinical Neuropsychology* (3rd ed., pp. 17-32). New York: Oxford University Press.

Blumstein, S., & Cooper, W. E. (1974). Hemispheric processing of information countours. *Cortex*, 10, 146–157.
Brookshire, R., & Nicholas, L. (1997). *Discourse comprehension test-revised*. Minneapolis: BRK.
Childers, M., Holland, D., Ryan, M., & Rupright, J. (1998). Obsessional disorders during recovery from severe head injury: Report of four cases. *Brain Injury*, 12, 613–616.
Code, C. (1987). *Language, aphasia, and the right hemisphere*. New York: Wiley.
Damasio, A. (1981). The nature of aphasia: Signs and syndromes. In M. Sarno (Ed.), *Acquired aphasia*. New York: Academic Press.
Duffy, J. R. (1979). Boston diagnostic aphasia examination (BDAE). In F. L. Darley (Ed.), *Evaluation of appraisal techniques in speech and language pathology* (pp. 198–202). Reading, MA: Addison-Wesley.
Eisenson, J. (1962). Language and intellectual modification associated with right cerebral damage. *Language and Speech*, 5, 49–53.
Eisenson, J. (1964). Discussion. In A. U. S. DeReuck & M. O'Conner (Eds.), *Disorders of language*. London: Churchill.
Goldstein, K. (1948). *Language and language disturbances*. New York: Grune and Stratton.
Goodglass, H., & Kaplan, E. (1983). *Boston diagnostic aphasia examination (BDAE)*. Philadelphia: Lea and Febiger.
Haggard, M. P., & Parkinson, A. M. (1971). Stimulus and task factors as determinants of ear advantages. *Quarterly Journal of Experimental Psychology*, 23, 168–177.
Holland, A. (1980). *Communicative abilities in daily living test manual*. Austin, TX: PRO-ED.
Holland, D., Hogg, J., & Farmer, J. (1997). Fostering effective team cooperation and communication: Developing community standards within interdisciplinary cognitive rehabilitation settings. *NeuroRehabilitation*, 8, 21–29.
Huxley, A. (1954). *The doors of perception*. New York: Harper and Brothers.
Jastak, S., & Wilkinson, G. S. (1984). *WRAT-R: Wide Range Achievement Test administration manual*. Los Angeles: Western Psychological Services.
Johnstone, B., & Frank, R. (1995). Neuropsychological assessment in rehabilitation: Current limitations and applications. *NeuroRehabilitation*, 5, 75–86.
Johnstone, B., & Wilhelm, K. L. (1996). The longitudinal stability of the WRAT-R Reading Subtest: Is it an appropriate estimate of premorbid intelligence? *Journal of the International Neuropsychological Society*, 2, 282–285.
Kertesz, A. (1982). *Western aphasia battery*. San Antonio, TX: The Psychological Corporation.
Lezak, M. (1995). *Neuropsychological assessment* (3rd ed.). New York: Oxford University Press.
Mapelli, G., Pavoni, M., & Ramelli, E. (1980). Emotional and psychotic reactions induced by aphasia. *Psychiatria Clinica*, 13, 108–118.
Milton, S., & Wertz, R. T. (1986). Management of persisting communication deficits in patients with traumatic brain injury. In B. Uzzell & Y. Gross (Eds.), *Clinical neuropsychology of intervention*. Boston: Martinus Nijhoff.
Mullins, L., Keller, J., & Chaney, J. (1994). A systems and social cognitive approach to team functioning in physical rehabilitation settings. *Rehabilitation Psychology*, 39(3), 161–178.
Raven, J. C. (1962). *Coloured progressive matrices*. London: H.K. Lewis.

Reitan, R. (1984). *Aphasia and sensory-perceptual deficits in adults*. Tucson, AZ: Neuropsychology Press.
Risser, A. H., & Spreen, O. (1985). Test review: The western aphasia battery. *Journal of Clinical and Experimental Neuropsychology*, 7, 463–470.
Rosenbeck, J. C., LaPointe, L. L., & Wertz, R. T. (1989). *Aphasia: A clinical approach*. Austin, TX: PRO-ED.
Ross, E. D. (1993). Acute agitation and other behaviors associated with Wernicke aphasia and their possible neurological bases. *Neuropsychiatry, Neuropsychology, and Behavioral Neurology*, 6, 9–18.
Saffran, E. (1982). Neuropsychological approaches to the study of language. *British Journal of Psychology*, 73, 317–337.
Sattler, J. (1992). *Assessment of children*. San Diego: Jerome Sattler.
Schulhoff, C., & Goodglass, H. (1969). Dichotic listening, side of brain injury and cerebral dominance. *Neuropsychologia*, 7, 149–160.
Shewan, C. M. (1979). *Auditory comprehension test for sentences*. Chicago: Biolinguistics Clinical Industries.
Spreen, O., & Strauss, E. (1998). *A compendium of neuropsychological tests*. New York: Oxford University Press.
Strub, R., & Black, F. W. (1988). *Neurobehavioral disorders: A clinical approach*. Philadelphia: F.A. Davis.
WAIS-III, WMS-III Technical Manual. (1997). San Antonio, TX: The Psychological Corporation.
Wechsler, D. (1939). *Wechsler-Bellevue Intelligence Scale*. New York: The Psychological Corporation.
Wechsler, D. (1992). *Wechsler Individual Achievement Test*. San Antonio, TX: The Psychological Corporation.
Wechsler, D. (1997). *Weshcler Adult Intelligence Scale* (3rd ed.). San Antonio, TX: The Psychological Corporation.
Wechsler, D. (1987). *Wechsler Memory Scale-Revised*. San Antonio, TX: The Psychological Corporation.
Wechsler, D. (1997). *The Wechsler Memory Scale* (3rd ed.). San Antonio, TX: The Psychological Corporation.
Wilkinson, G. S. (1993). *WRAT-3: Wide Range Achievement Test administration manual* (3rd ed.). Wilmington, DE: Wide Range.
Woodcock, R. W., & Johnson, M. B. (1989). *Woodcock-Johnson Psycho-educational Battery-Revised*. Allen, TX: DCM Teaching Resources.
Woodruff, G., & McGonigel, J. (1990). Early intervention team approaches: The transdisciplinary model. In J. Jordan (Ed.), *Early childhood special education: Birth to three*. Reston, VA: Council for Exceptional Children.

VII. 神経心理学的障害のための国と地域（アメリカ合衆国）の社会資源

　認知機能検査が終了すると、リハビリテーションの専門家は、結果の報告書を書く。報告書には、患者の認知機能の長所と短所に関する説明と分析が記される。その評価は、テスト結果の一貫性、暫定的な医学的診断や予後予測、また、障害が機能にどう影響するか、たとえば、仕事や、学校や、独立して住むなどの能力に関する記載も含んでいる。臨床家の印象は、関係する専門家、患者とその家族、その他関係する人々に対する勧告（アドバイス）の基礎となる。そのような勧告については、正当な理由があれば、追跡検査や、診断像をあきらかにする他の学問分野からの追加評価が可能であろう。

　リハビリテーション施設では、利用者の権限という、強い哲学が根底にある。リハビリテーション施設で働く専門家は、この哲学を支持しており、利用者とともに治療計画を立て、日常生活技能を可能な限り高め、自立を促進する。査定においても、利用者に直接、長所と短所を説明することで、期待に応えることができる。フィードバックは、面接、電話、手紙によって与えることができる。リハビリテーションの専門家は、検査結果の説明とともに、機能について、利用者を中心に考えたアドバイスを、できる限り提供するべきである。

　リハビリテーション施設に新しく勤める専門家にとって、地域の社会資源について適切な情報を提供することは容易ではない。まずは、さまざまな障害者が、地域で利用できる資源に慣れることである。この章では、頻回に利用される重要な社会資源をいくつか簡単に紹介する。地域性や資金源が違うため、プログラムの質や継続性は、州により、あるいは、同じ州の中ですら多様である。意義のある勧告をしたい臨床家は、機関の関係者に直接連絡すれば、地域サービスに慣れ、専門のネットワ

ークを広げることもできる。

　インターネット人口が増え、多くの機関が、医療保健福祉サービス提供者および利用者に、支援と教材を提供できるようになった。多くの利用者は、自分の家で、または、家族を通じて、コンピューターでアクセスしている。たいていの公立図書館でも、無料のインターネットサービスを提供している。このように、多くの国内の組織は、地域レベルで、よりアクセスしやすくなり、ウェブサイトアドレスは、電話番号とともに、臨床家によるアドバイスの中でも、よく提示されている。

　次に挙げるのは、患者、家族、リハビリテーション専門家などの役に立ちうる資源のリストである。このリストは、完璧なものではないが、臨床家が、神経心理学的障害をもつ人々がよく利用するおもな資源に慣れることを意図している。

A. 神経心理学的障害をもつ人々のための一般的な社会資源

職業リハビリテーションサービス

　職業リハビリテーション（Vocational Rehabilitation：VR）サービスは、州と合衆国内で、復職を目指す障害者を支援するために提供している。利用者は、職業カウンセラーを決められ、VRに適しているかどうか、身体的、精神的、認知的能力の評価を受ける。認知機能障害、学習障害、心理学的障害を疑われる利用者は、神経心理学的評価を受けるよう、紹介されるであろう。VRから紹介を受けた神経心理学者は、テストデータと面接記録を用い、利用者が職業や教育上の目標を追求する際に直面する障壁と、職場や学校でうまく適応する方法をあきらかにしなければならない。

　反対に、他のサービス（神経内科医、脳神経外科医、代理人など）から、神経心理学的評価を受けるよう紹介された人は、VRサービスには詳しくないであろう。このような人には、VRによる評価を求める推薦状が役に立つ。さらに、VRカウンセラーは、他の州あるいは、地方支部に詳

しいので、付加的に必要なサービスや代替案も紹介してくれるであろう。

下記のウェブサイトには、利用可能な VR の情報がある。
http://www.jan.wvu.edu/SBSES/VOCREHAB.HTM

職場適応調整ネットワーク

職場適応調整ネットワーク（Job Accommodation Network : JAN）は、機能が限定された人の雇用機会と適応に関する情報を提供している。JAN は、雇用者、リハビリテーション専門家、米国およびカナダの障害者に、そのような情報を提供している。他にも、障害者のための職業環境整備の経験をもつ人々や、機関の連絡先の情報を提供している。JAN は、職業紹介所ではなく、職場適応調整に関する、もっとも包括的な情報源である。JAN は、雇用者の能力を向上し、適正のある障害者に、適切に職場を調整し、障害者の雇用機会を増やしている。

JAN は電話相談サービスも行っている。電話相談員は、障害に関連した機能的な制限をよく理解している。また、調整方法、用具、方策について、包括的で新しい情報をもっている。JAN は、相談した人と相談内容に関する秘密を守っている。JAN の使命は、調整に関する情報を提供し、障害者のための、雇用、再訓練、継続、進歩を支援することである。
http://www.jan.wvu.edu/

大学基盤の資源

脳損傷やその他の認知障害をもつ人は、神経心理学的検査を受けるよう紹介され、教育の継続や再訓練を計画するであろう。多くの大学には、障害をもつ学生のための支援サービスがある。一般的に、サービスは、障害をもつ学生が教室に入れるよう、また、学内において学生の権利を擁護するためにある。リハビリテーションの専門家は、地域の学校で利用できるサービスの種類をよく知るとよい。情報を得るために、地域の電話帳と大学のウェブサイトを参照されたい。

家族ケア同盟

家族ケア同盟（Family Caregiver Alliance :FCA）は、サンフランシスコに本部があり、長期ケアについて、国内でよく知られている情報センターである。この組織は、1977年に設立され、アルツハイマー病、脳卒中、パーキンソン病、脳損傷、その他の認知障害をもつ人々の介護者に、特別なサービスを提供する国内で最初のものである。FCAは、情報、教育プログラム、出版、オンラインプログラムなどの提供、公共政策研究および開発をするとともに、サンフランシスコベイエリアにおいて、直接ケアサービスをしている。

FCAは、賞を受けたウェブサイトを持っている（www.caregiver.org）。このサイトには、実用的な情報源があり、介護者が、ケア、計画、ストレス開放、在宅やデイケアのような地域の資源を利用できるよう支援している。また、介護者向けの、支援グループを含むオンラインサービスもあり、問題解決のための相談、および"ＦＣＡにきく"という情報源を持つ。このウェブサイトには、他にも、研究所見と動向、認知障害の特別な診断、長期ケアの統計、推薦図書、FCA出版物のリスト、ファクトシート、最近の問題、FCAの季刊ニュースレターなどの情報がある。このセクションは、専門家にも介護者にも利用されている。
FCAの住所：180 Montgomery St, Ste 1100, San Francisco, CA 94104
電話：(415)434-3388.（800）445-8106. Fax：(415)434-3508.
E-mail：info@caregiver.org

自立生活社会資源

脳損傷やそれに関連する疾患をもつ人々は、家に帰って、できる限り自立して生活することに関心があるだろう。多くの州には、一般的な国の社会資源の他に、在宅支援や最大限の自立生活支援を推進するための組織がある。

たとえば、自立生活協会（http://www.independentliving.org）は、障害者が、平等な機会、自己決定、自己尊厳をもって働けるように、自立支援することを目標とする組織である。ここでは、訓練材料、技術支援、

個別支援に関する情報、擁護、移動手段、法的な問題、グループ支援を提供する。さらに、障害と加齢、婦人と障害、援助技術、視覚障害、コンピューター資源、発達障害、雇用、性の問題、旅行、関係する法律などの問題も扱っている。その他、適切な自立生活資源の一覧もある。加えて、国内の自立生活センターの情報については、http://www.paraquad.org/glance.htm にある。

B. 脳損傷の人のための社会資源

脳損傷協会。脳損傷協会（BIA）は、1980年に国内脳損傷協会として、独立して設立された。その使命は、脳損傷の予防、研究、教育、擁護を通じて、よりよい未来を作り上げることに焦点があてられている。BIAは、草の根をもとにした、国内の非営利組織である。現在43州に支部を持ち、全国800以上の支援グループのネットワークとつながっている。利用者は、このネットワークによって、地域のさまざまな社会資源に関する情報を得ることができる。多くの州には、無料の家族支援電話ラインがあり、適切な近隣の医師、セラピスト、弁護士、その他の専門家、当事者と家族支援グループに、連絡することができる。

BIAは、国内の家族支援ラインをもっていて、年間約20,000件の相談に答えている。また電話でアクセスできる組織内図書室もある。BIAのサイト（http://www.biausa.org）は、多くの賞を受けている。出版物には、季刊の専門誌（脳損傷の情報源、Brain Injury Source）と2ヵ月ごとの新聞（TBIチャレンジ！、TBI Challenge!）がある。ウェブサイトは、州のTBI協会とも連携をもっていて、各州の地域支援について、特別な情報が得られる。

脳損傷協会事務所：8201 Greensboro Dr., Suite 611, McLean, VA 22102 電話：(703) 761-0750; 国内家族支援ライン（1-800-444-6443）を通すことも可能である。加えて、BIAに加盟しているHDI出版社は、一般向け、専門家向けに、優れた教育出版物を出している。カタログは、無料電話の1-800-321-7037にて請求できる。

C. 卒中の人のための社会資源

　アメリカ心臓協会卒中部門。アメリカ心臓協会（AHA）は卒中部門をもっており、卒中の人と家族の支援および教育を行っている。無料の電話番号（1-880-553-6321）で、卒中に関する情報、卒中が当事者と家族の生活に与える影響、支援グループを見出す方法、卒中連携雑誌、Stroke Connection Magazine の購読方法などの情報を得ることができる。よき理解者と話をしたい人が電話をすると、卒中の人の家族が厭わずに答えてくれる。
ウェブサイト：http://www.strokeassociation.org/
E-mail：strokeconnection@heart.org

国内卒中協会
　国内卒中協会（NSA）は、私的な組織であり、予防や治療、リハビリテーション、研究、当事者と家族のための支援などを通じて、卒中に取り組んでいる。NSAは卒中の予防、治療、リハビリテーションについての視聴覚教材を含めて、公共および患者への教育を行っている。また、地域卒中センター、地域卒中支援グループ、NSAの支部に関する情報も提供している。家族は、無料ホットライン（1-800-787-6537）あるいは、ウェブサイト（http://www.stroke.org）でNSAと連絡をとれる。NSAは、卒中その他の脳血管疾患など、多分野を扱う雑誌や教育シンポジウムを含めて、専門的な教育資源も提供している。

D. アルツハイマー病および関連する痴呆の人のための社会資源

　アルツハイマー協会は、アルツハイマー病の方々と家族のために、情報、支援、援助をするために設立された組織である。加えて、一般の人

への啓発プログラムとアルツハイマー病の研究を支援している。アルツハイマー協会のベンジャミングリーンフィールド図書館と資源センターは、アルツハイマー病と関連する病気について、広範囲の資料を所蔵している。図書館で利用できる資料には、図書、雑誌、ビデオ、カセット、CD-ROMなどがある。図書館資料、地方支部、支援グループ、会議とイベントの日程、他の関連サイトについての情報は、http://www.alz.org にある。電話：1-800-272-3900、E-mail：info@alz.org

E. てんかんの人のための社会資源

てんかん財団は、国内の慈善団体で、アメリカのてんかん協会として、1968年に設立された。てんかん協会の使命は、発作を起こす小児および成人のために、研究、教育、擁護、サービスなどを行うことである。本部事務所に加えて、60以上のてんかん協会が提携して、地域サービスを提供している。

協会のウェブサイト（http://www.epilepsyfoundation.org/）には、てんかんUSA：オンラインニュース雑誌、"Books and More"オンラインショップ、10代のチャットルーム、てんかんをもつ女性の健康に取り組む部局など、利用者のための特別プログラムがある。
無料電話：1-800-332-1000、E-mail：into@efa.org

F. 脳腫瘍の人のための社会資源

国内脳腫瘍協会は、脳腫瘍によって生活に問題のある人を支援するために設立された非営利組織である。ここでは、患者と家族と友人の支援と教育を行うと同時に、脳腫瘍の治療のための研究の資金を集めている。この組織には、3つの目標がある。1) 脳腫瘍をもつ人の治療選択と地域支援に関する情報を提供する、2) 患者、介護者、家族、ヘルスケア提供

者が、相互に支援しあえるように連絡する機会を提供する、3) 脳損傷の人に希望を与える。ウェブサイトには、脳腫瘍、研究、ボランティア活動および組織についての情報がある。
ウェブサイト:http://www.braintumor.org/

G. 多発性硬化症 (MS) の人のための社会資源

アメリカ多発性硬化症協会。アメリカ多発性硬化症協会 (MSAA) は、総合的な非営利の慈善団体であり、人々、友人、家族、そして社会が、MSをもつ人の日常のニーズに対応するよう支援している。また、すべての障害者に開かれたバリアフリーの総合住宅の開発、建築、保守を行っており、神経障害をもつすべての人に関わる研究とプログラムに取り組んでいる。この機関は、直接的な個別のクライアントサービスを専門とし、国際的名声を得ている。これは、仲間と専門家によるカウンセリングの形を取っている。クライアント集会、MSAAセンター内外の社会の集会、車椅子、歩行器、ステッキ、松葉杖、クールスーツ、スクーター、その他の治療器具を世界中に配布する広範な用具貸与プログラム、MSをより早く正確に診断するための無料のMRI検査、傾斜路設置プログラム、訪問と仲間づくりプログラムを含むクライアント連合、MS患者と家族のきずなを保つ支援をする家族イベントなど、さまざまな動機づけプログラムがある。それらは、参加者が、可能な限り生活の場を広げて楽しむことを勧めるためであり、世界中にできるだけ広い参加を促すためにある。MSAAは、パイオニアでもあり、MSのよりよい管理と調整に資する重要な科学的研究に資金を出している。

MSAAは、ニュージャージー州チェリーヒルに本部をおく独立した国内組織であり、アメリカ合衆国のいたるところに地域支部をもつ。

ウェブサイト (http://www.msaa.com/) には、チャットルーム、MSをもつ人が興味を抱くようなリストへのリンク、医師紹介、貸し出し図書館 (郵便で図書配送)、ファクトシート、地域の個人的支援グループ情

報などがある。また、1-800-532-7667、あるいは、E-mail:msaa@msaa.com でも連絡できる。

MSワールドオンラインサポート：MSワールドは、MSをもつ人々、家族、友人が、情報と地域支援を見出せるインターネット上のサイトである。MSワールドは、ライブのチャットフォーラム、会員のE-mail交換サービス、MS図書資料、技術支援、オンラインMSウェブマガジン、掲示板などを提供している。MSワールドは、ネットスケープの編集者に選ばれたサイトで、http://www.msworld.org/にてアクセスできる。

H. その他の社会資源

マサチューセッツ総合病院、神経学チャットルーム。これは無料の公共サービスで、マサチューセッツ総合病院（MGH）の神経学部門が提供している。それは、インターネット上のサイトで、誰にでも開放されている。それは、"ルーム"におかれ、多様な神経学的障害と問題について、他の人々とリアルタイムで対話できるようになっている。希望すれば、システム上では匿名にできる。MGHのチャットルームは、簡単に利用でき、利用方法をオンラインで教えてくれる。現時点では、アルツハイマー病、脳損傷、てんかん、線維筋痛症、ハンチントン病、多発性硬化症、痛み、ポリオ、卒中など、ほぼ100の異なる話題を提供している。また、この領域のエキスパートである特別なゲストスピーカーを出している。このサイトは、http://neuro-www.mgh.harvard.edu/にある。

まれな障害のための国内機関。まれな障害のための国内機関（NORD）は、140の任意団体の独自な連合体であり、まれな"孤児（のような）"疾患にかかった人を支援するために設立された。NORDは、教育、擁護、研究、サービスのプログラムを通じて、まれな障害の判別、治療に関与している。NORDは慈善事業で、供与者の親切と寛容をもって、その使命を続けている。サービスは、孤児（孤立）疾患の今日：Orphan

Disease Update のニュースレター、疾患検索データベース、組織データベース、孤児（孤立）薬剤指定データベースを含む。NORD には、無料の 1-800-999-6673 で連絡できる。コネチカット州では、電話：1-203-746-6518。ウェブサイトは、http://www.rarediseases.org/。NORD のデータベース情報料を払う場合がある。

(Cheryl L. Shigaki)

用語解説

Anton's syndrome
アントン症候群：盲目であることの理解が欠如している状態で、見えているように振る舞い、しばしば自身の結果としての機能的な問題に対して手の込んだ合理化を行う。

semantics
意味：言葉が意味すること。言葉の意味の理解と使用。

prosody
韻律：感情、皮肉、反語、ユーモアを伝達するために使われる口語言語の自然なメロディー的側面。

depth perception
奥行き知覚：その人に関係する空間の相対的な深さを決める能力。

narrative discourse
会話的談話：通常の会話で物語を語る能力。

arousal
覚醒：意識清明度のレベル、環境に反応する能力。

Capgras syndrome
カプグラ症候群：他のだれかが、自分の婚姻相手の体を乗っ取って、騙しているという誤った信念によって特徴づけられる症候群。

orbitofrontal syndrome
眼窩前頭葉症候群：行動的脱抑制、刺激性、攻撃性、情緒的暴発など、眼窩前頭葉の損傷に関連している。

retrograde amnesia
逆行性健忘：脳外傷前に起こった事実や事柄を思い出せない。

anosmia
嗅覚欠損：匂いを感じない。

retrieval
検索：以前に学んだ情報が想起される、または意識にのぼる過程。

dysarthria
構音障害：麻痺、不全麻痺、感覚欠損による言語の運動的要素の弱さ、協調不全、遅さをいい、失語を伴う場合がある。これらの機能領域を支配している中枢や末梢神経系の損傷に由来する。

spatial orientation
空間見当識：空間における自分の位置を判断する能力。

spatial perception
空間知覚：空間における点、距離、角度を使って物体の関係を認識する能力。

constructional abilities
構成能力：複写、描画、二次元、三次元的に構築すること。

pragmatics
語用：話し手─聞き手の関係を支配する文化的ルールによる言語使用

(つまり、話を変える、目をみつめる、話題を保持する、冗談をいう)。

paraphasia
錯語（症）：流暢な話のなかで起こる誤りで、文字上の錯語としてあらわれる（音の置き換え、あるいは置き間違い、たとえば、パンツをタンツ、エレベーターをエバレーター）か、あるいは口頭上の錯語（通常意味的に関係している間違った言葉、たとえば兄弟を姉妹といったり、バナナをりんごといったりする）。これは、ウェルニッケ失語や伝導感覚失語の特徴を持っている。

confabulation
作話（症）：脳機能不全のために情報を意図的でなく不正確に想起するが、しばしば真実の要素を含む奇妙な反応を生み出す。

visual number agnosia
視覚数失認（症）：数の記号的意味づけを視覚的に認識できない。

visual form agnosia
視覚形状失認（症）：形状や影の認識ができない。

visual-spatial attention
視覚—空間的注意：視覚的走査能力を使って空間における対象に注意を向ける能力で、視覚—空間的注意の一次的欠損は、問題の物の片側"無視"（自分の身体も含めて）を含む。

visual agnosia
視覚失認（症）：視覚的対象を認識することができない一般的な障害。

visual acuity
視覚鋭敏性（視力）：視覚的詳細の識別や判定能力で、視覚認識の正確さ

や鋭さをいう。

visual closure
視覚構成：物の部分のみの認識にもとづいて対象を判別する能力。

visual simultanagnosia
視覚同時認知障害：二つの物の様相やそれ以上の物を同時に見ることができない。

visual letter agnosia
視覚文字失認（症）：文字の記号的意味づけを視覚的に認識できない。

self-regulation
自己制御：自分の行為や考えを監視し、評価する能力で、自己制御の障害は、自己中心的、衝動性、作話、社会的エチケットの欠如、判断力欠如、洞察や後悔のない反社会的行動の発現をいう。

sustained attention
持続的注意：与えられた刺激に向けて、長く注意を保つ能力。注意のスパン。

aphasia
失語（症）：脳の言語中枢の後天的病理による、表現的（話したり書いたり）あるいは受容的（聞いたり読んだり）言語機能の崩壊。両者の崩壊もある。

apraxia
失行（症）：計画した運動行為を開始あるいは、遂行できない。

alexia
失読（症）：視覚的に文字を認識できないために、二次的に読むことができない。失語症には関係ない。

agrammatic
失文法（症）：通常、内容の言葉は残っているが、文の構造や文法が適切でない表現をする（たとえば、男子と女子はクッキーが欲しいという文章が、男子、女子、クッキーとなる）。

initiation
始動：目的のある行動や考えを開始する能力で、衝動、関心、動機によって特徴づけられる行動などをいう。始動の障害には、無感動、無関心、飽きっぽさ、自発性欠如、活動性欠如などがある。

quadrantanopsia
四分盲：視野の1/4の視覚欠損。

visual fields
視野：空間のすべての領域を見る能力で、視野欠損は、頭部や目を動かさずに"領域"（たとえば、中心的、周辺）をみることができない場合も含む。

focused attention
集中的注意：刺激に注意を集中し、無関係なものや外的刺激を無視する能力で、集中的注意に問題があると注意散漫になる。

reduplicative paramnesia
重複記憶錯誤：患者がよく知っている場所が、物理的に別の場所に同時に存在するような、普通でない内容特異的な幻想。

termination
終了：思考や行動を中止する能力で、終止の障害は、運動と概念的保続、固執、情緒的不安定、怒りの爆発、うつと不安を反芻する側面、妄想的思考過程を含む。

body schema
身体図式（身体認知）：身体の部分を認識する能力、身体の部分に気づくこと。

executive functions
遂行機能：計画し、組織化し、判断する能力。

figure ground discrimination
図背景弁別：重要な視覚的詳細と他の物を識別する能力で、重要な関心（つまり形状）と背景のもの（つまり素地）の判別をいう。

consolidation
整理統合化：記憶が一時的使用から永続的貯蔵に変換される過程。

declarative memory
宣言的記憶：家族の名前、言葉のリスト、物語の想起のように、言葉に置き換えることができる記憶。

anterograde amnesia
前向性健忘（症）：脳外傷後に新しい情報を学び記憶することができない。

prosopagnosia
相貌失認（症）：よく知っている顔の認識不全や新しい顔を覚えないことを含む、顔の失認。

short-term memory
短期記憶：想起した項目を積極的に使用する、または意識にのぼらせる時の記憶の段階で、数秒か数分続くものと定義される。

topographical agnosia
地誌失認（症）：実世界の位置関係認識や地図使用ができない。

long-term memory
長期記憶：貯蔵容量の限界のない記憶保持で、獲得したすべての永続的情報を含む。

procedural memory
手続き記憶：運動技能の想起、簡単に言葉であらわせず、意識にのぼらない（たとえば、自転車に乗る）。

procedural discourse
手続き談話：どのように手続きやタスクを遂行するかという能力。

telegraphic speech
電信的言語：助詞（たとえば、"へ"、"を"）をまったく欠く、流暢でない話し方。構造的には失文法で、もっぱら内容語が優勢であり、それは通常は名詞である。

homonymous hemianopia
同側性視野欠損：両側の眼の視野における片側の完全な欠損。

syntax
統語：言語の構造で、文節と文章の言葉の配列も含む。

dorsolateral syndrome
背外側症候群：活動を開始し、無気力を克服し、目標を設定し、やる気を起こさせる能力の障害によって特徴づけられる症候群。前頭葉の背外側部分の障害に関連している。そのような人は一般的に感情を表さず、情緒的に反応が乏しく、衛生習慣や以前には重要であった趣味を無視することがある。

Balint's syndrome
バリント症候群：視野の重度な空間的限定、空間見当識障害、奥行き認識欠損、視覚的同時認識障害によって特徴づけられる症候。

hemianopia
半側視野欠損：視野の半分をみる能力の欠損（また、hemianopsias という言い方もある）。

cortical blindness
皮質盲：暗さや光には反応できるが、形や型を認識する能力を失っているようにみえる人の能力。視覚野のみに限定した障害に関係している。

anosognosia
病態失認（症）：脳の機能不全から二次的に起こり、自分の身体の障害の範囲と特徴に気づかない。

encoding
符号化：記憶の最初の刻印づけ、情報獲得と新しい記憶の形成の過程。

divided attention
分割的注意：同時に二つ以上のものに注意を払う能力。

perseveration
保続：脳の機能不全のため、行為、話、考えを止めることが不可能な状態。

anomia
名称失語（症）：対象の名前をいうことの障害：脳の言語中枢、特に側頭葉、頭頂葉、後頭葉の境界部位の損傷による、自発的言語と対象の名称の検索障害。

付録

わが国における高次脳機能関連機関

■医療機関（高次脳機能障害支援モデル事業　地方支援拠点機関等）

名　称	所　在　地	電　話
北海道大学医学部附属病院	北海道札幌市北区北14条西5丁目	011-716-1161
東北厚生年金病院	宮城県仙台市宮城野区福室1-12-1	022-259-1221
埼玉県総合リハビリテーションセンター	埼玉県上尾市西貝塚148-1	048-781-2222
千葉県千葉リハビリテーションセンター	千葉県千葉市緑区誉田町1-45-2	043-291-1831
神奈川県総合リハビリテーションセンター	神奈川県厚木市七沢516	046-249-2652
木沢記念病院	岐阜県美濃加茂市古井町下古井590	0574-25-2181
藤田保健衛生大学七栗サナトリウムリハビリテーションセンター	三重県久居市大島町向廣424-1	059-252-1555
松坂中央総合病院	三重県松坂市川井町字小望102	0598-21-5252
大阪府立身体障害者福祉センター	大阪府堺市旭ヶ丘中町4-3-1	072-244-8000
川崎医科大学医学部附属病院	岡山県倉敷市松島577	086-462-1111
広島県立身体障害者リハビリテーションセンター	広島県東広島市西条町田口295-3	0824-25-1455
久留米大学医学部附属病院	福岡県久留米市旭町67	0942-31-7570
名古屋市総合リハビリテーションセンター	愛知県名古屋市瑞穂区弥富町字密柑山1-2	052-835-3811
国立身体障害者リハビリテーションセンター	埼玉県所沢市並木4-1	042-995-3100
三重県身体障害者総合福祉センター	三重県津市一身田大古曽670-2	059-231-0155
産業医科大学病院	北九州市八幡西区医生ヶ丘1-1	093-603-1611

■高齢・障害者雇用支援機構

障害者職業総合センター	千葉県千葉市美浜区若葉3-1-3	043-297-9000
国立職業リハビリテーションセンター	埼玉県所沢市並木4-2	042-995-1711
国立吉備高原職業リハビリテーションセンター	岡山県上房郡賀陽町吉川7520	0866-56-9000

■NPO法人

TBIリハビリテーションセンター	東京都台東区池之端4-10-10	03-3823-2021

索　引

A

アントン症候群　141, 213
アルコール性コルサコフ症候群　66
アルツハイマー病（AD）　68, 69, 206, 208
暗点　135, 139
誤りなし学習　79
ACTS　181
APA Division 22　12
APA Division 40　8, 10
American Board of Professional Psychology [ABPP]　8
Arizona Health Care Cost Containment System（AHCCCS）　18
Association of Schools of Allied Health Profession　3

B

びまん性脳損傷　187, 188
バリント症候群　141, 220
ベントンの視覚的保持テスト　72
ベントン左右オリエンテーションテスト　143
ベントン線分オリエンテーション判定　143
ビデオテープ記録　41
ボストン診断的失語検査　176, 178, 180, 181
ブローカ失語　173, 176, 178, 181, 186
部分無視　146
分割的注意　25, 31, 33, 34, 35, 36, 37, 40, 42, 48, 50, 52, 220
文章の聴覚的理解テスト　181
文章理解　183, 187
病態失認　110, 163, 164, 220
BDAE　181
BVRT　71, 72

C

カプグラ Capgras 症候群　109, 125
チャットルーム　211
知能の尺度　143
治療　45, 48, 76, 82, 95, 119, 120, 121, 123, 150, 153, 163, 164, 193, 194
地誌的失認　141
窒息　70
直示性　184
重複記憶錯誤　108, 125, 217
超皮質性感覚失語　173, 176, 178, 186
超皮質性運動失語　173, 176, 178, 186
聴覚的モダリティ　89
聴覚的記憶　62
聴覚的理解　25, 170, 171, 173, 175, 181, 183, 195
聴覚的素材　71
長期記憶　59, 219
聴力　147
注意　25, 34, 83, 134, 138, 146, 147, 180
注意評価法　40, 41
注意欠陥多動性障害（ADHD）　38
注意欠陥障害（ADD）　38
注意欠損症候群　140
注意機能　31, 32, 40, 41, 48
注意プロセス　32, 33, 34, 46
注意障害　30, 45, 138, 140
注意的容量　32, 44

中心視野　135
中心視野定位訓練　151
CADL　183
CES-D　104, 112, 113
CFT　71, 72
COWAT　112, 113
CVLT　71, 72

D

ディクテーション　187
ドーパミン　70
代償　119, 151
代償方策　53, 121, 150, 153, 165, 194, 196, 197
代償的アプローチ　193
代償的技術　120, 151, 158
代償的介入　157, 160, 165
段階的覚醒障害　41
談話　25, 169, 170, 171, 179, 182, 188, 194, 199, 213
伝導失語　173, 176, 178, 181, 186
電信的言語　173, 219
DCT-R　184

E

疫学研究センターうつスケール　104, 112
遠隔的環境手がかり　80
EFRT　112, 116

F

符号化　25, 60, 61, 63, 64, 65, 67, 69, 70, 71, 72, 75, 81, 82, 89, 220
符号数字モダリティテスト　42
符号と記号探求サブテスト　42
復帰　77, 89, 119
復帰的アプローチ　45, 46, 53, 193
復帰的方策　194

複視　154
複雑図形テスト　72
FLOPS　102, 113, 115

G

5W1H　194, 198
5点スケール　115
ゴーノーゴー　38, 106, 115
外傷後健忘　68
外傷後無嗅覚　108
外傷性脳損傷（TBI）　68, 101, 117, 133, 184
外傷性脳損傷のための認知的能力測定　180
外傷訴えリスト　41
外的方策　46, 47
外的記憶補助　80
学習指標　75
眼球運動　134
眼窩前頭葉症候群　107, 118, 124, 214
言語記憶　81, 82, 87
言語構成概念　179, 199
言語能力　169, 170, 194
言語理解　173, 185
言語流暢性課題　106
言語査定　180, 181
言語障害　168, 172, 173
言語的モダリティ　25
言語記憶指標　75
限定的損傷　169
語用　25, 170, 171, 182, 194, 199, 214
語用論　169, 179
逆行性健忘　68, 71, 214

H

100時間　120
ハルステッドカテゴリーテスト　101, 113, 115, 118

索引 227

ハルステッドレイタン神経心理学バッテリー　115, 117, 144, 147, 148
ヘルスケア資金抑制システム　18
ホーパー視覚構成テスト　144, 145
ヒューストン・カンファレンス　9
背外側症候群　102, 103, 123, 220
破局反応　25, 110, 114, 192
話し言葉　183, 193
半側注意欠損　150
半側視野欠損　135, 141, 220
閉鎖性脳損傷　68
変換的注意　31
左半球　132, 140, 151, 168
左前頭葉　103, 106, 118
非言語的シンボルの使用　184
否認　110, 163, 164
皮質盲　141, 220
費用―効果性　16, 17
非優位半球　187, 188
包括的治療計画　121
包括的立体視　138
方向感覚のための標準的道路地図テスト　148
保続　25, 104, 105, 115, 118, 221
標準的失語症テスト　188
表出　170, 184
表出的言語能力　25, 170, 171, 182, 194
表出的言語障害　173, 195, 196, 197
HCT　115
H.M.氏　65

I

インターネットサービス　204
意味　25, 168, 170, 171, 179, 182, 185, 187, 194, 199, 213
韻律　188, 213
一般的方策　121, 122, 123, 198

一酸化炭素中毒　70
IQ　179, 185

J

自伝的情報　70
自動的スピーチ　181
自己報告　116
自己制御　25, 98, 99, 102, 113, 114, 127, 216
自己制御の障害　100, 110, 123
人格変化　97, 163
自立生活協会　206
実践的提案　47
自由想起　72, 73, 74
持続的注意　25, 31, 32, 34, 35, 37, 39, 40, 42, 48, 52, 216
持続的覚醒　35, 40
持続的要素　35
情報のモダリティ　61
情報処理　31, 51, 67
受容的言語　25, 173, 198
受容的言語能力　170, 171, 183, 195

K

くも膜下出血　109
カード 33　144, 146
カクテルパーティ現象　33
カプグラ症候群　109, 213
カリフォルニア言葉学習テスト　72
コンピューター断層撮影　109
コミュニケーション　169, 171, 172, 183, 184, 188, 189, 193, 196, 197
コミュニティ・スタンダード　24, 33, 172
コンピューター　86, 126, 150, 204
クローズ（cloze）法　197
海馬　65, 69, 70, 71
介入　46, 81

階層的モデル　134
書かれた言語　25, 169, 170, 171, 182, 184, 194
覚醒　31, 34, 35, 40, 41, 47, 52, 213
環境調整　122, 125, 153
感覚知覚検査　147
間脳　66
管理ケア　4, 14, 15, 17, 18
貫通性脳損傷　68, 169
顔の認識テスト　145
顔の失認　141
家族ケア同盟　206
数　43, 183
警戒　31, 33, 34, 35
系統的問題解決のテスト　115
検索　25, 60, 61, 63, 64, 65, 70, 71, 75, 78, 81, 82, 89, 214
血腫　169
気づき　25, 45, 46, 100, 110, 111, 114
聞いて理解　183, 199
機能的アプローチ　120
機能的分類　52, 59, 61, 68, 170
近隣環境手がかり　80
記憶　25, 30, 146, 149
記憶過程　61, 71
記憶モダリティ　62
記憶モデル　59
記憶の分類　61, 82
記憶の段階　59, 89
記憶の処理　59, 89
記憶ノート（システム手帳）　80, 85, 89
記憶査定スケール　73
記憶テスト　71
記憶と学習の広域査定　75
器質的妄想症候群　108, 111
北西部国民生活局　17
個人的環境手がかり　79
国民総生産（GNP）　15

国内卒中協会　208
国立健康研究所　169
国際神経心理学会（INS）　8
行動チェックリスト　102
行動修正　122, 124, 125
行動的代償　77, 79, 80, 89
広域達成テスト-Ⅲ　149, 182, 186
高次機能　94
構音障害　168, 214
交差性半球機能解離　14
構成能力　25, 136, 139, 144, 147, 149, 154, 159, 214
後天的脳損傷　77, 119
空間知覚　25, 214
空間関係の認識　134, 148, 149
空間無視　138, 142, 144, 156
空間認識　136, 139, 144, 145, 158
空間オリエンテーション（空間見当識）　25, 136, 140, 144, 145, 154, 160, 161, 214
嗅覚（匂い）欠損　107, 108, 118, 214

L

lesion detection, lateralization, localization of deficits　8

M

3つのL　8
6つの概念　30
メディケア　15
メディケード　15, 18
メタ認知　96
モダリティ　25, 169
モデル作り　198
埋没図形テスト　144, 145
抹消テスト　40, 43
命名　168, 181
右半球　132, 184, 188

右前頭葉損傷　108
溝のあるペグボード　144, 145
文字抹消課題　43, 144, 145, 163
無酸素症　68, 70
無視　138, 145, 149
MAS　71, 73

N

20の質問課題　113, 118
ニューロページシステム　126
内側側頭葉　65, 66
内的方策　46
日常注意質問表　41
日常生活　7, 40, 45, 47, 78, 79, 89, 101, 111, 184, 203
日常生活のコミュニケーション能力　183
二次的視覚システム　133
二次的損傷　69
認知リハビリテーション　94
認知的柔軟性　107, 148
認知的モデル　64
認知的プロセス　72
"偽―遂行"症候群　103
脳血管障害（CVA）　68, 69, 169
脳梁　151
脳卒中　133, 169, 206
脳損傷協会　207
脳腫瘍　169
脳腫瘍協会　209
入力　25, 135, 136, 153, 164
乳頭体　66, 71
NCSE　146
Northwestern National Life（NWNL）　17

O

オペラント行動修正　124
オペラント条件づけ方策　50
奥行き知覚　25, 156, 213

P

パーキンソン病（PD）　68, 70, 123, 206
パニック障害　164
ペグシステム　78, 144
パターン認識　134
ペンシルバニア大学嗅覚識別テスト　108, 118
プロセス　25, 32
プロソディ　188
PDSA周期　126
Phineas Gage　1, 2, 97, 100, 107
Proceedings of the Houston Conference　9

R

ランド立体テスト　144, 147
ラスク・リハビリテーションセンター　23
レーブンプログレッシブマトリックス　114, 116, 186
レイ聴覚―言葉学習テスト　22, 73
レイ複雑図形　113, 144, 147, 148
レイタン・インディアナ失語症スクリーニングテスト　178, 182
レクリエーション訓練　150
リハビリテーション専門家　3, 171, 189
リハビリテーションの分類　77
リスト学習タスク　72
ローゼンバウム視力判別カード　144, 147
ルリアネブラスカ心的回転　144, 146
ルリアの連続書字運動　113, 115
連合的方策　198

立体視　147
料理課題　113, 116
両前頭葉　108, 118
流暢　173, 178, 184
RAVLT　71, 72, 73
RCF　147
Rehabilitation of Persons with Traumatic Brain Injury　3, 5, 101, 119, 120
Reports of the INS-APA Division 40 Task Force　7, 9

S

サイアミン欠損　71
ストループの色言葉テスト　40, 42
作動記憶　74, 102, 180
再認　72, 73, 74
再組織化　77, 78, 89
錯語　173, 179, 181, 215
作話　107, 215
左右構成テスト　144, 147
狭められた注意　44
清明さ　31, 32
整理統合化　25, 60, 61, 64, 65, 69, 71, 75, 81, 82, 89, 218
精神療法　124
線分二等分　143, 144, 146, 163
選択的注意　31, 32
四分盲　141, 217
始動　25, 98, 99, 102, 113, 127, 217
始動の障害　100, 102, 122, 123
視覚同時認知障害　133, 216
視覚数失認　141, 215
視覚形状失認　141, 215
視覚構成　25, 72, 134, 136, 139, 144, 148, 149, 153, 159, 216
視覚―空間障害　70, 139, 148
視覚―空間的注意　25, 136, 138, 146, 148, 153, 215

視覚―空間的無視　135, 146, 148, 153
視覚―空間的能力　136, 144
視覚文字失認　141, 216
視覚路　137
視覚失認　134, 141, 215
視覚的モダリティ　25, 89
視覚的形状不変性　148
視覚的記憶　62, 72, 88, 134, 147, 148
視覚的記憶指標　75
視覚的認知　134
視覚的認識技能テスト　148
視覚的心像化　78
視覚的走査　148, 149
視覚的素材　71
視覚統合処理　141
視覚―運動協調　145
視覚運動統合発達テスト　145
深度（奥行き）認識　136, 144, 145, 153, 155, 213
神経放射線学的技術　4, 14
神経行動評価尺度　102, 113, 116
神経行動認知状態検査　146
神経心理学的リハビリテーション　6, 11, 18, 23, 25, 94, 190
神経心理学的査定　29, 167
心筋梗塞　70
身体オリエンテーションテスト　146
身体図式（身体認知）　25, 136, 140, 144, 154, 162, 218
視力　133, 135, 136, 144, 145, 152, 215
視力検査表　147
視床　66, 71
失文法　173, 217
失読　134, 175, 217
失語スクリーニングテスト―ハルステッドレイタン神経心理学テストバッテリー　143
失語症　168, 173, 184, 192, 193, 216

失語症的障害　169
失行　143, 173, 216
失名辞失語（名称失語）　173, 186, 221
失名詞失語　176, 177
視野　134, 135, 136, 147, 154, 217
視野欠損　25, 135, 138, 142, 144, 149, 153, 154, 164, 165, 219
視力　25, 133, 149, 152, 153, 215
相貌失認　131, 141, 145, 149, 218
総合健康専門家検討会　3
想起　180
総説　74, 104, 143, 186
遂行機能　96, 123, 163, 218
遂行機能経路—発見課題　112, 113
遂行機能の代表的なモデル　98
遂行機能査定　112, 113, 114
数唱　40, 43, 180, 185
書字　105, 181, 199
触覚　147, 155
職場適応調整ネットワーク　205
職業リハビリテーションサービス　204
処理速度　51, 52, 98, 148
小脳　70, 71
瞬時的覚醒　35, 36, 40
出力　25, 135, 136, 154, 164
集中的注意　25, 31, 34, 35, 36, 38, 40, 42, 48, 49, 52, 217
周辺視野　135
周囲空間のオリエンテーションテスト　145
終了　25, 98, 99, 102, 104, 113, 127, 218
終了の障害　100, 104, 123
SCATBI　181

T

てんかん財団　209
テイラー複雑図形　148
テスト施行時の"条件"　40
テスト施行の修正　142
ティンカートイテスト　113, 117
トークンテスト　143, 183
トンバー改訂版　148
トレイルメイキングテスト　42, 43, 101, 113, 117, 148
多発性硬化症協会　210
対象認識システム　133
対話理解テスト―改訂版　184
短期記憶　37, 59, 219
地誌失認　161, 219
手がかり　46, 68, 69, 72, 79, 84, 127, 149, 153, 161
手がかり漸減　79
定義の問題　30, 119
低酸素症　70
手続き記憶　62, 219
時計描写テスト　143, 163
統語　25, 169, 170, 171, 182, 185, 187, 194, 199, 219
統制口頭言語連合テスト　101, 106, 112, 113
TBI　17, 68, 116, 122, 119, 169
TBIモデルシステム　16
TTT　117
TVPS　148

U

うつ　25, 103, 104, 123, 164
運動的モダリティ　25, 89
右脳損傷　176, 177, 188
UPSIT　108, 118

V

VMI　145
VOSP　148

W

ウェクスラーベルビュー知能検査　185
ウェクスラー個人達成テスト　182, 184
ウェクスラーの記憶検査-改訂版　63, 74, 180
ウェクスラー記憶検査-Ⅲ　21, 64, 74, 149, 180, 185
ウェクスラー成人知能検査　179
ウェクスラー成人知能検査-Ⅲ　114, 144, 148, 182, 185
ウェルニッケ-コルサコフ症候群　68, 71
ウェルニッケ失語　173, 176, 178, 181, 186
ウェスタン失語症バッテリー　178, 182, 186
ウィスコンシンカードソーティングテスト　42, 101, 106, 113, 117, 118
ウッドコック―ジョンソン心理教育的テストバッテリー改訂版　182, 186, 187
WAB　186
WAIS　179
WAIS-R　186
WAIS-Ⅲ　62, 63, 117, 143, 149, 185
WCST　113, 118
WIAT　184, 185
WJ-R　186
WJ-R達成テスト　187
WMS-Ⅲ　62, 63, 71, 74, 143, 149, 180, 185
WMS-R　64, 180
WRAML　75
WRAT-Ⅲ　62, 143, 144, 149, 186
WRAT-R　186

Y

4つの因子モデル　98
読み　25, 144, 169, 170, 171, 184, 199
読みの理解　181, 183, 195
指失認　144, 147
指叩き　114
優位半球　169, 192

Z

税公平性と国家財政責務法　15
全人的アプローチ　190
全人的神経心理学的リハビリテーションプログラム　46
前向性健忘　65, 66, 68, 70, 218
全失語　173, 176, 178, 181, 186
全体的視覚―空間的問題解決能力　147
前頭葉人格スケール　102, 113, 115
前頭葉障害　67
前頭前野　93, 95, 97
図背景弁別　25, 134, 136, 138, 139, 142, 144, 148, 149, 153, 158, 218

人名索引

A

Adams (1997)　68
Adams (2000)　41
Adams et al., (1997)　69, 70, 71
Adams & Sheslow (1990)　75
Affleck, & Steinpreis, (1998)　97
Ajax (1980)　146
Alberts (1992)　14
Allport (1961)　96
Anderson (1998)　29
Atkinson と Shiffrin (1968)　59

B

Baddeley (1996)　67
Baker (1995)　97
Bargh & Chartrand (1999)　94, 96, 100
Barker (1995)　1
Barkley (1997)　36, 38
Beery (1982)　145
Ben-Yishay & Daniels-Zide (2000)　96, 100, 125, 126
Ben-Yishay & Diller (1993)　94
Ben-Yishay et al., (1985)　46
Benson (1993)　168, 172
Benton & Hamsher (1989)　106, 112
Benton et al., (1983)　143
Benton, & Grossman, (1982)　68
Berquist & Malec (1997)　11
Blumstein & Cooper (1974)　188
Boake (1991)　6
Bolla-Wilson (1986)　103
Bolpe, Holzman, & Hirst (1986)　70
Boone, & Park, (2000)　86

Bowers (1987)　151
Bowers, & Ricker, (1999)　75
Bracy (1994)　30, 33, 38
Bradford (1980)　146
Brickencamp (1981)　40
Brookshire & Nicholas (1997)　184
Bracy (1994)　32, 33
Bryant (1993)　17
Burke (2000)　86
Burton (1996)　75

C

Callahan & Hinkebein (1999)　107
Callahan & Johnstone (1999)　95
Callahan (2000)　98
Callahan と Gelber (2001)　109
Callahan と Hinkebein (1999)　108
Carlesimo (1999)　78, 79
Carlesimo & Oscar-Berman (1992)　69
Carney et al., (1999)　5, 46
Cassidy (1994)　124, 125
Chafetz (1996)　93
Chelune (1993)　106
Cheng, & Lin, (1995)　148
Cherek & Taylor (1995)　17
Childers (1998)　192
Cicerone (1997)　5, 6
Cicerone (1999)　94, 119
Code (1987)　188
Cohen (1993)　29
Cohen (1998)　29
Cohen et al, (1993)　32, 33, 36, 38, 39, 41, 43
Cohen et al., (1998)　29, 30, 32, 34, 39,

41, 43, 47
Cohen et al., (1994)　34, 38
Combs (1999)　73
Corkin, & Teuber, (1968)　65
Coslett (2000)　41
Costa & McCrae (1988)　96
Covey (1989)　94
Craik, & Naveh-Benjamin, (1998)　29
Craik と Lockhart (1972)　59
Crosson (1989)　42
Cummings (1984)　70

D

Damasio (1981)　168
Danaher, & Kikel, (1977)　78
DeBoe, & Leber, (1989)　42
Delis et al., (1987)　72
Devany (1991)　47
Diller et al., (1974)　40
Diller (1989)　45
Diller と Wienberg (1977)　150
Dodrill (1997)　34
Donders, & Mittenberg, (1996)　75
Doty (1995)　108, 118
Dowds (2000)　86

E

Ebans (1999)　126
Eisenson (1964)　188
Emslie (1999)　126
Evans, & Shiel (1994)　79

F

Farmer (1997)　23, 24, 30
Faulstick & Gray (1992)　14
Fisher et al., (1996)　70
Fordyce (1986)　47
Foss と Krauss-Hooker (1997)　11

Frank (1990)　17
Franzen と Myers (1973)　97
Friedland と Weinstein (1997)　135
Friedman (1996)　93

G

Gauthier (1997)　69
Gillen (1998)　97
Glisky (1986)　79
Gluck & Buckelew (1990)　17
Golden (1999)　73
Goldstein (1948)　192
Goldstein (1987)　46
Goldstein と Parsons (1989)　14
Gono et al., (1993)　145
Goodglass & Kaplan (1983)　180, 181
Gordon & Hibbard (1997)　103
Gray (1990)　150
Griffith (1999)　5
Growdon (1999)　69

H

Haggard & Parkinson (1971)　188
Hanson (1997)　11
Harlow (1868)　97
Harris & Sunderland (1981)　77
Hart (1998)　29
Hart と Jacobs (1993)　95, 96
Hartman (1991)　13
Hayman, & MacDonald, (1991)　62
Heaton et al., (1993)　40, 42, 106, 118
Heilman (1987)　151
Heilman と Valenstein (1993)　141
Herman (1992)　138
Higbee (1996)　78
Hinkebein (2001)　109
Hobbs と Rozance (1993)　17
Hogg (1997)　23, 24, 30

Hogg & Farmer (1997)　　60, 94, 98, 99,
　　134, 171
Holland et al., (1997)　　23, 24, 30, 33,
　　60, 94, 98, 99, 134, 171
Holland (1998)　　192
Holland (1980)　　183
Hooper (1983)　　145
Horn (1987)　　125
Huxley (1954)　　191

I

Iacarino (1997)　　11
Ichikawa (1993)　　145
Incagnoli & Newman (1985)　　78
Ishiai (1993)　　145

J

James (1890)　　29
Jastak & Wilkinson (1984)　　186
Johnston, & Shaw, (2000)　　63
Johnstone (2000)　　63
Johnstone & Frank (1995)　　14, 180
Johnstone & Wilhelm (1996)　　186
Johnstone と Farmer (1997)　　11
Johnstone と Frank (1997)　　11
Judd (1999)　　120, 121

K

Kane (1989)　　14
Kaplan (1986)　　103
Kaplan & Ober (1987)　　72
Kapur (1988)　　109
Kay, & Curtiss, (1993)　　106
Keller, & Cheney, (1994)　　172
Kerns & Mateer (1998)　　29, 33, 36
Kerns と Eso (1996)　　45
Kertesz (1982)　　186
Kervorkian, & Levy, (1996)　　93

Kim (2000)　　86
Kolb & Whishaw (1996)　　131
Kopelman (1999)　　67
Kreutzer (1991)　　47
Kreutzer (1993)　　47
Kreutzer (1999)　　5

L

Laborde, & Rosenthal, (1998)　　29
LaPointe と Wertz (1989)　　184
Levin et al., (1982)　　68
Levin et al., (1987)　　102, 116
Levine (1990)　　163
Lewinsohn (1977)　　78
Lezak (1995)　　5, 30, 39, 74, 94, 98, 117,
　　143, 186
Lezak (1993)　　101
Lipsey & Price (1986)　　103
Luria (1980)　　115

M

Malina (1999)　　75
Malloy & Duffy (1994)　　109
Malloy & Richardson (1994)　　101
Malloy, & Jenkins, (1998)　　29
Malloy と Richardson (1994)　　109
Mapelli et al., (1980)　　192
Mapou (1988)　　14
Martin (1983)　　41
Mateer et al., (1996)　　45, 46
Mateer, & Stuss (1993)　　94
Matthes-von Cramon, & Mai, (1991)　　45
Mayer & Schwartz (1993)　　93
Meichenbaum と Turk (1987)　　94
Mesulam (1985)　　38
Mesulam (1986)　　39
Meyers & Meyers, (1995)　　73
Millis (1999)　　75

Milner ら (1968)　65, 66
Milton & Wertz (1986)　188
Monte (1987)　96
Morgan, & McLane, (1999)　73
Mullins (1994)　172
Myers, & Marwitz (1991)　47

N

Nalbantaglu, & Poirier, (1997)　69
Nelson (1987)　134
Nisbett & Wilson (1977)　94
Norman & Provost (1966)　126

O

Oliver Sack (1986)　1

P

Panisset (1997)　69
Parente & Hermann (1996)　77
Parente & Stapleton (1997)　5, 6
Patterson & Hanson (1995)　11
Paulsen et al., (1996)　102, 115
Pavoni, & Ramelli, (1980)　192
Pentland (1999)　5
Pentland, & Waite, (1990)　150
Pepping, & Wood, (1986)　47
Pliskin Cunningham (1996)　80
Pliskin et al., (1996)　80
Polansky (2000)　41
Ponsford と Kinsella (1985)　41
Posner & Rafal (1987)　30, 31
Posner と Tafal (1987)　33
Prigatano (1987)　44
Prigatano (1999)　5, 45, 46
Prigatano (1999a)　119
Prigatano (1999b)　125
Prigatano (1999c)　94, 97, 120, 125
Prigatano (2000)　126

Prigatano et al., (1986)　47, 125

Q

Quirk (1999)　126

R

Radloff (1977)　104
Radloff (1989)　112
Raven (1960)　116
Read, & Benton, (1984)　70
Reitan (1958)　40, 42
Reitan (1984)　168
Reitan & Wolfson (1993)　114, 115, 117
Rey (1964)　74
Risser & Spreen (1985)　186
Robertson (1990)　150
Robinson (1986)　103
Rosenbeck (1989)　184
Rosenthal (1999)　5
Ross (1993)　192
Rosvold et al., (1956)　40
Rousseau & Steinling (1992)　14
Roveche (1986)　47
Ryan, & Rupright, (1998)　192

S

Saffran (1982)　172
Salthouse (1996)　37
Sbordone (1998)　40
Schacter, & Tulving, (1986)　79
Schenkenberg (1980)　146
Schmidt, & Faulkner (1992)　148
Schulhoff & Goodglass (1969)　188
Schuster (2000)　41
Semmes et al., (1963)　145, 146
Shallice & Burgess (1991)　39
Shechtman (1997)　11
Shelune (1993)　42

Shewan, (1979)　181
Silver & Yudofsky (1994)　104
Sivan (1992)　72
Smith (1982)　42
Smith & Jonides (1999)　67
Sohlber (1993)　94
Sohlberg & Mateer (1987)　30, 31
Sohlberg & Mateer (1989)　5, 80, 93, 94, 98, 99, 112, 120, 121, 133
Sparling-Cohen, & O'Donnell, (1993)　29
Spreen & Strauss (1998)　39, 73, 74, 143, 145, 147, 148, 184, 187
Squire & Zola-Morgan (1991)　65
Stanhope, & Kingsley (1999)　67
Stringer (1996)　35, 36, 51, 133, 143, 146, 147
Stringer (1998)　154
Strite, Massman, Cooke, & Doody, (1997)　69
Stuss et al., (1992)　107
Su, Chien (1995)　148
Sugishita (1993)　145
Sundance (1993)　17

T

Talley (1993)　106
Talley Kay, & Durtiss, (1993)　42
Tate (1997)　78, 79
Tennen (1998)　97
Tombaugh (1992)　148
Tomiyasu (1984)　70
Trenerry (1989)　40, 42
Tulving (1991)　62
Tulving & Markowitch (1997)　64
Turner, & King, (1988)　109

U

Upton & Thompson (1999)　118

V

Valenstein, & Watson, (1987)　151
van Zomeren & Brouwer (1994)　29, 30, 32, 33, 39, 42, 43, 44, 45, 46, 47, 99
van Zomeren と Van den Burg (1985)　41
Varney (1988)　107, 108
Varney & Menefee (1993)　101, 107
Varney, & Spreen, (1994)　145
Verney, & Spreen, (1983)　143
Victor, & Ropper, (1997)　68
Vieth (2000)　63
Vogenthaler (1987)　96
Von Cramon (1991)　45

W

Wall, & Cassissi, (1996)　80
Warren (1993)　134, 154
Warrington & James (1991)　148
Wechsler (1987)　74
Wechsler (1992)　184
Wechsler (1997)　42, 74, 117, 185
Wechsler (1997b)　149
Weinstein & Friedland (1977)　138
Whyte (1992a)　29, 30, 31, 34, 35, 36, 39
Whyte (1992b)　29, 33, 39, 40, 41, 47
Whyte (1998)　29, 48
White (1999)　73
Whyte (2000)　41
Whyte et al., (1998)　48, 50
Williams (1991)　73
Wilson (1995)　79, 80
Wilson (1997)　79, 80
Wilson (1999)　126
Wilson et al., (1994)　79, 80
Wilson & Evans, (1996)　79
Woodcock & Johnson (1989)　187
Woodruff & McGonigel (1990)　172

Z

Zec(1993) 70
Zola-Morgan & Squire(1993) 66

訳者紹介

松岡　恵子（第Ⅰ章、第Ⅱ章、第Ⅲ章、第Ⅵ章）
平成9年東京大学大学院医学系研究科精神保健学分野修士課程卒業。
2004年4月に保健学博士号取得。
国立精神・神経センター精神保健研究所成人精神保健部流動研究員を経て、現在NPO法人TBIリハビリテーションセンター研究員。
専門分野は行動と認知障害の関わり合いについて。

藤田久美子（第Ⅳ章、第Ⅴ章、第Ⅶ章）
平成7年東京大学医学部保健学科卒業。
同大学付属病院看護師、浜松医科大学助手を経て、北コロラド大学にて神経心理学修士号取得。
専門分野は外傷性脳損傷のリハビリテーション方法について。

藤井　正子（全章監訳）
NPO法人TBIリハビリテーションセンター理事長。
東京大学医学部脳研究施設助手、浜松医科大学医学部医学科助教授、同大看護学科教授を経て、2001年4月より現職。医学博士。
主な著書に「みて、ふれて、測って学ぶ　生体のしくみ」（南山堂）、藤田と共著で「脳損傷のリハビリテーションのための方法―頭が働く練習帳」、松岡と共著で「脳損傷のリハビリテーションのための方法―見る注意力の練習帳」、「脳損傷のリハビリテーションのための方法―聞く注意力の練習帳」（新興医学出版社）、訳書に「外傷性脳損傷後のリハビリテーション―毎日の適応生活のために」（J.ポンスフォード著、西村書店）。

©2004　　　　　　　　　　　　　第1版発行　2004年11月20日

高次脳機能障害のリハビリテーション
―リハビリテーション専門家のための実践ガイド―

（定価はカバーに表示してあります）	NPO法人TBIリハビリテーションセンター 訳　者　　松岡　恵子 　　　　　藤田久美子 　　　　　藤井　正子 発行者　　　　　服部　秀夫 発行所　　株式会社　新興医学出版社 〒113-0033　東京都文京区本郷6丁目26番8号 電話　03（3816）2853　　FAX　03（3816）2895

検印省略

印刷　株式会社　藤美社　　ISBN4-88002-475-9　　郵便振替　00120-8-191625

・本書の複製権・翻訳権・譲渡権・公衆送信権（送信可能化権を含む）は株式会社新興医学出版社が所有します。
・〈(株)日本著作出版権管理システム委託出版物〉
本書の無断複写は著作権法上での例外を除き禁じられています。複写される場合は，その都度事前に(株)日本著作出版権管理システム（電話03-3817-5670，FAX 03-3815-8199）の許諾を得てください。